고루 먹고
병 고치기

고루 먹고
병 고치기

민족의학연구원 엮음

보리

어머니 손길 같은 마음으로

엄마 손은 약손이다. 그렇다. 아이는 질병이나 사고를 막을 아무런 힘과 지혜와 경험을 갖지 못한 채 세상에 얼굴을 내민다. 아기를 보듬고 젖을 물려 건강하게 길러내는 일은 엄마 몫이다. 엄마 손길만이 이 일을 해낼 수 있다. 화타나 편작과 같은 전설적인 명의들이 무더기로 몰려와도 어린 아기를 제대로 지킬 수 없다. 사랑으로 감싸고 어루만져주는 엄마 손길이 없다면 아기가 하루인들 제대로 자라날 수 있으랴.

우리는 모두 어머니의 아이들이지만 언젠가는 엄마 품을 떠날 수밖에 없다. 세상 모든 것이 지닌 운명처럼 어머니도 늙고 병들어 홀로 저승길을 가신다. 누구나 새싹으로 태어나 푸른 청춘을 살며 생명을 낳고 기르는 사이에 노인이 된다. 그 모든 '아이'들이 저마다 타고난 생명을 누리며 살아가려면 누군가는 엄마를 대신해서 보살펴주어야 한다. 그러나 우리가 사는 세상은 약손 노릇을 제대로 못 하고 있다. 약손은커녕 도리어 질병과 시름만 안기니 걱정이다.

    수십 년째 신자유주의와 세계화라는 대홍수가 지구를 휩쓰는 동안 온 세상 풀뿌리들은 지치고 병들어 쓰러져간다. 이런 어려운 때에 어머니 품처럼 따스한 손길 하나 보태려고 민족의학연구원을 세웠다. 겉으로만 풍요롭고 화려한 세상에서 날마다 고달프게 일하며 살아가는 사람들 앞에 약손문고를 내놓는다. 약손문고는 남녘과 북녘의 의료 역량을 한데 모아 갈라진 생명이 하나가 되고, 흩어진 살림이 하나가 되어 온 겨레가 건강을 되찾는 그 날까지 징검다리를 놓아 갈 것이다.

    우리가 젖 먹던 힘을 모으면, 아픈 배를 어루만져주던 엄마 손길을 모으면 겨레와 인류의 건강을 지키는 데 적잖이 도움이 될 수 있다고 믿는다.

윤구병
(농부·재단법인 민족의학연구원 이사장)

차례

1장 음식과 생활

2장 음식 재료의 성분과 약효

3장 - 음식과 요리

4장 - 식품의 선택과 보관

5장 — 약이 되는 음식

| 일러두기 |

1. 이 책은 북녘의 《생활과 음식 묘리》를 우리의 생활과 음식에 맞게 수정하여 재구성한
   것이다.

2. 병명은 국립국어원의 표준국어대사전에 등록된 대표 항목을 기준으로 사용했으며, 구
   용어나 흔히 쓰는 익숙한 명칭들은 괄호 안에 처음에만 병기했다. 예를 들어 갑상샘
   항진증(갑상선 기능 항진증), 콩팥돌증(신장결석), 코염(비염) 등이다.

음식과 생활

01

음식이 생활에 미치는 영향

■ 음식의 맛

음식의 맛을 느끼는 중요한 감각으로는 시각, 미각, 후각, 청각이 있다. 이 중에서 음식의 맛을 가장 먼저 느끼는 것은 시각과 청각이다.

사람들이 먹음직스러운 음식을 보게 되면 먹고 싶은 충동이 곧 뇌에 전달된다. 그러면 뇌에서는 다시 소화기관에 자극을 주어 타액을 분비한다. 바로 이 타액에는 여러 가지 효소가 들어 있는데, 음식물이 소화, 흡수되게 하는 중요한 역할을 한다.

또한 사람들은 나이가 들수록 채소와 죽, 포도와 귤 같은 과일, 커피, 차 등을 더욱 좋아하게 되는 반면, 육류는 멀리하게 된다.

사람마다 좋아하는 식성이 각기 다르다. 식성에 영향을 주는 요인으로는 식생활 습관과 문화 수준, 가정환경, 적극적인 활동 등 여러 가지를 들 수 있다. 예를 들어 육체적 활동이 많은 사람들은 기름기 있는 음식과 설탕을 좋아한다. 이와 함께 유전성이나 전통 음식도 식성에 영향을 주는 요인이기도 하다.

어린이들에게 과일과 채소를 많이 먹게 하려면 기름기 있는 음식을 적게 먹는 습관을 길러주어야 한다.

■ 식생활에서 유의해야 할 것들

아침 식사는 일찍 해야 한다. 아침에 잠자리에서 일어나면 빈 속인데, 이때 음식을 일찍 먹게 되면 점심 식사 때 식욕 저하와 같은 현상을 피할 수 있다.

음식은 천천히 먹어야 한다. 음식물을 꼭꼭 씹어서 천천히 넘겨야 타액이 충분히 분비되고, 식욕을 돋우며 잘 소화시킬 수 있다. 또한 음식은 좀 부족하다 싶을 정도로 적게 먹는 것이 좋으며, 찬 음식은 피하고 더운 음식을 먹는 것이 좋다.

딱딱한 음식보다 부드러운 음식이 소화가 잘 되고 흡수도 잘 된다.

■ 건강에 도움을 주는 육류

오리와 거위는 지방 함량이 매우 높지만, 그 화학 구조가 올리브유에 가깝기 때문에 인체에 해롭지 않을 뿐만 아니라 특히 심장에 좋다.

가장 좋은 단백질의 원천인 닭고기는 지방 함량이 쇠고기보다 매우 낮다. 조사 결과에 의하면 일주일에 두 번 껍질을 벗긴 닭고기를 먹은 사람은 암에 걸릴 확률이 50% 낮아질 수 있다고 한다.

■ 뇌를 보호하는 음식

뇌를 보호하는 음식에는 어떤 것이 있을까? 사람들이 먹는 모든 음식이 뇌에 유익한 것은 아니다. 기름에 튀긴 음식, 라면, 햄, 비계와 같은 음식에는 과산화지방의 화합물이 많이 들어 있으므로 뇌혈관 벽의 변화를 가져오며, 혈류의 양에 영향을 주어 대뇌에 혈액 부족 현상을 초래하게 된다.

노화를 억제하는 '항산화식품'에는 카로틴을 비롯한 여러 가지 성분이 들어 있어 뇌혈관의 병리변화를 억제시키고, 대뇌를 보호하므로 정신노동을 하는 사람들에게 매우 좋다. 항산화식품으로는 시금치, 상추, 호박, 파, 양배추, 토마토, 당근, 어린잎 채소, 마늘잎, 미나리 등의 채소와 호두, 땅콩, 잣, 살구씨, 콩 등의 견과류, 그리고 현미밥 등을 들 수 있다.

이 밖에도 생선살, 우유(대뇌에 여러 가지 아미노산을 공급해준다), 양배추(대뇌의 피로를 예방하고 풀어주는 작용을 하는 비타민 B가 많이 들어 있다), 바나나(칼륨이 들어 있다), 표고버섯(혈액 보충작용을 한다) 등은 청소년들과 정신노동을 하는 사람들에게 좋은 식품들이다.

또한 음식물을 잘 씹어 먹으면 건강에 매우 좋다. 사람의 아래턱 근육과 대뇌는 하나의 '전선'으로 연결되어 있는 것과 같다. 그러므로 씹는 동작을 할 때마다 얼굴 근육이 따라 움직이면서 머리의 혈액순환을 촉진시켜 뇌세포에 산소와 영양분을 충분히 공급한다. 예를 들어 사람이 말린 오징어를 씹어 먹을 때 뇌의 혈액 흐름량은 평상시보다 약 20.7% 더 늘어난다고 한다. 이것은 뇌세포의 활력을 증진시켜 뇌의 지능 지수를 향상시킨다.

음식물을 잘 씹고, 윗니와 아랫니를 자주 부딪치면 지구력 발달에 매우 좋다.

■ 산도 조절에 좋은 음식

육류, 알류, 쌀, 사탕 등의 음식물은 체내에 들어가면 대사되어 양이온을 띤 산성 물질(질병의 70%가 산성 체질인 사람에게서 발생한다)로 변한다. 그러므로 일정한 양의 채소, 과일, 우유, 찻잎과 같은 알칼리성 음식을 섭취해야 지나치게 많은 산성 성분이 중화되어 정상으로 회복될 수 있다.

미역은 대표적인 알칼리성 식품으로, 일주일에 서너 번 먹으면 질병을 예방할 수 있으며, 혈액의 정상 산도를 유지할 수 있다.

■ 피부에 좋은 음식

▶매일 따듯한 물(혹은 끓인 물)을 8~10잔(200mL)씩 마시면 피부의 수분과 광택을 유지할 수 있다.

▶비름, 양배추, 푸성귀와 같은 푸른 채소에는 비타민과 미네랄이 많이 들어 있다.

▶수박은 수분과 영양을 보충하는 데 좋다.

▶쇠고기, 돼지고기, 닭고기, 생선살에는 단백질과 철분이 많이 들어 있다.

▶현미와 콩류에는 피부에 필요한 특수 영양분이 들어 있다.

▶무지방 우유와 저지방 요구르트는 열량이 적고 칼슘 함량이 많으므로, 피부를 유연하게 하고 뼈를 튼튼하게 하는 작용을 한다.

▶감귤류에는 비타민 C가 많이 들어 있어 이것을 먹으면 얼굴의 모세혈관이 파열되는 현상과 색소 반점이 형성되는 것을 예방할 수 있다.

▶돼지껍질에는 교원(아교풀) 단백질과 탄력 섬유성 단백질이 많이 들어 있으므로, 이것을 먹으면 피부 탄력을 높일 수 있다.

02

식생활에서 알아야 할 것들

■ 식생활에서 삼가야 할 음식들

변질된 맥주

무더운 여름철 맥주를 차고 시원한 곳에 보관하지 않으면 쉽게 변질된다. 일반적으로 병맥주는 2개월 동안 보관할 수 있다. 생맥주나 병뚜껑을 따놓은 맥주는 높은 온도에서 세균이 쉽게 번식하게 되는데, 이와 같이 변질된 맥주를 마시면 소화불량, 복통, 설사를 일으킬 수 있다. 그러므로 맥주가 포장이 잘 되었는지, 침전물은 없는지를 잘 살펴보아야 하며, 유통 기한이 지난 맥주는 마시지 말아야 한다.

생맥주는 햇빛을 피해 보관해야 하며, 마시다 남은 맥주는 가능한 빨리 소비해야 한다.

탄 고기

생선이나 돼지고기, 쇠고기 등으로 요리할 때 주의하지 않으면 태울 수 있다. 암 연구자들에 의하면 생선, 돼지고기, 쇠고기 등을 구성하는 아미노산이나 트립토판tryptophane이 타게 되면 암을 일으키는 물질이 생성되는데, 이것은 아플라톡신aflatoxin보다 더 강력한 발암작용을 일으킨다. 그러므로 생선이나 돼지고기, 쇠고기 등을 요리할 때 태우지 않도록 주의해야 한다.

썩기 시작한 생강

썩기 시작한 생강을 먹으면 몸에 매우 해롭기 때문에 절대 먹지 말아야 한다. 생강이 썩으면 독성 물질이 생성되는데, 그 중에서 사프롤safrole이라는 성분은 독성이 매우 강하다. 그러므로 변질된 생강을 조금만 먹어도 간에 크게 무리가 간다. 특히 간염에 걸린 사람이 변질된 생강을 먹으면 건강에 매우 해롭다.

동물의 3선

소, 돼지, 양 등의 들짐승에는 갑상샘(갑상선), 부신, 림프샘(임파선)의 3선腺이 있다. 이와 같은 각종 동물의 내장에는 콜레스테롤 함량이 높고, 독 성분이나 세균이 있는 내장도 있으므로 주의해서 먹어야 한다.

갑상샘에는 티록신thyroxine이 많이 들어 있으므로 사람이 동물의 갑상샘을 먹게 되면 갑상샘 항진증(갑상선 기능 항진증)이 나타난다. 머리가 아프고 어지러우며 숨이 차고 맥이 없으며 땀이 많이 나고 손이 떨리면서 정신이 혼미해진다.

동물의 부신에는 아드레날린이 많이 들어 있다. 그러므로 부신을 많이 먹으면 바로 어지러우면서 토하고 설사하며 숨이 찬다. 병이 심하면 얼굴색이 창백해지고 동공이 커진다. 또 동물의 림프샘에는 미생물이 많이 들어 있다. 그러므로 이것을 먹으면 출혈과 온몸이 붓는다.

오래된 기름

오래된 기름을 먹는 사람이 암에 더 쉽게 걸린다는 연구 결과가 보고되었다. 오래된 기름에는 말론디알데히드malondialdehyde라는 물질이 들어 있는데, 이것이 체내에서 화학반응을 일으켜 암세포를 생성한다. 또한 말론디알데히드는 노화를 촉진시키는 작용도 하므로 오래된 기름은 먹지 않는 것이 좋다.

야식

잠자기 전에 야식을 먹거나 술, 차, 커피 등을 마시는 습관은 건강에 좋지 못하다. 저녁 식사 후 야식을 먹게 되면 식생활이 흐트러진다. 또한 잠이 들면 몸의 여러 기관과 마찬가지로 위장 기능도 약해지기 때문에 소화불량에 걸리기 쉽다.

야식을 먹게 되면 위가 커지면서 횡격막이 위로 밀리어 흉부가 압력을 받게 되므로 숨쉬기 힘들고 잠들기도 어렵다. 또 잠자기 전에 술이나 차, 커피 등을 마시면 대뇌의 신경세포가 흥분하게 되어 잠이 잘 오지 않는다.

야식을 먹은 다음 날은 배가 더부룩하면서 밥맛이 없어 식사를 제대로 할 수 없게 된다. 뿐만 아니라 야식을 먹은 후 이를 닦지 않고 자게 되면 입에서 역한 냄새가 나고 이가 삭는다. 그러므로 야식은 삼가되 과일은 조금씩 먹는 것이 좋다.

▌식사 후 주의해야 할 습관들

식사 후 바로 과일을 먹지 말아야 한다

일반적으로 사람들은 식사 후에 과일을 먹으면 소화에 도움을 주는 것으로 알고 있는데, 사실은 그렇지 않다.

과학자들에 의하면 식사 후 바로 과일을 먹는 것이 건강에 좋지 않다고 한다. 과일을 먹으면 과일에 들어 있는 단당류 물질이 위 속에 오래 머물면서 부패 현상이 일어나 가스가 생길 수 있으며, 이런 현상이 지속되면 변비를 일으킬 수 있다.

그러므로 과일은 식사를 한 후 2~3시간 후에 먹거나, 식사하기 1시간 전에 먹는 것이 좋다.

식사 전이나 식사 후에 사이다를 마시지 말아야 한다

일부 사람들은 식사 전후에 사이다를 마시기 좋아하는데, 사실 이런 습관은 소화기 계통에 큰 장애를 준다. 위의 소화 기능은 주로 위에서 분비되는 위액에 의해 이루어지므로, 식사하기 전에 사이다를 마시면 위액에 들어 있는 위산의 살균력이 약화된다.

또 사이다에 들어 있는 이산화탄소는 위의 점막을 자극하여 위산의 분비량을 감소시키므로 소화 기능에 영향을 미치며, 사이다에 들어 있는 탄산소다는 위산을 중화시켜 소화 기능을 약화시킨다. 일반적으로 사이다를 마시는 양이 많을수록 소화 기능도 점점 더 약해진다.

식사 후에 사이다를 마시면 위에 음식물이 많은데다가 사이다의 이산화탄소 기체가 작용하여 위의 부담이 커질 수 있다. 이러한 습관이 오래 지속되면 급성 및 만성 위염 등의 질병에 쉽게 걸리게 된다.

식사 후 바로 담배를 피우지 말아야 한다

식사 후 바로 담배를 피우면 그 피해 정도가 평상시보다 10배나 높다. 흡연은 본래 건강에 해롭다. 특히 식사 후에는 위장의 연동운동이 가속되는데, 이때 바로 담배를 피우게 되면 담배 속의 니코틴이 위액 분비에 영향을 미쳐 소화에 장애를 준다. 그러므로 식사 후에 바로 담배를 피우는 습관을 버려야 한다.

식사 후 바로 차를 마시지 말아야 한다

찻잎에는 많은 양의 타닌tannin이 들어 있다. 이것이 위장에 들어가면 음식물 속의 단백질을 소화되기 힘든 고체 물질로 변화시켜 체내 단백질 흡수를 방해한다. 그러므로 식사 후 바로 차를 마시는 습관을 버려야 한다.

식사 후 바로 일하거나 머리를 쓰지 말아야 한다

식사 후에는 소화기관들이 활동하기 시작하므로 많은 양의 혈액이 소화기관에 공급되어야 한다. 그러므로 식사 후 바로 일을 하거나 머리를 쓰게 되면 소화기 계통에 많은 양의 혈액이 제대로 공급되지 않아 소화, 흡수에 나쁜 영향을 미칠 수 있다.

식사 후 바로 화를 내지 말아야 한다

식사 후 한담을 나누거나 음악을 감상하면서 온몸의 긴장을 풀면 위장 활동에 이롭다. 그러나 정신적으로 긴장 상태에 있거나, 화를 내고 근심과 걱정이 많으면 위장의 소화작용에 영향을 미쳐 건강에 해롭다.

식사 후 바로 걷지 말아야 한다

"식후 백 보 걸으면 아흔아홉 살까지 산다."는 말이 있다. 이것은 식사 후의 산책이 소화를 촉진시키고 건강을 지켜준다는 뜻이다. 그러나 과학자들의 분석에 의하면 식사 후 바로 걷는 것이 무조건 좋은 것은 아니다. 식사 후에는 음식물이 위에 가득 차 있어 많은 양의 소화액과 충분한 혈액이 필요하다. 이때에는 음식물을 소화시킬 수 있게 온몸의 혈액이 소화기관에 충분히 흘러들도록 적당한 휴식을 취해야 한다.

식사 후 바로 산책을 하거나 걷게 되면 몸의 다른 부분으로 혈액이 분산되어 위장에 혈액이 상대적으로 적게 공급되므로 음식물이 충분히 소화되지 못한다. 다시 말해서 소화는 위에 들어온 음식물의 조건반사로 이루어지는 것으로, 위에 음식물이 가득 차면 위액 분비가 왕성해진다. 식사 후 백 보를 걸으면 위가 연동운동을 빨리 하게 되어 제대로 소화되지 못한 음식물이 너무 빨리 소장으로 넘어가게 된다. 이렇게 되면 음식물의 영양분이 충분히 소화, 흡수되지 못하게 된다.

식사 후 바로 걷는 것은 특히 관상동맥 질환, 고혈압, 동맥경화, 심한 당뇨병, 위처짐(위하수), 만성 식도 질환 등에 걸린 환자들과

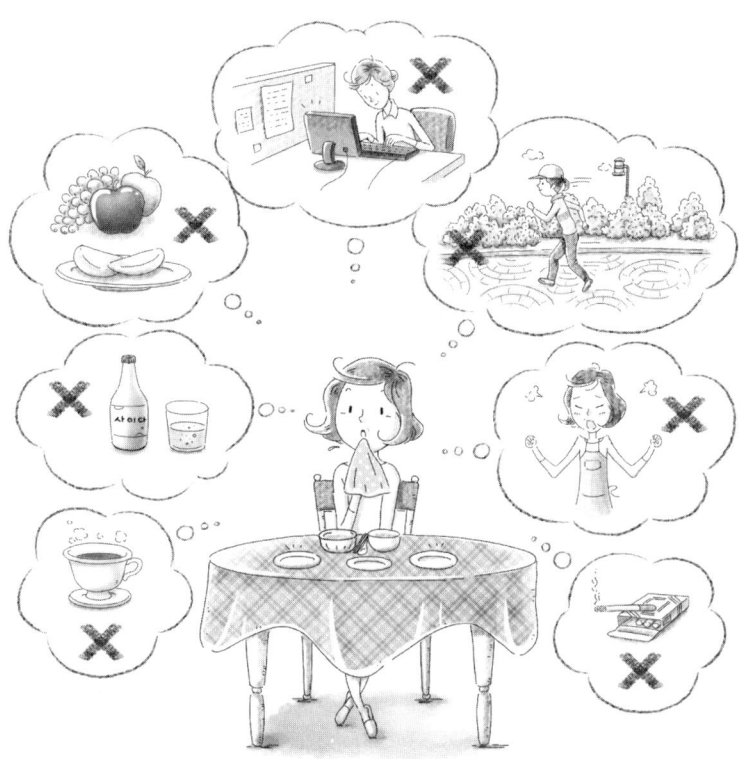

갓 위 수술을 한 환자들에게 매우 좋지 않다. 이들 환자의 경우에는 협심증, 어지럼증, 윗배 부르기, 저혈압, 빈맥, 발작성 심방잔떨림(심방세동) 등의 증상이 나타날 수 있다. 식사 후 30분 정도 휴식을 취한 다음 활동하는 것이 가장 좋다.

■ 빈속에 먹지 말아야 할 것들

청량음료, 과일 주스

생리학자들은 빈속에 청량음료나 과일 주스를 마시거나, 초콜릿을 먹으면 신체의 각기 다른 단백질 흡수에 영향을 준다는 사실을 밝혀냈다.

단백질은 생명 활동에서 가장 기초적이면서 중요한 요소이다. 예를 들어 효소는 촉매작용을 하고, 항체는 면역작용을 하며, 혈액 단백질은 수송작용을 하고, 근육 단백질은 운동작용을 한다.

우유

빈속에 우유를 마시게 되면 위 속에 얼마 머물지 못하고 바로 십이지장으로 내려가게 되므로 영양분을 제대로 섭취할 수 없게 된다. 그러므로 우유는 과자나 밥 등으로 요기를 한 다음 마시는 것이 좋다.

밥을 먹은 다음 우유를 마시면 위에서 보다 오랫동안 머물게 되므로 우유에 들어 있는 영양분을 충분히 흡수할 수 있다.

감

빈속에 감을 먹으면 감 속에 들어 있는 감의 당분과 펙틴이 위산과 작용하여 위 속에서 풀리지 않는 고형 물질(딴딴한 덩어리)이 되므로 담석증이 생길 수 있다. 담석증에 걸리면 가슴이 아프고 메스꺼우며 때로는 딴딴한 찌꺼기를 토하기도 한다.

이런 증상은 보통 감을 먹은 지 2시간 후에 나타난다. 때로는 그 덩어리가 점점 커지면서 위 유문부를 막아 위 안의 압력이 증가하고 위가 확장되기도 한다. 특히 위궤양 환자가 빈속에 감을 먹으면 흔히 위천공이나 위출혈이 생길 수 있다. 그러므로 감은 밥이나 다른 음식을 먹은 후에 먹는 것이 좋다.

토마토

토마토도 빈속에 먹지 말아야 한다. 토마토에는 펙틴이나 가용성 수렴제 등의 성분이 많이 들어 있다. 이 성분은 위산과 쉽게 화학반응을 일으키는데, 일단 반응을 일으키면 위의 내압을 높여 갑자기 위가 확장되어 배가 불어나고 통증이 생긴다.

■ 많이 먹지 말아야 할 것들

화학조미료

화학조미료의 하루 섭취량은 6g 정도이다. 이보다 많은 양을 섭취하게 되면 혈액 속의 글루타민산 함량이 많아져 머리가 아프고 호흡이 가빠지며 메스꺼운 증상이 나타나게 된다. 또 생식기 계통에도 어느 정도 영향을 미칠 수 있다.

라면

라면은 염분 함량이 높고, 단백질과 칼슘 등의 필수 영양소가 부족한 반면, 열량이 매우 높다. 또 수프에 들어 있는 화학조미료와 나트륨은 몸에 매우 해롭다.

라면에는 2.82~6.3g의 나트륨이 들어 있는데, 이는 성인 1일 나트륨 제한량의 3분의 2에 해당하는 양이다. 염분을 과잉 섭취하면 나트륨 성분이 소변으로 빠져나오면서 칼슘도 함께 나와 칼슘 부족 현상을 유발하기도 한다.

이외에도 기름, 산화방지제, 방부제 등 건강에 해로운 첨가물로 인해 라면을 많이 먹으면 몸에 해롭다.

시금치

시금치 속에 들어 있는 옥살산oxalic acid은 음식물에 들어 있는 아연, 칼륨과 결합되어 몸 밖으로 나오게 되므로 아연과 칼륨 결핍증을 일으킬 수 있다. 그러므로 시금치를 너무 많이 먹으면 좋지 않다.

■ 환자가 삼가야 할 음식들

감기로 열이 나는 환자

날것과 찬 것, 기름진 것, 비린 것, 질긴 것 등 소화가 잘 되지 않는 음식이나 열을 내는 음식은 먹지 말아야 한다.

소화기관의 궤양성 질병과 만성 위염 환자
술과 진한 차, 커피, 귤과 귤즙, 매운 고추, 튀김을 비롯해 위장에 자극을 줄 수 있는 음식은 먹지 말아야 한다.

고혈압, 분류성 동맥경화, 심장병 환자
동물성 기름과 콜레스테롤이 많은 돼지고기와 부속물(간, 뇌, 콩팥, 골수), 생선알, 코코아, 유제품, 술 등을 먹지 말아야 하며, 매운 것과 당분이 많은 음식은 적게 먹어야 한다. 특히 고혈압 환자는 소금을 적게 먹어야 한다.

간염, 담도 질병 환자
술을 끊어야 하며 동물성 기름과 비계, 동물 내장, 튀김을 먹지 말아야 한다. 그래야 체내에 지방이 지나치게 축적되는 것을 막을 수 있고, 간이나 담낭의 기능을 회복할 수 있다. 지방간 환자인 경우에는 단 음식을 적게 먹어야 한다.

심장병이나 콩팥염이 심한 환자
소금 섭취량을 엄격히 제한해야 하며, 맵고 자극성 있는 음식을 삼가고 물을 많이 마시지 말아야 한다. 콩팥염(신장염) 환자는 육류, 생선, 달걀과 같은 동물성 단백질이 들어 있는 음식을 삼가야 한다.

당뇨병 환자

사탕, 과자, 호두, 땅콩 등 당분과 녹말이 많이 들어 있는 음식을 먹지 말아야 한다. 또 감자, 흰쌀, 고순도 밀가루 등을 적게 먹어야 한다.

신경쇠약증 환자

차, 커피, 담배를 삼가야 한다. 특히 잠자기 전에 차나 커피를 마시거나 담배를 피우면 지나친 흥분으로 인해 잠들지 못할 수 있다.

변비, 치질 환자

생파, 생마늘, 생강, 후춧가루, 고춧가루 등 매운 음식을 먹지 말아야 한다.

습진, 두드러기, 천식 및 피부 가려움증 환자

습진, 두드러기, 천식 환자는 양고기, 생선, 새우, 게, 달걀, 우유 등과 매운 음식을 먹지 말아야 한다. 또 피부 가려움증이 있는 사람은 원추리 나물을 먹지 말아야 한다.

편도염, 입안염, 중이염, 결막염, 기타 출혈성 환자

생파, 생마늘, 생강, 고추를 먹지 말아야 한다. 이외에도 튀김과 같이 기름을 많이 넣은 음식도 삼가는 것이 좋다.

허약자, 산후 빈혈증 환자

몸이 허약한 사람, 산모, 산후 빈혈증 환자는 감을 먹지 말아야 한다.

귀밑샘염, 위장 질병, 위 및 십이지장 궤양, 간질병 환자

땅콩에는 단백질이 약 22%, 지방이 42%, 탄수화물이 13% 들어 있으며, 칼륨염이 많이 들어 있다. 그러나 땅콩에는 소화가 잘 되지 않는 섬유소가 들어 있기 때문에 귀밑샘염(이하선염) 등의 이와 같은 환자들은 땅콩을 먹지 말아야 한다.

허약자, 위장 기능이 좋지 않은 사람

체질이 약하거나 위장 기능이 좋지 않은 사람은 수박, 무, 녹두를 먹지 말아야 한다. 그리고 위통이 자주 생기는 사람은 무말랭이를 삼가야 한다.

열이 나는 환자

열이 나는 환자들은 차를 마시지 않는 것이 좋다. 이는 차 속에 환자에게 나쁜 테오필린theophylline과 타닌이 들어 있기 때문이다. 테오필린은 중추신경을 흥분시키고 혈액순환을 활발하게 하여 심장 박동을 증가시키는 작용을 하므로 상대적으로 혈압을 상승시킨다. 열이 나면 평상시보다 심장 박동이 빨라지고 혈압이 상승하는데, 차까지 마시게 되면 테오필린에 의해 체온이 오르게 된다.

또한 타닌은 수렴작용을 하므로 땀이 나는 데 직접적인 영향을 미친다. 체내의 열이 충분히 밖으로 빠져나가지 못하면 그만큼 체온이 더 오르게 된다.

■ 몇 가지 음식을 삼가야 할 사람들

닭고기를 삼가야 할 사람들

고콜레스테롤혈증 환자가 닭고기를 많이 먹으면 닭고기의 지방이 흡수되어 혈액 속 콜레스테롤 함유량이 높아진다. 콜레스테롤에는 몸에 좋은 고밀도 지단백 콜레스테롤HDL과 몸에 나쁜 저밀도 지단백 콜레스테롤LDL이 있다. 몸에 나쁜 콜레스테롤이 혈액 속에 지나치게 많으면 혈관 내벽에 콜레스테롤이 찌꺼기처럼 침착되어 고혈압이나 분류성 동맥경화증 같은 심혈관 질환을 초래할 가능성이 크다.

또한 위산과다증 환자도 닭고기를 많이 먹지 말아야 한다. 닭고기는 위산 분비를 촉진시키므로 위궤양이나 위산과다증 환자, 위출혈이 있는 환자는 닭고기를 많이 먹지 말아야 한다.

담낭염이나 담석증이 자주 발생하는 사람도 닭고기를 많이 먹지 말아야 한다. 이는 닭고기의 지방을 소화시키려면 담즙이 필요한데, 닭고기는 담낭을 자극하여 수축시키므로 담낭염이 반복 발생하거나 심해질 수 있기 때문이다.

콩팥 기능이 좋지 못한 사람도 닭고기를 많이 먹지 말아야 한다. 급성 콩팥염에 걸렸거나 신부전이나 요독증에 걸린 환자는 콩팥 기능이 좋지 못하므로 단백질 분해산물을 제때 배설하지 못하기 때문이다.

우유를 먹지 말아야 할 사람들

우유는 영양가가 높지만 단점 또한 가지고 있다. 예를 들면 우유 단백질은 쉽게 알레르기를 일으키고, 우유 성분의 대부분인 카세인casein은 소화가 잘 되지 않는다. 우유에는 휘발성 지방산이 많이 함유되어 있어 창자를 자극하며, 쉽게 세균에 감염되기도 한다.

우유에 함유되어 있는 젖당은 젖당 효소에 의해 소화되기 때문에 다음과 같은 증상이 있는 사람은 우유를 마시지 말아야 한다.

▸우유 알레르기가 있는 사람
▸젖당 효소가 부족한 사람(우유를 마신 후 배가 붓거나 아프며 설사를 하는 경우)
▸식도염에 자주 걸리는 사람
▸위 수술을 한 사람
▸궤양성 대장염 환자
▸담낭염과 귀밑샘염 환자

차를 삼가야 할 사람들

차는 유익한 음료이지만 누구에게나 다 좋은 것은 아니다. 신경쇠약 환자, 불면증 환자, 병을 앓고 난 후 회복기에 있는 사람들은 진한 차를 마시지 말아야 한다. 이는 찻잎에 함유되어 있는 생물 알칼리 카페인이 사람을 흥분시키고, 휴식에 영향을 줄 수 있기 때문이다.

또 고혈압 환자와 심장병 환자는 차를 조절해 마셔야 한다. 차를 마시면 혈압이 약간 올라가는데, 차를 너무 많이 마시게 되면 심장 박동이 빨라지면서 환자에게 부담을 줄 수 있다. 위나 십이지장 궤양 환자들도 가능한 차를 적게 마셔야 한다. 이는 찻잎에 함유되어 있는 카페인이 위액 분비를 촉진시켜 궤양을 일으키기 때문이다.

이상의 질병과 함께 변비까지 있는 사람들은 차를 더욱 마시지 말아야 한다. 찻잎 속의 타닌은 창자의 연동운동을 감소시키기 때문에 변비를 더욱 심하게 할 수 있다.

이외에도 여성들은 월경 중이거나 임신 기간, 해산 후에는 진한 차를 마시지 말아야 한다. 여성들은 월경 중이나 월경 직후에는 철분이 많은 음식을 먹어야 하는데, 진한 차에는 농도가 30~50%에 달하는 타닌이 들어 있다. 이것은 장 속의 음식물에 들어 있는 철분이나 보혈제 속의 철분과 쉽게 결합되어 침전되고, 장 점막의 철분 흡수와 이용을 방해한다. 이런 경우 철분이 부족해 빈혈을 일으킬 수 있다.

또 임신 기간에 진한 차를 마시면 철분 부족으로 인한 빈혈이 생길 수 있으며, 태아의 영양 공급에도 영향을 줄 수 있다. 해산을 앞두고도 진한 차를 마시면 카페인의 흥분작용으로 수면장애 현상을 일으킬 수 있다. 수유 시기에 진한 차를 마시면 차 속의 높은 농도의 타닌이 장액의 분비를 억제하고, 지사작용을 하기 때문에 장 점막에 흡수되어 혈액 속에 들어간 후 유선의 분비를 억제하므로 젖이 잘 나오지 않게 된다.

게를 먹지 말아야 할 사람들

게에는 단백질과 콜레스테롤이 많이 들어 있기 때문에 다음과 같은 질병이 있는 사람은 먹지 않는 것이 좋다.

▸감기에 걸려 열이 나고 위가 아프며 설사를 하는 사람들이 게를 먹으면 증상이 악화될 수 있다.

▸만성 위염이나 십이지장 궤양, 담낭염, 담석증을 앓았거나, 간염 상승기에 있는 사람들은 게를 먹지 않는 것이 좋다.

▸관상동맥성 심장병, 고혈압, 고지질혈증(고지혈증)이 있는 사람은 가능한 게장을 먹지 않거나 적게 먹는 것이 좋다. 이는 게장에 콜레스테롤이 비교적 많이 들어 있기 때문에 증상이 악화될 수 있다.

▸게에 예민한 사람은 피하는 것이 좋다. 특히 습진, 피부염, 버짐 등의 질환이 있는 사람은 먹지 않는 것이 좋은데, 증상을 악화시킬 수 있기 때문이다.

▸비장이나 위가 약한 사람이 게를 먹으면 복통이나 설사가 쉽게 일어날 수 있기 때문에 먹지 않는 것이 좋다.

■ 다섯 가지 맛의 조화

음식의 맛에는 단맛, 신맛, 쓴맛, 짠맛, 매운맛이 있는데, 이 다섯 가지 맛은 일상생활에서 없어서는 안 되는 것들이다. 이 다섯 가지 맛을 조절하여 건강에 도움이 되게 해야 하는데, 특히 중년기와 노년기에 더욱 필요하다.

인류는 오래전부터 실천과 관찰, 연구를 통해 이 다섯 가지 맛과 인체의 심장, 간장, 폐, 콩팥, 비장 등 오장과의 관계를 밝혀냈다. 고전에 "지나치게 쓰면 폐가 상하고, 지나치게 매우면 간이 상하며, 지나치게 시면 비장이 상하고, 지나치게 짜면 심장이 상한다."고 언급되어 있기도 하다.

현대 의학에서는 이 다섯 가지 맛을 조절하고 제한할 때 주의를 기울이고 있다. 다섯 가지 맛이 적당히 조화를 이루면 몸의 기혈이 통하고 대사가 왕성해지며 음양의 균형이 잡히고 오장의 기능이 쇠퇴하지 않는다.

반대로 다섯 가지 맛을 알맞게 균형을 맞추지 않고 한 가지만을 편식하게 되면 오장에 피해가 가며 건강에 영향을 미칠 수 있다. 예를 들어 고혈압과 동맥경화, 심장병 등의 질병에 걸릴 수 있는데, 심장병 환자가 짠 음식을 제한하지 않으면 심장에 부담을 주어 심장 기능이 약해지거나 심한 부종이 생길 수 있다.

매운 음식을 편식하면 비장이 상하게 되고, 속이 쓰리며 트림이나 신물이 올라오게 된다. 오랫동안 매운 음식을 편식한 사람은 피부에 주름살이 생기고 꺼칠하며 입술이 진한 밤색을 띠게 된다.

신 음식, 단 음식, 쓴 음식을 편식해도 해당 기관이 손상을 입을 수 있으며 건강에 해롭다. 그러므로 다섯 가지 맛을 잘 조절하여 먹어야 한다. 그러기 위해서는 편식하는 나쁜 습관을 고치는 것 이외에도 여러 가지 음식을 골고루 먹어야 한다. 또 지나치게 짜거나 달고, 맵거나 신 음식을 먹지 말아야 한다.

그리고 계절에 따라 조절하는 것이 좋다. 고전에서는 봄에 신맛을 많이 먹고, 여름에는 쓴맛을, 가을에는 매운맛을, 겨울에는 짠맛을 많이 먹어야 한다고 했다. 또한 부드러운 단맛으로 이러한 맛들을 조화롭게 하여 "봄과 여름에 양기를 돋우고 가을과 겨울에 음기를 살릴 수 있다."고도 했다.

일상적인 음식에서 다섯 가지 맛으로 몸의 음양을 조화롭게 하여 오장을 보호하고 질병을 예방하며 몸을 튼튼히 해야 한다.

■ 단 음식은 언제 먹는 것이 좋은가

▶단 음식은 운동하기 전에 먹으면 좋다. 운동은 체력을 많이 소모한다. 그러나 운동 직전에 음식을 너무 많이 먹는 것은 좋지 않다. 그러므로 운동하기 전에 단 음식을 먹으면 체내에서 칼로리가 생성되어 체력 소모를 보충할 수 있다.

▶피로하고 맥이 없을 때 단 음식을 먹으면 좋다. 체력이 많이 소모되어 체내에서 에너지 공급이 제때 이루어지지 않을 때 단 음식을 먹으면 다른 음식보다 더 빨리 흡수되어 열량을 즉시 보충할 수 있으며, 체력이 빨리 회복될 수 있다.

▶구토와 설사할 때 단 음식을 먹으면 좋다. 구토와 설사하는 사람들은 위장 기능이 마비되어 쉽게 탈수될 수 있다. 이럴 때 소금이나 당분 등을 넣어 만든 음료를 마시면 건강을 빨리 회복하는 데 도움이 된다.

▶머리가 어지럽고 메스꺼울 때 단 음식을 먹으면 좋다. 이런 경우에 단 음식을 먹으면 혈액 속 혈당 농도를 높일 수 있어 건

강을 빨리 회복할 수 있다.

▸단 음식 중의 하나인 꿀은 따듯한 물에 타서 마시는 것이 좋다. 꿀에는 65~80%의 포도당과 과당이 들어 있으며 효소, 비타민, 미네랄 등도 많이 들어 있다. 또 꿀물의 온도는 일반적으로 60℃를 넘지 말아야 한다. 만약 끓는 물에 꿀을 타서 마시면 천연색소, 향기, 맛 등이 사라질 뿐만 아니라 효소가 불활성화될 수 있으며, 그 영양 성분이 파괴된다. 그 중에서 비

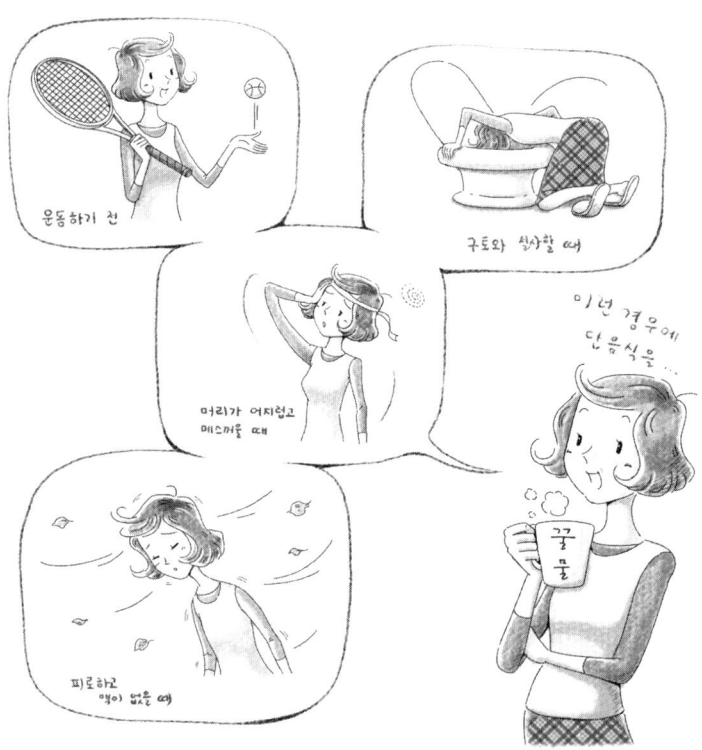

타민 C가 20~50%나 손실되고, 전분 분해효소도 분해, 파괴될
수 있다.

■ 사계절에 먹어야 할 음식

계절에 따라 기온이 변하기 때문에 계절에 맞는 음식을 합리적
으로 조절하여 체내에서 원하는 것들을 제때 보충해주어 건강을
유지해야 한다.

▸봄이 되면 날씨가 따듯해지고 몸의 기혈도 왕성해진다. 그러므
로 음식도 겨울의 진한 맛에서 산뜻한 맛의 음식을 먹어야 하
는데, 봄철에는 시원한 채소와 과일을 많이 먹어야 한다. 반면,
기름진 음식과 자극성 있는 음식은 적게 먹어야 하며, 특히 알
코올 도수가 높은 술은 조금 마시거나 마시지 않는 것이 좋다.

▸여름에는 기온이 오르고 날씨가 무더워 식욕이 떨어지고 소
화력이 약해지기 때문에 사람들은 대체로 기름기 있는 음식
을 싫어하게 된다. 그러므로 음식을 할 때 음식의 색깔, 향기,
맛에 주의를 기울여 가능한 입맛을 돋워주어야 한다. 일반적
으로는 육류를 적게 먹고 냉채를 많이 먹어야 하며, 양념으로
마늘과 겨자를 적당히 사용하면 살균, 식욕 증진 효과를 볼
수 있다.

▸가을에는 날씨가 시원하고 건조하며 식욕이 좋아진다. 또한
음식의 종류도 다양하여 과일, 콩과류, 채소 등이 풍성하며 육
류, 생선, 알류도 적지 않다. 그러므로 가을철 음식에서는 균

형을 맞추는 것에 중점을 두고, 양념으로는 고추, 후추 등을 적당히 사용한다.

▶겨울은 무더운 여름과는 달리 날씨가 추워지기 때문에 몸에서 생기는 열보다 밖으로 빠져나가는 열이 더 많아진다. 그러므로 호흡이 약해지고 심장이 천천히 뛰며, 특히 신진대사가 매우 약해진다.

또한 겨울철에는 면역력이 약해지기 때문에 감기를 비롯한 여러 가지 질병에 걸리기 쉽다. 그러므로 겨울철에는 추위를 이길 수 있도록 영양분을 충분히 섭취해야 한다. 특히 지방이 많은 음식을 먹어야 하는데, 지방은 단백질이나 탄수화물보다 2배 이상의 열을 내면서 그 열을 밖으로 잘 내보내지 않는 성질이 있기 때문에 체온을 유지하는 데 좋다.

기름기 있는 음식은 모두 소화, 흡수되는 것이 아니라 일부는 배설되어 몸 밖으로 나가고, 일부는 살갗 밑이나 간장, 콩팥, 심장 등의 주위와 기타 지방 조직에 축적된다.

몸무게가 70kg인 사람에게는 보통 12kg의 지방이 있는데, 그 중에서 9kg 정도는 언제나 축적되어 있어야 한다. 그렇지 않을 때는 면역력이 약해진다. 체내에 지방이 필요한 양만큼 축적되어 있을 때는 몸에 탄력이 있어 외부로부터 일정한 충격을 받아도 몸을 쉽게 보호할 수 있다.

지방은 다른 영양물질보다 체내에 들어가 소화, 흡수되는 시간이 오래 걸린다. 그러므로 음식을 만들 때에는 될수록 지방이 몸에 빨리 소화, 흡수될 수 있도록 파나 채소와 같은 것을 함께 넣는 것이 좋다. 그러나 지방을 너무 많이 섭취하는 것은 건강에 해롭다. 동물성 지방을 지나치게 많이 섭취하면 몸이 비만해지고 동맥경화증을 비롯한 여러 가지 질병에 걸릴 수 있다. 그러므로 표준 몸무게를 유지하면서 음식을 잘 조절하여 섭취하며 운동을 병행해야 한다.

또한 겨울철에는 체내에 열을 많이 보존할 수 있도록 따듯한 음식을 먹어야 한다. 찬 음식을 먹으면 몸 밖으로 빠져나가는 열이 많아지고, 위벽이 줄어들어 소화장애를 초래하게 된다. 찬 음식은 위액의 분비가 잘 되지 않으며, 위액이 분비된다고 해도 음식물 속에 잘 스며들지 못한다. 때로는 위경련까지 일어날 수도 있다. 그러므로 겨울철에는 식사 때마다 따끈한 국을 먹는 것이 좋다.

이와 함께 음식을 한꺼번에 많이 만들어 식은 음식을 먹는 일이 없도록 해야 한다. 음식은 먹을 만큼 만들어 먹어야 하며, 식은 음식은 10~14℃ 정도로 다시 데워서 먹는 습관을 들여야 한다. 양념으로는 고추, 마늘 등 매운맛을 쓰면 좋다. 특히 채소를 적게 섭취하면 일부 비타민이 부족하게 되므로 주의를 해야 한다. 그러므로 콩나물을 비롯한 녹색 채소를 많이 먹어야 한다.

■ 보약이 되는 아침 식사

과학자들은 아침 식사가 세 끼 중 가장 중요하다고 한다. 어떤 사람들은 "아침 식사를 잘 하는 것은 곧 보약을 먹는 것과 같다."고도 한다. 가장 이상적인 아침 식사는 합리적인 식사 시간, 영양가, 주식물과 부식물의 배합 등 세 가지 요소를 고루 갖추는 것이다. 영양가와 주식물과 부식물의 배합 효과가 아침 식사 시간과 관련이 있다는 것이 과학자들에 의해 밝혀지기도 했다.

아침 식사는 일어나서 30분 후에 하는 것이 가장 좋은데, 30분 동안 밖에 나가 몸을 가볍게 움직이면서 시원한 공기를 마시면 식욕도 좋아진다. 아침 식사는 편안한 마음으로 적어도 15~20분 동안 천천히 먹어야 한다.

질 좋은 아침 식사를 하는 것 또한 중요하다. 영양학자들은 하루에 섭취해야 하는 영양의 3분의 1을 반드시 아침에 섭취해야 하며, 따듯한 음료를 마시는 것이 좋다고 한다. 이때 지방과 당분은 적게 섭취해야 하는데, 동물성 단백질과 신선한 채소를 적당히 먹는 것이 좋다.

그러나 아침에는 위장 기능이 완전히 회복되지 않은 상태이기 때문에 소화 기능이 약하고 입맛도 없게 마련이다. 그러므로 마른 음식은 되도록 삼가는 것이 좋다. 또한 밤새 소모된 체내의 수분을 아침에 보충해야지만 신체의 정상 기능을 발휘하는 데 이롭기 때문에 아침에 우유, 콩물, 국 등 수분이 많은 음식을 먹는 것이 좋다.

03

함께 먹으면 좋은 음식과
해로운 음식

▌함께 먹으면 좋은 음식

사람이 먹는 음식은 몸에 좋은 것이어야 한다. 몸에 좋은 음식
이란 영양가 있고 위생 상태가 좋으며 유해한 성분이 없는 것을 말
한다. 그런데 사람이 먹는 음식에는 사람에게 필요한 영양소를 모
두 갖추고 있는 것은 없다. 그렇다고 닥치는 대로 아무것이나 먹을
수도 없다.

두 가지 음식을 함께 먹는 경우 영양소가 손실되기도 하고, 영
양 효율이 향상되기도 한다. 뿐만 아니라 다른 음식과 어울리면
서 소화가 더 잘 되는 경우도 있고, 그렇지 못하는 경우도 있다.
이러한 이치를 잘 알고 먹으면 합리적인 식생활을 하는 데 큰 도

움이 될 것이다.

지금 우리가 섭취하고 있는 음식물은 오랜 역사적 과정을 거쳐 얻어진 것이다. 지금까지 전해오는 음식물은 약 400여 가지에 달한다. 이것은 오랜 역사적 과정을 통해 전통적인 식생활과 귀중한 인체 실험을 바탕으로 얻어진 지식이다. 과학이 발전함에 따라 더 많은 음식들이 알려지게 될 것이다.

맛있는 음식을 먹다 보니 비만, 당뇨병, 심장병, 고혈압 등 성인병으로 고생하는 사람들과 음식 배합이 잘못되어 고통을 겪는 경우도 있다. 그러므로 식생활을 합리적으로 관리하여 건강한 몸과 노인이 되어서도 젊음을 간직할 수 있도록 체력을 유지해야 할 것이다. 그렇게 하자면 식생활의 과학화가 이루어져야 하며, 나쁜 습관을 바로 잡아서 영양 섭취의 과부족이 없도록 해야 하고, 영양 수준도 높여야 한다.

곡류와 함께 먹으면 좋은 음식

쌀과 쑥

오늘날 세계적으로 중요한 농산물은 쌀과 보리, 밀 등이다. 원래 쌀은 동양에서, 밀은 서양에서 주로 이용해왔다. 쌀만큼 훌륭한 곡식이 없다는 것을 가장 먼저 깨달은 사람은 검소한 아시아 사람들이었다. 흰쌀로 밥을 지으면 그 부피가 3배나 불어나게 된다. 쌀은 별다른 저장법이 필요 없어 벼째로 오랫동안 보관할 수 있고, 영양소도 손실되지 않는다.

단일식품으로 완전한 것은 없기 때문에 어떤 식품을 배합하여 먹느냐 하는 것이 무엇보다 중요하다. 쌀밥은 맛이 좋고 계속 먹어도 싫증이 나지 않는 장점이 있으며, 소화도 잘 된다. 쌀은 녹말이 주성분으로, 인체에 필요한 열량을 충분히 얻을 수 있다. 뿐만 아니라 녹말의 질이 좋으므로 소화 흡수율이 거의 100%에 달한다. 또한 단백질도 6% 이상 함유하고 있는데, 그 영양가가 식물성 식품 중에서는 가장 좋은 편이다. 그래서 쌀밥이 주식인 아시아 사람들은 쌀에서 대부분의 열량과 단백질, 미네랄, 비타민의 일부를 쉽게 섭취하고 있다.

흰쌀에는 단백질이 밀이나 보리에 비해 적게 들어 있는 반면, 그 질은 훨씬 좋다. 그래서 육류나 채소를 많이 먹지 않아도 건강에 크게 지장이 없었다. 또 나트륨과 지방이 적고 콜레스테롤이 들어 있지 않아 비만을 걱정하는 사람들과 다른 곡식에 알레르기를 일으키는 사람들에게 매우 유용한 식품이다.

최근 영양학자들이 복합당질을 높이 평가하고 있는데, 이것은 사탕 등은 혈당량을 갑자기 높이지만 쌀은 서서히 높이고 서서히 내리기 때문에 좋다는 것이다.

벼는 크게 찰기가 있는 것과 없는 것으로 분류한다. 쌀알의 모양, 맛, 씹어 먹을 때의 느낌에서 큰 차이가 있으며, 밥을 짓는 방법, 향미에 대한 기호 등도 각 민족의 식생활 습관에 따라 크게 다르다.

찰기 있는 벼는 쌀알이 둥글고 밥을 지었을 때 끈기가 강하다. 우리나라 사람들은 찰기 있는 쌀을 좋아하지만 동남아시아 사람들은 길쭉하고 찰기 없는 쌀을 좋아한다. 흰쌀의 부족한 영양 성분은 지방, 섬유소, 칼슘, 철, 비타민 A, C, B_1 등이다.

우리에게 친숙한 쑥은 흰쌀의 이런 부족한 점을 보충해주는 훌륭한 식품이다. 쑥은 국화과에 속하는 여러해살이 식물로서 잎과 줄기는 약용으로, 어린잎은 식용과 뜸쑥으로 이용해왔다. 쑥의 특징적인 성분은 칼슘, 섬유소, 비타민 A, C, B_1과 많은 양의 엽록소를 가지고 있는 점이다.

쑥 잎에는 체내에서 비타민 A로 변환되는 β-카로틴이 풍부한데, 이것이 부족하면 인체에 세균이나 바이러스가 침입할 경우 저항력이 떨어진다. β-카로틴은 항암 효과가 있다고도 알려져 있다. 또한 쑥에는 β-카로틴 이외에도 항암 효과가 있는 복합다당체가 함유되어 있으며, 정유精油가 들어 있다. 정유는 향기가 독특하며 소화액의 분비를 왕성하게 하므로 소화력을 향상시키는 효과도 크다.

쑥에는 감기 예방과 치료에 효과가 좋은 비타민 C도 다량 들어있으며, 흰쌀에 적은 칼슘이 많이 들어 있기 때문에 쌀과 함께 영양의 균형을 이룬다. 세포 재생 능력이 뛰어난 엽록소가 많으므로 그야말로 쌀의 부족한 점을 보완해주는 좋은 건강식품이라고 할수 있다.

쑥으로 만든 음식으로는 쑥개피떡, 쑥송편, 쑥질편, 쑥버무리, 쑥단자 등이 있다. 또한 쑥을 삶아 다져서 다진 고기와 섞은 다음 양념하여 둥글게 빚어 고깃국에 넣어 먹는 애탕국과 된장을 넣어 끓이는 쑥국도 별미이다. 이는 봄기운이 물씬 풍기는 봄철 음식들이다.

쑥은 기름에 튀기거나 나물로 무쳐 먹기도 하고 향기가 좋아 밥에 얹어 쑥밥을 해먹기도 한다. 쑥을 튀길 때에는 낮은 온도에서 서서히 튀기는 것이 좋다. 그리고 쑥에는 약간 쓴맛이 있기 때문에 식용으로 이용할 경우 삶아서 하룻밤 물에 담가 우려 사용해야 한다. 쑥은 말리거나 삶아서 냉동하면 1년 내내 먹을 수 있다.

쑥떡이나 반찬으로 먹는 쑥이 흰쌀에 부족한 영양소를 보충해주고 인체의 항체 능력을 높여주며 소화도 잘 되게 하므로 흰쌀과 쑥은 잘 어울리는 식품이다.

약밥과 대추

약밥은 명절 음식으로 전통적인 민족 음식 중 하나이다. 또한 약리적 작용이 있는 대추와 밤, 잣, 꿀, 설탕을 이용해 만든 단 음식이기도 하다.

보통 밥은 흰쌀에 물만 붓고 짓는데, 약밥은 찹쌀, 대추, 잣, 계핏가루, 참기름, 밤, 곶감, 꿀 또는 설탕, 간장 등의 재료를 넣고 시루에 찐 것이다. 말하자면 찹쌀밥인데 '약' 자가 하나 더 붙은 것이다. 원래 약이란 병이나 상처를 치료하는 데 먹거나 바르는 물질이다. 우리나라에서는 귀하고 질이 좋은 것에 '약' 자를 즐겨 써왔는데, 그 예로 '약주'를 들 수 있다. 약주란 막걸리보다 맑고 독특한 술로, 술을 점잖게 이르는 말로 쓰인 것이다.

그러나 약밥은 병을 치료한다는 의미가 아니라 '귀한 밥'이라는 뜻에서 붙여진 이름이다. 물에 불린 찹쌀을 시루에 찐 다음 꿀이나 설탕, 참기름, 간장, 밤, 대추, 계피, 곶감 등을 넣어 섞어서 다시 8시간 정도 시루에 쪄서 뜸을 들인 것이 약밥이다. 약밥은 맛도 좋고 양양 균형을 이룬 뛰어난 음식이라고 할 수 있다.

쌀은 우리나라를 비롯해 세계 인구의 절반 이상의 주식이며, 여러 가지 식품과 잘 어울려 음식의 맛을 훌륭하게 돋우어준다. 쌀 중에서도 찹쌀은 열량도 높고 소화도 잘 되므로 찰밥이나 떡, 미숫가루 등으로 이용되어왔다. 찹쌀에는 비타민 B_1, B_2가 많이 들어 있으며, 찰밥을 씹을 때 감촉이 좋아 약밥에 제격이다. 찹쌀은 이러한 장점 이외에도 지방이 적고 칼슘과 철분, 섬유소 함량이 적은 단점이 있다. 이러한 단점을 보충해주는 훌륭한 식품이 바로 대추, 참기름, 잣이다.

마른 대추에는 단백질, 당질, 섬유소, 지방, 회분, 칼슘, 철분 등이 들어 있다. 또한 노화를 방지하는 효과가 있고, '신비' 로운 생약 및 식품으로 취급되어왔다. 민간에서 대추는 완화강장제로 이용되어왔는데, 잘 익은 대추를 쪄서 말렸다가 달여 먹으면 열을 내리고 변비도 없애며 기침도 멎게 한다고 전해지고 있다.

뿐만 아니라 대추는 강장·강정·이뇨 효과도 있다고 한다. 이 외에도 여러 가지 성분을 잘 어울리게 하고 독을 없애는 효과가 있어 한약을 달일 때 대추 몇 알과 생강 몇 조각을 함께 쓰기도 한다.

대추는 이렇듯 식품 성분의 조화를 이룰 뿐만 아니라 약효와 함께 적당한 단맛과 고운 빛깔을 가지고 있다. 또한 철분과 칼슘, 섬유소를 보충하고 음식을 보기 좋게 하는 데 큰 도움을 주기도 한다. 대추의 붉은색은 단순한 시각적 효과 이외에도 입맛을 돋우는 효과가 있다.

약밥에 대추가 빠지면 그 가치가 떨어진다고 할 수 있다. 약밥과 대추는 영양학적인 면과 함께 시각적으로도 매우 잘 어울리는 한 쌍이다.

옥수수와 우유

옥수수는 생김새가 독특하고 씹는 식감이 좋은 식품으로 국수, 떡, 밥, 묵, 술, 엿, 기름 등 여러 가지 음식을 만드는 데 이용된다. 옥수수는 삶거나 구워서 먹기도 하고, 뻥튀기 등 여러 가지 음식을 만들어 먹는다. 특히 뻥튀기는 소화가 매우 잘 된다.

옥수수의 소화 흡수율을 보면 소화가 비교적 잘 되는 중숙기(너무 단단하지 않고 세지 않은 것)의 것을 삶거나 구워서 먹으면 약 30% 정도밖에 소화가 되지 않지만, 가루를 내거나 튀겨서 먹으면 소화 흡수율이 80~90%로 높아진다.

옥수수 100g의 열량은 1,463kcal이며 수분, 단백질, 지방, 당질, 섬유소, 회분, 칼슘, 인, 철, 비타민 B_1, B_2 등이 들어 있다. 주성분은 당질로, 대부분이 녹말이며 포도당이 조금 들어 있다. 단백질은 옥수수 겉껍질 부분의 과피층에 많이 들어 있다. 씨눈에는 질 좋은 불포화지방산이 많이 들어 있고, 토코페롤(비타민 E)이 풍부하여 성인병 예방과 노화 방지에 효과가 좋다. 씨눈에는 지방이 25~27% 정도 들어 있으며, 신경조직에 필요한 레시틴lecithin이 1.5% 들어 있다.

그러나 옥수수는 단백질을 구성하는 아미노산의 질이 매우 낮다. 즉 시스틴cystine과 필수 아미노산인 트레오닌threonine 페닐알라닌phenylalanine, 메티오닌methionine 등은 풍부하지만, 또 다른 필수 아미노산인 트립토판과 루신leucine이 거의 없어 영양가가 떨어진다. 옥수수에는 비타민 B의 일종인 니코틴산nicotinic acid(비타민 B_3)이 부족하다고도 알려져 있는데, 니코틴산의 성인 하루 필요량은 17mg 정도이다. 이것이 부족하면 니코틴산결핍증후군(펠라그라)에 걸리게 된다. 이것에 걸리면 손, 발, 얼굴, 가슴 윗부분 등 햇볕에 노출되는 부위에 '붉은 꽃'이 생기며, 피부가 가렵고 색소가 생겨 나중에는 비늘벗음 현상이 일어난다. 또한 설사, 시력장애, 귀울림(이명), 경련, 운동마비 등을 일으키기도 한다.

옥수수의 단점이 바로 여기에 있다. 그러나 옥수수에 적은 루신과 트립토판을 보충하기 위해 우유나 그 밖의 다른 식품과 함께 먹으면 훌륭한 식품이 될 수 있다. 삶은 옥수수나 뻥튀기를 먹을 때 청량음료를 마시면 영양 불균형이 더욱 심해지므로 우유와 함께 마시는 것이 좋다.

우유는 완전식품으로, 비타민 A를 비롯해 비타민 B 복합체(B_1, B_2, B_3, B_6, 판토텐산 등)를 골고루 함유하고 있다. 따라서 옥수수로 만든 음식과 그 가공품을 먹을 때 우유를 함께 마시면 영양 균형을 자연스럽게 이룰 수 있다.

냉면과 식초

더위로 입맛을 잃었을 때 시원하고 새콤한 냉면은 별미이다. 메밀과 녹말가루를 섞어 만든 면에 시원한 육수를 붓고 편육이나 오이 무침, 배, 삶은 달걀로 고명을 얹어 식초와 겨자를 곁들여 먹으면 밥과는 전혀 다른 색다른 맛을 즐길 수 있다.

메밀을 지나치게 깎은 가루는 메밀 찌꺼기가 적어 빛깔이 희고 보기는 좋으나 영양가는 적다. 이는 녹말은 많고 영양 성분이 고르지 않기 때문이다. 오히려 거뭇거뭇한 메밀껍질이 섞인 것이 메밀 고유의 맛도 있고 영양가도 높다.

메밀가루에는 녹말이 대부분인 당질이 73%, 단백질이 10% 정도 함유되어 있다. 메밀은 쌀이나 밀가루보다 아미노산이 많으며, 특히 필수 아미노산인 트립토판이나 트레오닌, 루신 등이 다른 곡류보다 많이 들어 있다. 단백질뿐만 아니라 비타민 B_1과 B_2는 쌀의 3배나 되며, 비타민 D와 인 등도 많이 들어 있다.

메밀은 소화가 잘 되므로 곡류 중에서도 좋은 식품이라고 할 수 있다. 메밀의 단백질에는 끈기를 내는 프롤라민prolamin이 밀처럼 많지 않기 때문에 국수를 만들기 위해서는 밀가루와 녹말가루를 섞어야 한다.

메밀은 변비와 고혈압에 매우 좋은 식품이며, 모세혈관을 튼튼하게 하는 비타민 P의 하나인 루틴rutin이 많이 들어 있다. 이 루틴은 고혈압, 동맥경화증, 궤양성 질환, 동상, 치질, 감기 치료에 효과가 있다.

냉면에 쓰는 육수는 동치미 국물과 양지머리 삶은 육수를 절반 비율로 섞어 간장과 설탕으로 간을 맞추어 사용한다. 여기에 향신료인 겨자와 식초를 곁들여 낸다. 냉면과 식초는 맛의 조화와 영양 그리고 위생의 세 가지를 충족시키는 서로 잘 어울리는 음식이다.

힘든 노동을 하거나 운동을 하여 땀을 흘린 후 새콤한 음식을 먹으면 피로가 말끔히 사라진다. 또한 입맛이 없을 때 식초가 들어간 새콤한 음식을 먹으면 입맛이 되살아나기도 한다. 독특한 신맛을 가진 식초는 중요한 산미료이며, 피로회복제로서의 효능도 가지고 있다.

녹말이나 고기를 먹으면 대사 과정에서 젖산이 생기는데, 이 젖산이 쌓이면 피로가 더해지므로 빨리 분해할수록 좋다. 젖산을 분해하기 위해서는 식초를 비롯한 유기산을 먹어야 한다. 이에 식초는 매우 좋은 피로회복제이며, 소화 흡수한 영양물질을 에너지로 바꾸는 역할을 한다. 임신부가 새콤한 것을 먹고 싶어하는 것도 두 사람의 영양을 섭취하기 위해서이다.

여름철에 냉면을 먹고 배탈이나 식중독에 걸리기도 하는데, 이는 냉면 삶은 물이나 육수 속에 대장균을 비롯한 유해 세균이 많기 때문이다. 기온이 낮은 겨울에는 세균 번식이 거의 되지 않지만, 기온이 높은 여름에는 놀라울 정도로 활발해진다. 대장균은 20분이면 그 수가 2배로 증가하는데, 대장균 한 마리가 5시간 후에는 7만 5,000여 마리가 된다.

세균성 식중독 증세는 여러 가지로 나타나는데, 가장 대표적인 것이 급성 위장염에 의한 심한 설사이다. 그런데 이러한 식중독균은 육수가 중성일 때 번식이 잘 된다. 이것이 새콤한 맛의 산성 상태가 되면 생태 조건이 맞지 않으므로 번식할 수 없게 된다. 이는 식초가 살균력을 가지고 있기 때문이다. 냉면에 식초를 넣어 먹는 것은 음식의 맛뿐만 아니라 위생, 영양 면에서도 매우 좋다.

두부와 미역

두부는 밭에서 나는 '고기'라고 할 만큼 영양가 높은 콩으로 만든 대표적인 식품이다. 콩의 원산지인 우리나라에서는 옛날부터 두부를 만들어 먹었다.

날콩에는 비린내가 날 뿐만 아니라 적혈구 응집작용을 하는 물질과 단백질 소화효소인 트립신trypsin의 작용을 방해하는 물질이 들어 있다. 이 해로운 물질은 열에 불안정하므로 콩을 갈아서 끓여 두부를 만들면 모두 없어진다. 두부는 소화 흡수율이 95% 이상이나 되며, 어떤 양념과도 잘 어울려 여러 가지 요리에 이용된다.

두부를 만들 때 거품이 많이 나는 것은 콩이 함유하고 있는 사포닌 때문이다. 콩에는 다섯 가지 사포닌이 들어 있는데, 인체에서 여러 가지 생리작용을 한다. 콩의 사포닌을 지나치게 섭취하면 체내의 요오드가 많이 빠져나가는데, 요오드는 갑상샘을 구성하는 중요한 성분이다. 요오드가 부족하면 갑상샘 호르몬(갑상선 호르몬)인 티록신이 잘 만들어지지 않아 바제도병과 같은 질병에 걸리게 된다. 갑상샘 호르몬인 티록신은 심장과 혈관의 활동, 체온과 땀의 조절, 신진대사를 증진시키는 작용 등을 한다. 또한 피하지방층을 분해하여 몸을 날씬하게 하며, 근육운동을 원활하게 하는 작용도 한다.

그러므로 신진대사가 왕성한 임신부는 요오드 섭취를 많이 해야 한다. 요오드 공급이 부족하면 신진대사가 완만해져 비만의 원인이 되기도 한다. 산후에 갑자기 몸이 불어 뚱뚱해지는 여성들이 있는데, 이 증상은 산후에 필요한 요오드를 충분히 섭취하지 못한데 그 원인이 있다. 따라서 콩으로 만든 음식을 먹을 때에는 반드시 요오드를 보충하는 식품과 같이 먹어야 한다. 요오드가 가장 많이 들어 있는 식품은 미역, 다시마, 김과 같은 해조류이다.

'산모' 하면 미역국을 떠올릴 정도로 우리의 식생활과 친숙한 것이 미역이다. 미역에는 칼슘이 많이 들어 있는데, 칼슘은 뼈와 치아 형성에 필요한 성분일 뿐만 아니라 산후 자궁 수축과 지혈작용을 하기도 한다. 미역에는 요오드가 100mg이나 들어 있다.

또한 미역은 강한 알칼리성식품이다. 흰쌀 100g의 산성 물질을 중화시키는 데 22g의 미역이면 충분하다. 고기나 생선, 달걀 등의 산성식품을 먹을 때 산성도를 중화시키는 가장 효과적인 식품이 미역이라고 할 수 있다.

식품에 들어 있는 칼슘은 함께 들어 있는 인산의 비율과 관계가 있다. 즉 인산에 비해 칼슘의 양이 더 많아야 건강에 좋은 식품이라고 할 수 있다. 곡류나 육류에는 인산이 훨씬 더 많이 들어 있다. 또한 해조류에 들어 있는 특수 성분인 라미나린laminarin이라는 성분은 혈압 강하작용을 한다. 이것은 미역을 자주 먹는 사람에게는 고혈압이 적은 것으로도 알 수 있다.

미역에는 점성 물질인 알긴산과 복합다당류가 많이 들어 있는데, 이것은 체내에서 전혀 소화되지 못한다. 그래서 이전에는 이것을 전혀 영양 가치가 없는 것으로 보았으나, 오늘날 소화기관인 장의 점막을 자극하여 소화운동을 상승시키는 작용을 한다는 것이 밝혀졌다. 내용물이 배설되지 않고 오랫동안 장에 머물게 되면 인체에 해로운 성분이 많이 만들어져 당뇨병, 신경통, 고혈압,

암과 같은 여러 가지 질병들이 생기게 된다. 피부의 기미도 이로 인해 생기는 경우가 많다.

미역에 들어 있는 점성 물질과 다당류에는 콜레스테롤이나 공해 물질인 중금속과 농약의 피해를 감소시키는 효과가 있다. 최근 이것이 콜레스테롤의 흡수를 억제하고, 공해 물질과 농약에 오염된 식품에 들어 있는 중금속을 흡착, 배설하는 효과가 매우 크다는 사실이 밝혀졌다.

생미역 100g의 열량은 37.6kcal에 불과하다. 열량이 낮은 식품을 먹어야 하는 비만인 사람에게는 해조류가 포만감을 주면서도 열량이 매우 낮아 식이요법에 가장 좋은 식품이라고 할 수 있다. 영양학자에 의하면 사람이 오래 살려면 해조류를 많이 먹는 것이 좋은데, 미역국 등 가끔씩 먹는 식사 습관에서 벗어나 미역으로 여러 가지 음식을 자주 만들어 먹어야 한다고 한다.

또한 최근 연구 자료에 의하면 해조류는 피를 맑게 하고 암의 발생을 억제하는 효능이 있다고 한다. 따라서 이렇게 훌륭한 식품인 미역을 순단백질인 두부와 함께 먹으면 건강에 매우 좋다.

콩국과 국수

국수는 밥이나 빵과는 매우 다른 느낌의 음식이다. 국수는 우리나라에서 밥 다음 가는 음식이기도 하다. 밀가루에 소금을 조금 넣고 물로 반죽하여 길고 가늘게 뽑은 것이 밀국수이며, 가정에서 손쉽게 만들어 먹을 수 있는 칼국수도 있다.

이렇게 만든 국수는 삶아서 국물에 말거나 혹은 비벼서 먹기도 한다. 제물국수는 국수 삶은 물에 국수사리를 말아 먹는 것이고, 건진국수는 육수를 따로 만들어 국수사리를 말아 먹는 것이다. 또 삶은 국수를 여러 양념에 비벼서 먹는 것이 비빔국수이다. 계절에 따라 국수를 만들어 먹는데, 특히 여름철에는 콩국수가 별미이다. 입맛이 없는 여름철에 콩국에 칼국수를 말아 먹거나, 우무묵을 칼국수 모양으로 썰어서 콩국에 말아 먹기도 한다.

콩국은 콩을 씻어 5~6시간 정도 물에 불린 후 건져 콩이 익을 정도로 삶은 다음 보드랍게 갈아 체에 걸러 비지를 없앤 국물이다. 때로는 콩을 갈 때 깨를 함께 넣기도 한다. 콩국을 만들 때 콩을 물에 불리는 시간과 물의 온도, 삶는 시간은 콩국의 맛과 냄새를 좌우한다.

콩에는 단백질(40%)과 지방(18%)이 많이 들어 있다. 특히 단백질은 곡류 중에서 콩에 가장 많이 들어 있으며, 아미노산의 종류도 다양하다. 콩에 들어 있는 지방의 약 50%가 리놀레산linoleic acid이고, 리놀렌산linolenic acid은 6% 정도이다. 이 불포화지방산은 동물성 지방을 지나치게 섭취하여 생기는 콜레스테롤을 저하시키는 작용을 한다. 또한 콩기름에는 비타민 E가 들어 있어 피부 미용에 좋으며, 노화 방지 효과도 있다. 여러 나라에서는 콩을 심장병, 동맥경화, 고혈압 등을 예방하는 식품으로 많이 이용하고 있다.

콩에 들어 있는 사포닌은 물과 기름에 잘 녹는데, 체내에서 과산화지방질이 생성되는 것을 억제한다. 콩은 뇌의 활동을 돕고 신경을 안정시키며 피를 맑게 하는 식품으로 알려져왔다. 사람 뇌에는 약 30%의 레시틴이 있는데, 콩에는 이 레시틴이 다량 함유되어 있다. 레시틴은 콜레스테롤을 억제하므로 정신노동을 하는 사람에게 필요하다. 그래서 건뇌식품이라고도 한다.

밀가루가 주원료인 삶은 국수 100g에는 수분이 70%이며, 열량은 476.6kcal에 불과하다. 국수에서 수분을 빼면 녹말이 대부분으로, 어느 정도의 단백질과 약간의 지방질이 들어 있을 뿐이다. 3대 영양소 중에서 위에 가장 오래 머무는 것이 지방질이고, 다음이 단백질이며, 당질이 머무는 시간이 가장 짧다.

밀가루에 들어 있는 단백질을 구성하는 필수 아미노산 중에서 라이신, 메티오닌, 트레오닌, 트립토판의 함유량이 매우 적은 반면, 콩에는 3~5배나 더 들어 있다.

또한 콩에는 밀가루에 매우 적은 비타민 B_1, B_2 등의 B군이 특히 많이 들어 있고, 비타민 A와 D도 들어 있다. 땀을 많이 흘리고 입맛이 떨어지는 여름철에 콩국은 힘을 내게 하는 별식이다. 이와 같이 시원한 콩국에 국수를 말아 먹는 콩국수는 궁합이 잘 맞는 우리 고유의 음식이다.

육류와 함께 먹으면 좋은 음식

불고기와 들깻잎

한때는 장아찌나 찹쌀가루를 묻혀 기름에 튀겨 먹는 것이 고작이었던 들깻잎이 요즘에는 생선이나 고기를 싸먹는 등 그 용도가 매우 넓어졌다. 들깻잎은 향이 독특할 뿐만 아니라 영양가 또한 높다.

들깨의 원산지는 동부아시아로 우리나라에서도 이미 오래전부터 재배되어왔다. 들깨에서 짠 기름은 주로 등잔불용으로 사용되었으나, 일부 지방에서는 전을 부치거나 나물을 무치는 데 사용하기도 했다. 들기름은 공기 중의 산소와 쉽게 결합하여 굳어지는 성질이 있어 니스, 페인트 등을 만드는 공업용 원료로도 사용된다.

들깨보다 들깻잎을 더 많이 이용하는데, 들깨는 꿀풀과에 속하는 한해살이풀로서 매우 쉽게 잎을 얻을 수 있다. 들깻잎에 들어 있는 철분의 양은 시금치보다 많으며, 2배 이상의 철분을 가지고 있는 소의 간과 비슷하다. 들깻잎 30g은 하루 필요한 철분 양으로 충분하다. 특히 들깻잎에는 칼슘과 같은 무기질과 비타민 A와 C가 많이 들어 있다.

들깻잎의 성분과 불고기의 재료인 쇠고기의 성분을 보면 대조적이다. 쇠고기의 주성분은 단백질이며, 칼슘과 비타민 A가 매우 적고 비타민 C는 전혀 들어 있지 않다. 반면, 들깻잎에는 칼슘과 철분, 비타민 A와 C가 매우 많이 들어 있다. 쇠고기의 단백질에는 성장에 필요한 모든 필수 아미노산이 골고루 들어 있다. 쇠고기의 단백질 중에서 아미노산 조성을 보면 어린이 발육에 가장 필요한 필수 아미노산인 루신이 8.4%나 들어 있다.

또한 쇠고기에는 10~30%의 지방이 들어 있는데, 이것은 음식의 맛을 좋게 하고 많은 열량을 내게 한다. 쇠고기 지방에는 스테아린산stearic acid이나 팔미트산palmitic acid과 같은 녹는점이 높은 고급 포화지방산이 많이 들어 있어 소화, 흡수가 잘 되지 않는다. 고급 포화지방산을 많이 먹게 되면 필수지방산의 필요량도 많아진다. 그러므로 쇠고기를 구워서 먹을 때 필수지방산이 많은 참기름을 곁들여 먹는 것은 영양상 조화를 이루는 합리적인 방법이다. 또한 쇠고기에는 성인병의 원인인 콜레스테롤이 많이 들어 있는데, 참기름과 같은 식물성 기름과 함께 먹으면 콜레스테롤이 혈관에 침착되는 것을 예방할 수 있다.

들깻잎에는 칼슘과 같은 무기질, 비타민 A와 C뿐만 아니라 엽록소도 들어 있다. 이 엽록소는 직접적인 영양소는 아니지만 세포의 재생작용, 지혈작용, 강심작용, 말초혈관 확장작용, 상처 치유 촉진작용, 항알레르기작용 등 특별한 생리작용을 한다. 이처럼 많은 생리작용을 하기 때문에 엽록소를 생명의 근원이라고 하기도 한다. 엽록소는 식욕부진, 설사, 변비와 같은 위장장애에도 효과가 있다. 들깻잎은 위궤양으로 인한 출혈을 멎게 하는데, 이는 엽록소의 지혈작용 때문이다. 또한 최근에는 암의 예방에도 효과가 있다는 것이 알려지기도 했다.

고기가 까맣게 타면 발암성 물질이 생기므로 고기를 먹을 때 엽록소와 비타민 C가 풍부한 들깻잎을 함께 먹으면 암의 발생을 억제할 수 있다. 엽록소와 비타민 C는 피를 깨끗하게 하고 조혈작용을 한다고 한다.

사람들은 정신적으로 스트레스를 받을 때 비타민 C를 많이 소모한다. 자료에 의하면 담배를 많이 피우는 사람의 혈액 속에는 비타민 C의 양이 보통 사람의 절반밖에 들어 있지 않다고 한다. 또 비타민 C는 면역 능력을 높여준다. 들깻잎에는 다른 채소보다 많은 양의 비타민 C가 들어 있으며, 질 좋은 섬유소가 많이 들어 있어 고기를 많이 먹었을 때 생기기 쉬운 변비를 예방할 수 있다. 따라서 불고기와 들깻잎은 매우 잘 어울리는 음식이다.

돼지고기와 표고버섯

돼지고기는 지방이 많고 감칠맛이 있어 즐겨 먹는데, 조리방법과 먹는 방법은 사람마다 다르다. 요리 재료는 매우 많지만 고기 요리, 특히 돼지고기 요리에는 표고버섯을 함께 쓰는 것이 좋다. 오랜 경험에 의한 돼지고기와 표고버섯의 배합은 영양의 균형을 맞출 뿐만 아니라 콜레스테롤을 낮추고 성인병 예방에도 효과가 크다고 한다.

삼겹살에는 단백질 12.8%, 지방 40.2%를 비롯해 무기질, 칼슘, 인, 철, 비타민 B_1, B_2, 니코틴산 등이 들어 있다. 표고버섯에는 단백질 18.7%, 지방 1.7%, 당질을 비롯해 무기질, 칼슘, 인, 철, 섬유소, 비타민 B_1, B_2, 니코틴산 등이 들어 있다.

돼지고기는 지방이 많이 들어 있는 열량이 높은 식품이다. 이지방은 쇠기름보다 녹는점이 낮은 불포화지방산이 주성분이므로 성질이 다르다. 쇠기름에는 필수지방산인 리놀레산이 4.1%밖에 들어 있지 않지만, 돼지기름에는 26.1%나 들어 있다.

또한 돼지고기에는 다른 고기에 비해 비타민 B_1이 많은데, 겨울철에는 20% 이상 높아진다. 그러므로 돼지고기는 겨울철에 잡은 것이 더 좋다고 볼 수 있다. 그러나 돼지고기는 영양학적으로 우수한 반면, 특이한 냄새와 콜레스테롤 함량이 높은 것이 단점이라고 할 수 있다.

따라서 돼지고기 요리에는 생강이나 마늘, 고추와 같은 향신료를 이용한다. 콜레스테롤 흡수를 억제하고, 혈액 속 콜레스테롤이 혈관에 달라붙지 않도록 요리하는 것이 중요하다. 이러한 효과를 낼 수 있는 물질로는 비타민 D, E, F와 레시틴이 있다.

표고버섯에는 섬유소가 많이 들어 있어 콜레스테롤이 체내에 흡수되는 것을 억제한다. 그리고 특별한 생리작용을 하는 에리타데닌erithadenine이라는 물질이 들어 있어 혈압 강하작용을 한다.

표고버섯에는 항암 물질인 렌티난lentinan을 비롯한 여섯 가지의 다당체가 들어 있다. 이 물질은 표고버섯을 뜨거운 물로 우려내면 쉽게 얻을 수 있다. 또 표고버섯은 면역 기능을 높이는 성분과 비타민 D의 모체인 에르고스테롤ergosterol을 함유하고 있으며, 이 밖에도 콜레스테롤을 저하시키는 많은 성분들이 밝혀지고 있다.

이와 같은 효능은 표고버섯이 가지고 있는 것의 일부에 지나지 않는다. 이러한 효능이 있는 표고버섯은 돼지고기와 잘 어울리는 식품이다. 표고버섯에는 렌티오닌lentionine이라는 독특한 향기와 감칠맛을 내는 구아닐산guanylic acid과 아데닐산adenylic acid이 들어 있다. 음식은 영양가도 중요하지만 맛과 향기가 좋아야 한다. 표고버섯에는 독특한 향기와 맛이 있으며, 콜레스테롤을 저하시키는 효과까지 있으므로 이상적인 식품이라고 할 수 있다.

돼지고기와 새우젓

삶은 돼지고기를 새우젓에 찍어 먹으면 맛이 매우 좋다. 기름진 돼지고기에 짭짤한 새우젓을 곁들이면 고기의 맛도 좋을 뿐만 아니라 소화도 잘 된다. 식탁에 가장 흔히 오르는 돼지고기는 맛이 좋을 뿐 아니라 영양가도 높다.

돼지고기는 색깔이 연하고 섬유소가 부드러우며 지방의 맛이 좋고 소화도 잘 된다. 돼지고기는 부위에 따라 성분과 맛이 다른데, 일반적으로 단백질 12~17%, 지방 22~44%가 들어 있다. 돼지고기의 단백질을 이루고 있는 아미노산은 성장과 건강 유지에 필요한 필수 아미노산을 골고루 함유하고 있어 영양가가 매우 높다.

또 돼지고기는 다른 고기에 비해 지방이 많으며, 그 질 또한 매우 좋다. 쇠기름과는 성질이 근본적으로 다른데, 쇠기름의 녹는 온도가 40~50℃라면 돼지기름은 33~46℃이다. 특히 돼지고기에는 비타민 B_1의 함량이 높은데 쇠고기의 10배나 된다. 쇠고기는 잡은 다음 일정 기간 숙성시켜야 고기가 연해지고 맛도 좋아지는데, 돼지고기는 조직이 연하여 숙성시킬 필요가 없다.

검소한 음식을 먹는 사람이 기름진 돼지고기를 먹으면 소화가 잘 되지 않는다. 그러므로 우리 선조들은 돼지고기에 잘 어울리는 양념으로 새우젓을 선택했다. 새우젓은 담그는 시기에 따라 5월에 담근 것은 오사리젓(오젓), 6월에 담근 것은 육젓, 가을에 담근 것은 추젓, 겨울에 담근 것은 동백하젓이라고 한다.

새우는 껍질이 있기 때문에 소금이 배는 시간이 느리고 내장에 있는 효소 성분에 의해 다른 어패류보다 변질되기 쉬워 소금을 많이 넣는 것이 좋다. 소금 사용량은 새우의 성숙도와 계절에 따라 다르지만 일반적으로 여름에는 35~40%, 가을에는 30% 정도 넣는 것이 적당하다.

새우젓이 변질되면 색깔이 검게 변하고 단맛이 없어지며, 육질
이 녹아서 젓국이 혼탁해지면서 악취를 풍긴다. 이것을 돼지에게
먹이면 죽는 경우가 많다. 이는 새우 껍질의 주성분인 키틴이라
는 굳은 고분자 물질이 소화가 안 되기 때문이며, 또 부패 물질과
높은 농도의 소금 때문이다. 이것을 보고 사람들이 돼지와 새우
젓은 상극이라고 하는 것이다. 이로부터 돼지고기와 새우젓의 관
계가 성립된 것이다.

돼지고기의 주성분은 앞에서 설명한 것과 같이 단백질과 지방
으로 이루어져 있다. 단백질이 소화되면 펩티드를 거쳐 아미노산
으로 바뀌는데, 이때 필요한 것이 단백질 분해효소인 프로테아제
protease이다. 새우젓이 발효되는 동안 상당히 많은 양의 프로테아
제가 생성된다.

사람들이 지방을 섭취하면 췌장에서 리파아제lipase라는 지방
분해효소가 나와 지방산과 글리세린으로 분해되어 흡수된다. 지
방 분해효소가 부족하면 지방이 분해되지 못해 설사를 하게 된
다. 그런데 새우젓에는 강한 지방 분해효소인 리파아제가 들어
있어 기름진 돼지고기의 소화를 돕는다.

이런 점에서 돼지고기를 새우젓에 찍어 먹으면 맛의 조화뿐만
아니라 소화를 높여주므로 합리적인 음식 궁합이라고 할 수 있다.

닭고기와 인삼

삼복더위에는 다른 계절보다 피부 주위에 20~30%의 많은 혈액
이 모여 체온이 상승하는 것을 막아준다. 그러므로 위장과 근육

의 혈액순환이 잘 되지 않을 수 있다. 그렇게 되면 식욕이 떨어지고 만성피로 등 여름을 타는 증세가 나타난다. 또한 땀을 많이 흘리기 때문에 기운이 없어지고 식욕을 잃기 쉽다. 기운을 내지 못하는 것은 대부분의 경우 영양 섭취에 문제가 있다고 보아야 할 것이다. 그래서 옛날부터 '보양 음식'을 먹어왔다. 대표적인 보양식 중 하나가 바로 영계백숙이다. 영계백숙은 닭고기에 찹쌀, 밤, 대추, 마늘을 넣는데 인삼을 넣는 경우 삼계탕이라고 한다. 삼계탕은 동물성과 식물성 재료가 잘 어울린 대표적인 음식이다.

인삼은 수천 년 동안 만병통치의 명약으로 알려져왔으며, 예로부터 "몸 안의 오장을 보호하고 정신을 안정시키며…… 오래 먹으면 몸이 거뜬하게 되어 수명이 걸어진다."고 전해지고 있다. 지금까지 과학적으로 입증된 인삼의 약효는 다양하다. 피로, 우울증, 고혈압, 동맥경화증, 빈혈, 당뇨, 궤양 등에 특효가 있으며, 암세포의 증식을 막는 항암작용도 한다고 한다.

사람이 더위를 먹으면 체내의 단백질과 비타민 C의 소모가 많아진다. 그러므로 질 좋은 단백질과 비타민 C를 충분히 섭취해야 하는데, 닭고기는 매우 좋은 고단백식품으로 영계가 가장 좋다. 닭은 알에서 부화되어 6개월이면 알을 낳는데, 알을 낳기 전의 어린 닭을 영계라고 한다. 영계의 영양가는 5개월에서 7개월 사이의 것이 가장 높다. 너무 어린 닭이나 알을 낳던 늙은 닭은 육질이 질기고 영양가도 떨어진다.

닭고기의 성분은 단백질 19.8%, 지방 14.1%, 회분 0.6%, 기타 철분, 비타민 A 등으로 이루어져 있다. 닭고기는 쇠고기보다 근육 섬유가 가늘고 연한 것이 특징으로, 쇠고기처럼 지방이 근육 섬유 속에 섞여 있지 않기 때문에 맛이 담백하고 소화, 흡수가 잘 된다. 닭고기에 함유되어 있는 아미노산에서 메티오닌과 루신 등 필수 아미노산 함량은 쇠고기보다 더 높다.

닭고기는 질 좋은 단백질과 소화되기 쉬운 지방을 많이 섭취해야 하는 임신부에게 필요한 음식이며, 성장기의 청소년에게는 더없이 중요한 단백질식품이다. 그러나 닭고기의 독특한 냄새를 싫어하는 사람들도 있는데, 이는 조리할 때 마늘과 파를 비롯한 향신료를 적당히 이용하면 냄새를 제거할 수 있다.

닭고기는 부위에 따라 색깔과 성분이 다르다. 크게 흰살 고기와 붉은 살 고기로 나누는데, 가슴 부분은 살이 희고 기름이 적어 맛이 담백하다. 다리 부분은 살이 붉고 독특한 향기와 맛이 있어 대부분의 사람들이 좋아한다.

여름철 삼계탕은 인삼의 약리작용과 찹쌀, 밤, 대추 등의 약효 성분이 잘 어우러진 훌륭한 영양식이다. 인삼에는 특별한 약리작용을 하는 사포닌이 20여 종이나 들어 있으며, 인삼의 쌉쌀한 맛은 입맛을 돋우는 효능도 있다.

닭고기와 잉어

용봉이란 용과 봉황새를 가리키는 말로, 모두 실존하지 않는 상상 속의 동물들이다. 실존하지도 않는 이런 전설적인 동물의 이름을 딴 색다른 음식이 바로 용봉탕(닭, 잉어)이다. 용을 대신하는 것이 잉어이고, 봉황새를 대신하는 것이 닭인데 잉어 대신 자라를 쓰기도 한다. 용봉탕은 맛도 좋고 보양 음식으로도 유명하다.

잉어는 민물고기의 왕으로, 3000년 전부터 정력을 증진시키는 음식으로 이용해왔다. 예로부터 산모의 젖이 부족하거나, 몸이 쇠약해졌을 때 먹으면 젖이 많아지고 건강을 쉽게 회복한다고 전해지고 있다. 이는 잉어의 성분상 전혀 근거 없는 말이 아니다.

질 좋은 단백질, 소화가 잘 되는 지방, 칼슘, 철분과 같은 무기질, 비타민 B₁ 등은 임신부와 환자, 어린이, 노인에게 좋을 뿐만 아니라 건강한 사람들에게도 건강과 정력을 증진시킬 수 있는 성분들이다.

잉어는 번식력이 강하고 아무것이나 잘 먹으며 빨리 자란다. 폭포를 거슬러 오를 만큼 강하고 왕성한 생명력을 지니고 있기 때문에 옛날부터 그 피가 좋다고 전해지고 있다. 그러나 디스토마에 걸릴 수 있기 때문에 생피는 먹지 않는 것이 좋다.

잉어는 누런색을 띠는 것이 맛이 좋은데, 큰 것은 1m 이상 되는 것도 있다. 12월부터 다음 해 3월까지 잉어가 가장 맛이 있고 영양가도 높다. 잉어는 닭고기와 마찬가지로 고단백식품이다. 잉어의 단백질은 22%이고, 닭은 20% 정도로 동물성식품이면서 산성식품에 속한다. 또한 닭고기와 잉어의 배합이 합리적이라는 것이 과학적으로 입증되기도 했다.

첫째, 아미노산의 보충 관계이다. 단백질을 이루고 있는 아미노산은 약 20종으로, 식품마다 함량이 모두 다르다. 잉어와 닭은 아미노산의 상승 효과가 크다.

둘째, 콜레스테롤의 감소 효과이다. 콜레스테롤 함량을 보면

100g 중 잉어는 75mg, 닭고기는 112mg으로 닭고기가 훨씬 높다. 그런데 잉어에는 혈액 속 콜레스테롤을 저하시키는 불포화지방산이 3.79%나 들어 있다. 또한 용봉탕에는 버섯도 들어가기 때문에 산성을 중화하며, 콜레스테롤을 낮추어준다.

따라서 닭고기와 잉어가 잘 어울리지 않는 듯하지만 매우 합리적인 배합이라고 할 수 있다.

간과 우유

사자가 먹잇감을 사냥하면 가장 먼저 먹는 것이 간이라고 한다. 또 먹은 양이 적을 때 간에 기별도 안 갔다고 하는 것은 간의 중요함을 표현하는 말이기도 하다.

짐승의 내장 중에서 간이 차지하는 비율은 매우 크다. 살코기 이외의 심장, 간, 위 등을 내장이라고 한다. 소는 내장 비율이 33.8%인데 그 중에서 간이 1.07%이며, 돼지는 내장이 15.5%인데 간이 1.5%나 된다. 간은 위를 절반쯤 덮고 있는 어두운 붉은 밤색의 소화선으로, 가운데에 쓸개가 붙어 있다. 간을 떼어낼 때는 쓸개가 터지지 않도록 조심해야 한다.

모든 동물에서 간은 신진대사의 중심이며 분해, 합성, 저장, 해독, 중화 등 만능에 가까운 작업을 수백 가지나 수행한다. 이러한 간은 살코기보다 영양가가 훨씬 높다. 5g의 간을 먹으면 비타민 A의 하루 필요량을 섭취할 수 있다. 단백질의 영양가도 살코기보다 간이 더 높다. 비타민 B 복합체, 적은 양의 지방, 철, 구리, 코발트, 망간, 인, 칼슘 등 빈혈을 치료하고 원기를 북돋우는 데 필요한 무기질이 다른 식품에 비해 비교가 안 될 정도로 많이 들어 있다.

간을 먹으면 축적되어 있는 영양소를 그대로 이용하게 되는 셈이다. 일부 사람들은 생간이 좋다고 하지만, 날것으로 먹으면 열에 약한 비타민 B나 C 등이 파괴되지 않을지는 모르나 위생적인 면에서 좋지 않으므로 삼가는 것이 좋다. 간에는 각종 효소가 들어 있기 때문에 고기에 비해 신선도를 유지하기 어렵다. 자가분해작용이 뛰어나기 때문에 신선한 상태에서도 자가분해가 일어나 변질되어 부패될 수 있다. 뿐만 아니라 기생충 감염의 위험성도 있으므로 생식은 가능한 하지 않는 것이 좋다. 가열, 조리해도 영양소의 손실은 그리 크지 않다.

그런데 간은 가열, 조리하면 몇 가지 문제점이 생긴다. 첫째, 간의 탄력성과 유연성이 변해 씹는 촉감이 나빠진다. 둘째, 간의 독특한 냄새가 심해진다. 첫 번째 문제를 극복하기 위해서 간을 갈아서 다른 재료와 섞어 조리하는 방법도 있다. 또 두 번째 문제를 극복하기 위해서 마늘, 후추, 생강 등의 향신료를 이용하기도 한다. 그러나 그 효과는 그리 크지 않으며, 어린이들은 자극성 때문에 대체로 이런 음식을 싫어한다.

이러한 문제를 훌륭하게 해결하는 것이 바로 우유이다. 냄새를 제거하기 위해 간을 썰어서 물에 담가두면 나쁜 냄새와 맛이 조금은 제거된다. 그러나 눈에 보이지 않는 수용성 영양소인 일부 단백질, 당질, 칼슘, 비타민 B, C 등과 무기질의 손실이 매우 크다. 반면, 물 대신 우유를 이용하면 더 효과적이다. 썰어놓은 간을 얼마 동안 우유에 담가두면 간의 나쁜 냄새와 맛이 많이 사라진다. 이것은 우유의 미세한 단백질 입자가 간에 있는 나쁜 성분에 흡착되기 때문이다.

물에 담가두면 수용성 성분의 손실이 큰 것과는 달리 우유에서는 손실이 거의 없다. 그 이유는 간과 우유는 생명체의 일부이므로 무기질, 비타민, 단백질 함량이 비슷하여 한쪽으로 빠져나가는 역삼투압 현상이 일어나지 않기 때문이다.

간을 조리하기 전에 우유에 담그는 것 이외의 조리 과정에서 우유를 넣는 것도 매우 좋은 방법이다. 이는 두 가지 종류의 단백질이 합쳐져 얻어지는 상승 효과가 크며, 산성식품인 간과 알칼리성식품인 우유의 배합으로 산성과 알칼리성 평형을 유지하는 데 이상적이기 때문이다. 또한 우유에 적은 철분, 비타민 B_{12} 등도 보충할 수 있다. 간과 우유를 함께 이용하는 것은 음식의 맛을 더 좋게 할 수 있을 뿐만 아니라 영양의 균형을 맞추는 데도 매우 효과적이다.

어패류와 함께 먹으면 좋은 음식

생선회와 생강

무더운 여름철에는 세균성 식중독이 많이 발생하게 된다. 특히 생선을 먹고 배탈이 나는 경우가 많다. 위로는 토하고, 아래로는 설사하는 위장병을 한의학에서는 토사곽란이라고 하는데, 생선회를 먹고 난 후 구토와 설사를 심하게 하는 병이라는 뜻이다.

생선과 조개에는 식중독을 일으키는 비브리오균이 많은데, 동해, 서해, 남해에서 잡히는 어패류의 대부분에 비브리오균이 있다고 한다. 비브리오균은 바닷물에 사는 세균으로 주로 아가미와 껍질에 많이 분포한다. 비브리오균은 세균 중 번식이 가장 빠르다고 할 수 있는 대장균보다 속도가 더 빨라 7~8분이면 그 수가 2배가 된다.

이와 같이 배탈이 나기 쉬운 생선을 먹을 때 생강을 곁들여 먹으면 좋다고 한다. 생선회를 먹을 때 생강을 채를 쳐서 함께 먹는 것은 과학적으로도 합리적이라는 사실이 입증되었다. 생선을 요리할 때 비린내나 비브리오균 등의 세균에 의한 식중독 염려가 있을 경우 채를 친 생강을 함께 넣으면 비린내도 없애고, 살균작용에 의한 세균성 식중독 예방 효과도 기대할 수 있다. 또한 생강에는 디아스타아제와 단백질 분해효소가 들어 있어 생선회의 소화를 도우며, 생강의 향미 성분은 소화기관에서 소화, 흡수를 돕는 효능을 하기도 한다.

생강은 오랜 옛날부터 여러해살이 채소로 재배되었다. 생강의 뿌리는 날것이나 식초, 소금에 절여서 먹기도 하고, 여러 가지 요리에 곁들이기도 한다. 생강에는 단백질, 녹말, 지방, 회분, 섬유소, 정유, 펙틴, 사과산 등이 들어 있다. 또 생강은 진저롤gingerol과 쇼가올shogaols 등 매운맛을 내는 기본 성분과 진기베린, 진기베롤, 캄펜, 보르네올, 시트랄 등의 향을 내는 정유 성분으로 이루어져 있다. 이 정유는 매운 성분과 한데 어우러져 티푸스균이나 콜레라균 등을 억제한다. 특히 진저롤과 쇼가올은 여러 병원성균에 강한 살균작용을 한다.

비브리오균은 콜레라균과 비슷하게 생겼으며, 일반적으로 구토, 설사, 복통을 일으킨다. 또 심한 경우에는 열이 나고 허탈 상태에 빠지기도 한다. 생강은 비브리오균에 대한 살균력이 있기 때문에 생선회로 인한 식중독의 예방 효과가 크다. 살균 효과가 좋은 진저롤을 많이 먹으면 운동 중추신경의 마비를 일으키지만, 식욕을 돋울 정도로 알맞게 먹으면 입맛과 소화를 돕는 효과가 크다.

생강은 방향성 건위약 또는 교미제(矯味劑, 비린내를 없애고 맛을 좋게 하는 물질)로 널리 이용되고 있기도 하다. 또한 메스꺼움을 치료할 때도 많이 사용한다. 마른 생강은 신진대사 기능이 약해졌을 때, 기침이나 어지럼증, 손발이 찰 때, 두통, 설사, 구토 등의 치료에 많이 사용되고 있다.

이와 같이 생선회를 먹을 때 생강을 곁들여 먹는 것은 매우 좋은 음식 궁합이라고 할 수 있다. 음식의 궁합은 영양 효과와 먹는 즐거움을 더해준다.

잉어와 팥

우리 몸은 70%가 수분으로 이루어져 있다. 보통 음식을 여러 날 먹지 않아도 생명에 큰 영향이 없지만 물은 그렇지 않다. 치료 목적으로 음식을 먹지 않는 경우에도 물은 매일 마셔야 한다. 수분은 여러 가지 영양소를 운반하기도 하고 노폐물의 배설, 혈액 및 내분비물, 세포 내의 각종 생리작용에 관여한다. 따라서 수분은 건강을 좌우하는 큰 요인이라고 할 수 있다.

대체로 사람은 하루에 2.5L 정도의 수분을 배설하는데, 대소변으로 1.4L, 피부에서 증발로 0.5L, 숨쉴 때 호흡을 통해 0.6L를 배설한다. 사람이 늙어서 주름이 생기는 것도 피부의 수분이 부족해서이며, 콜레라가 무서운 것도 바로 수분이 설사로 빠져나가기 때문이다.

이렇게 생리적으로 중요한 수분을 공급하는 것 못지않게 체내의 수분을 적당히 배출하는 것도 중요하다. 만일 제때 수분을 배출하지 못하면 몸이 붓는 증상이 나타난다. 몸이 붓는 것을 부종이라고 하는데, 이는 심장병이나 신장병에 걸리거나 어느 한 부분 혈액순환이 잘 되지 않아 몸이 퉁퉁 부어오르는 병이다. 비타민 B_1의 부족으로 생기는 각기병에서도 부종이 나타나며, 임신 중에 부종이 생기는 경우도 많다.

이러한 때에는 콩팥이 나쁘므로 단백질을 섭취해서는 안 된다. 그러나 간이 나쁘니까 지방을 먹어서는 안 된다는 식으로 무작정 제한하면 오히려 증세가 악화되므로 식이요법을 잘 해야 한다. 이때 염분과 수분을 많이 섭취하면 부종이 더 심해지므로 주의를 해야 한다. 전날 배설한 소변 양보다 500mL 정도 많은 양의 물을 마시는 것이 좋다. 소금은 증상에 따라 조절하는데 하루 5g 정도가 적당하다.

임신 부종이나 각기병에 의한 부종에는 잉어와 팥을 달여 마시는 것이 좋다. 잉어 한 마리에 팥 1~2컵과 물 2L 정도를 넣고 달여 마신 후 몇 시간 뒤 설사를 하면 낫는다고 한다. 각기병의 경우에는 물을 더 많이 넣고 달여 먹으면 효과가 좋다.

잉어와 팥은 영양 면에서 매우 잘 어울리는 식품이다. 잉어탕을 끓일 때 내장을 제거한 뒤 구기자를 함께 넣어 약한 불에서 1시간 정도 고아 그 국물을 마시면 여성들의 불감증에 좋다고 한다. 부종을 치료하기 위해 잉어에 넣는 팥에는 당질 56%, 단백질 21%가 들어 있고, 비타민 B_1은 곡류 중에서 가장 많다. 비타민 B_1이 많기 때문에 각기병에도 좋으며, 흰쌀에 팥을 섞어 지은 밥은 당질대사가 잘 된다.

팥에는 사포닌과 콜린choline이라는 특수 성분이 들어 있다. 사포닌에는 거품을 내는 성분이 있으므로 비누가 없던 시절에는 팥가루를 물에 풀어 세척제로 이용하기도 했다. 이것은 화학제품과는 달리 약한 피부나 식품을 씻는 데 제격이었다. 또 잉어에 팥을 넣고 삶으면 사포닌이 우러나와 체내의 수분을 배출하는 데 도움을 준다. 이것은 몸에 부담을 적게 주면서 물질대사에 도움이 되는 사포닌의 효과를 얻는 좋은 방법이다.

각기병의 경우에는 잉어의 지방이 몸에 잘 흡수되므로 매우 좋다. 팥에 들어 있는 콜린은 간의 대사를 돕고, 간의 정상 상태를 유지하는 데 매우 중요한 물질이다. 간에 지방이 축적되면 간세포가 파괴되어 간경변이 오기 쉽다. 그런데 식품으로 콜린이 충분히 공급되면 중성지방이 잘 형성되지 않고, 혈액순환을 잘 되게 하는 인지방질인 레시틴이 쉽게 만들어지기 때문에 몸에 부담을 주지 않게 된다.

임신부는 간의 부담이 큰데 이때 소화와 흡수가 잘 되는 질 좋은 단백질식품인 잉어와 간 기능에 도움을 주는 팥을 곁들여 먹으면 매우 좋다.

추어탕과 산초가루

흔히 즐겨 먹는 음식 중 하나가 미꾸라지를 넣고 얼큰하게 끓인 추어탕이다. 여름철 더위에 시달린 몸의 원기를 회복시켜주는 음식으로 추어탕을 많이 먹어왔다. 추어탕은 맛이 좋고 영양가도 높을 뿐 아니라 회복기의 환자에게 매우 좋은 음식이다. 미꾸라지는 논이나 도랑, 늪 등의 얕은 진흙 바닥에서 사는데 지금은 양식도 많이 하고 있다.

미꾸라지에는 단백질, 칼슘과 비타민 A, B_2, D가 많이 들어 있다. 미꾸라지의 지방은 불포화지방산으로 이루어져 있기 때문에 콜레스테롤의 피해를 막을 수 있다. 이렇듯 미꾸라지는 정력 증강을 돕는 강장식품이라고 할 수 있다.

미꾸라지는 진흙 속에서 먹이를 먹지 않고 동면하기 때문에 겨울에는 살이 적고 맛도 없다. 봄부터 산란기를 앞두고 먹이를 많이 먹기 때문에 살이 찌고 지방이 많아져 맛도 좋아진다. 그러므로 추어탕은 늦여름과 가을이 제철이다.

식물성 위주의 식생활로 인해 단백질이 부족한 사람 중에는 간경변으로 고생하는 경우도 있는데, 이때에는 질 좋은 동물성 음식을 적당히 먹어야 한다. 더욱이 미꾸라지는 내장을 제거하지 않고 요리를 하기 때문에 알과 난소에 들어 있는 비타민 A와 D를 그대로 섭취할 수 있다. 비타민 A가 부족하면 피부가 거칠어지고 면역력이 약해져 야맹증이 생기기도 한다. 성장기의 어린이들은 비타민 A가 부족하면 성장장애를 초래할 수도 있다. 또 비타민 D는 뼈의 형성에 중요한 역할을 한다. 칼슘만 많이 섭취해서는 골

형성이 제대로 이루어지지 않는다. 골형성이 제대로 되려면 비타민 D와 햇빛이 필요하다.

칼슘은 발육 시기의 청소년들뿐만 아니라 평생 누구에게나 필요한 영양소이다. 노인들이 매일 배설하는 소변 속에도 칼슘이 들어 있는데, 이는 유해 성분을 해독하여 배설하기 때문이다. 그러므로 미꾸라지 뼈까지 먹을 수 있는 추어탕은 칼슘이 부족되기 쉬운 우리 식생활에서 중요한 무기질 공급원이 되기도 한다.

미꾸라지를 이용해 추어탕을 끓인 다음 먹기 직전에 비린 냄새를 없애고 맛을 좋게 하기 위해 향신료를 사용한다. 후춧가루나 고춧가루를 넣기도 하는데 추어탕의 향신료에서 빼놓을 수 없는 것이 바로 산초가루이다.

초피 열매를 산초라고 하는데, 초피나무는 높이 3m까지 자라며 5mm 정도 크기의 열매를 맺는다. 열매는 가을에 빨갛게 익으며 그 속에는 까만 씨가 들어 있다. 초피 열매는 특이한 향기와 매콤한 맛이 나는데, 어린잎과 열매를 향신료로 사용한다. 초피 열매에는 지방, 당질, 섬유소, 무기질, 칼슘, 칼륨, 철, 비타민 B_2와 매운 성분인 산시올, 크산톡신 등이 들어 있다.

초피 열매에는 정유가 2~6% 들어 있는데, 이 중 매운 성분인 산시올이 8% 정도 들어 있다. 이 산시올은 변화되기 쉬우므로 추어탕에 사용할 산초가루를 한꺼번에 많이 만들어놓지 말아야 한다. 초피 열매는 오향의 중요한 요소 중 하나로, 상쾌한 향기가 있어 미꾸라지의 비린 냄새를 없애는 데 많이 이용한다.

또한 초피 열매는 민간요법에 널리 사용되어왔다. 위처짐과 위

확장증 등에 쓰이기도 하고, 비위를 좋게 하고 소변을 잘 나가게 하며 염증을 없애고, 통증과 출혈, 설사를 멈추며 구충제 등으로도 쓰인다. 초피 열매는 위장을 자극하여 신진대사 기능을 촉진하는 생리적 특성도 가지고 있다.

음식마다 알맞은 양념이 따로 있는데, 추어탕에는 초피 열매가 꼭 필요한 향신료이다.

복어와 미나리

복어는 몸이 뚱뚱하고 등지느러미가 짧으며 이가 날카로워 물에서 사는 '돼지'로 불리며, 하돈이라고도 한다. 복어를 잡을 때 끄륵끄륵 소리를 내면서 배를 부풀려 둥근 공 모양을 만드는데, 특히 가시복은 공기 또는 물을 흠뻑 마셔 몸을 공 모양으로 부풀리므로 구어라고도 한다. 복어도 바로 이런 의미에서 붙여진 이름이다.

입으로 빨아들인 공기는 목구멍을 거쳐 소화기관으로 들어간다. 배벽은 신축성이 크므로 공기가 들어가면 고무풍선처럼 부풀어오른다. 복어의 입안에는 펌프와 같은 조직이 있으며, 위와 창자 사이에는 공기주머니를 졸라 맬 수 있는 근육이 있어 공기가 들어온 후에는 위와 창자 사이를 막아 공기가 밖으로 나가지 못하게 하는 작용을 한다. 위의 입구에도 같은 근육이 있어 공기가 위로 들어가 나오지 못하게 되어 있다.

복어가 공기를 마셔 배를 부풀리는 이유가 무엇인지는 정확히 알려져 있지 않다. 어떤 사람은 적으로부터의 공격에 크게 보여

위협하려는 것이라고 해석하기도 한다. 또한 공기를 마셔 물 위에 뜨기 쉽게 해 먼 거리를 오가는 데 편리하게 표류하는 습성 때문이라고 보는 견해도 있다. 복어의 종류는 세계적으로 120여 종에 달하나, 우리나라와 일본 근해에서는 가시복, 매리복, 밀복, 흰점복 등 약 40여 종이 서식하고 있다.

복어는 성질이 사나워 무엇이든 마구 물어뜯는다. 그래서 이를 바드득바드득 가는 것을 보고 "복어 이 갈 듯한다."고도 한다. 복어의 살은 희고 맑으며 윤기가 있다. 복어로 만든 음식은 맛이 연하면서도 지방이 적어 느끼하지 않은 것이 특징이다. 특히 복어는 회가 일품으로, 흰 접시에 살을 얇게 저며 담은 복어 회는 살이 흰 반투명체로 얼핏 보면 마치 빈 접시처럼 보인다. 늦은 가을부터 이른 봄까지가 복어 맛이 가장 좋은데, 이는 몸 질량의 20%나 되는 고단백질이 최대로 들어 있기 때문이다. 검복에는 수분, 단백질, 지방, 당질, 회분, 칼슘, 인, 철, 나트륨, 칼륨, 비타민 B_1, B_2, 니코틴산 등이 들어 있다. 검복의 지방은 0.1%밖에 되지 않으므로 열량이 매우 낮다.

복어는 고단백식품으로 100g을 먹었을 때의 열량이 90kcal밖에 되지 않는다. 따라서 복어는 비만, 당뇨병, 간장병 환자들에게 좋은 식품으로 알려져 있다. 지방이 적고 질이 좋은 단백질이 많이 들어 있는 복어는 술 마신 뒤의 해장국으로 매우 좋다. 복어를 먹으면 숙취가 사라지고, 엄동설한의 추위도 잊는다고 한다. 특히 복어 지느러미로 만든 요리는 술을 좋아하는 사람들에게 인기 있다고 한다. 잘라낸 복어 지느러미를 말리지 않고 그대로 불에 구워서 이용하는데, 따듯하게 데운 청주를 담은 잔에 구운 복어 지느러미를 띄우고 뚜껑을 덮어두었다가 성냥불을 지펴 파란 불꽃이 꺼지면 마신다. 이것은 악취의 원인인 알데하이드와 메탄올이 제거되어 몸에 좋다고 한다.

복어는 회도 좋지만 포를 만들어 먹어도 좋다. 복어를 잘 손질하지 못했던 예전에는 복어 독으로 인해 목숨을 잃는 경우가 많았다. 그러나 지금은 복어의 조리방법이 발전하고, 정부에서도 엄격하게 관리하고 있다.

복어에는 테트로도톡신tetrodotoxin이라는 독성 물질이 들어 있는데, 이것은 동물성 자연독 중에서 독성이 가장 강한 것으로 알려져 있다. 이 독성 물질은 물에 풀리지 않으며, 열에 파괴되지도 않는다. 또한 소화효소의 영향도 받지 않으므로 이것에 의한 식중독은 치료하기 어렵다. 이 독은 동물의 중추신경과 말초신경을 자극하여 지각 이상, 운동장애, 호흡장애, 혈액순환장애를 일으킨다. 복어의 독은 겨울부터 독성이 강해지면서 산란기 전인 봄까지 최고에 달하게 된다. 이 독은 복어의 생명 활동에는 아무런 지장이 없으며, 독성의 대명사로 불리는 청산가리보다 10배 이상 강해 동물이 0.5mg만 먹어도 죽게 된다. 독성이 강한 시기에는 복어 한 마리에 들어 있는 양으로 성인 30여 명의 목숨을 앗아갈 수 있다고 한다. 복어 중독은 식후 20~30분, 늦어도 2~3시간 후에는 증상이 나타난다. 대체로 10분 이내에 사망하지만, 8시간만 생명을 유지하면 회복할 가능성이 있다고 한다.

복국을 끓일 때 미나리를 곁들이면 맛도 좋고 독을 해독하는 효과를 어느 정도 기대할 수 있다. 일반적으로 미나리는 피를 맑게 하는 식품으로 알려져왔다. 고서에는 혈압을 낮추고 열을 내리며 독을 푸는데, 일사병 등에 효과과 있다고 기록되어 있다. 미나리에는 칼슘, 칼륨, 비타민 A, B, C 등이 들어 있다. 독특한 향기와 맛을 내는 정유 성분은 정신을 맑게 하고 피를 보하는 효능이 있다. 또한 식욕을 돋워주고 장의 활동을 좋게 하며 변비를 예방하기도 한다.

이와 같이 미나리의 여러 가지 성분은 신진대사를 촉진시키고 질병에 대한 저항력을 높여주며 해독작용을 하므로, 복어와 미나리는 궁합이 잘 맞는 음식이다.

조개탕과 쑥갓

술을 많이 마신 뒤 먹는 해장 음식에는 여러 가지가 있으나, 그 중에는 술을 좋아하는 사람들이 즐겨 먹는 조개탕이 있다. 조개탕에는 다른 음식에서 찾아볼 수 없는 독특한 물질이 들어 있는데, 조개탕은 술로 인해 불편한 속을 편안하게 하고, 숙취를 해소하는 효과가 탁월하다.

조개탕에 흔히 사용하는 조개는 백합과 모시조개이다. 조개와 같이 껍데기를 가진 연체동물을 연체류라고 한다. 전복과 가리비를 제외한 나머지 연체류의 산란기는 늦은 봄부터 여름까지이므로 이때 잡는 조개는 맛이 없다.

백합은 민물의 영향을 받는 조간대 밑의 모래나 펄에 서식하는데, 조류를 따라 이동하기도 하고 5~11월에 알을 낳는다. 속살은 맛이 좋아 여러 가지 요리에 사용된다.

조개껍데기를 태워서 만든 석회는 고급 칠감 등에 사용되는데, 이것을 무명조개, 문합, 화합이라고도 한다. 모시조개는 껍데기가 둥글며 높이와 길이가 각각 50mm, 너비가 30mm 정도 된다. 뚜렷한 윤맥과 가는 방사맥이 교차되고 표면은 밤색, 가장자리는 보라색이다. 바닷가의 얕은 진흙 속에 서식한다.

조개는 종류에 따라 조성 성분이 약간씩 다르지만 단백질, 지방, 당질, 회분, 칼슘, 인, 철분, 비타민 A, B_1, B_2 등이 들어 있다. 백합에는 단백질이 가장 많이 들어 있고, 생선에 비해 지방 함량이 적은 것이 특징이다. 조개의 단백질에는 히스티딘histidine, 루신 등의 아미노산이 많이 들어 있고, 당질로는 글리코겐glycogen이 풍부하여 영양식품이라고 할 수 있다. 간장 질환과 담석증 환자에게는 양질의 단백질을 공급해야 하는데, 조개탕이 제격이라고 할 수 있다.

위장이 허약하여 소화력이 떨어진 사람에게는 조개탕 국물이 매우 좋다. 질소화합물인 타우린, 베타인, 아미노산, 핵산류, 호박산 등은 조개탕 국물의 담백한 맛을 내는 성분들이다. 타우린은 비필수 아미노산으로 감칠맛을 내는 기본 성분이며, 건강과 관련된 영양학적인 측면에서도 깊은 관계가 있다. 특히 심장, 근육, 중추신경, 부갑상샘 등에 좋다. 이 성분은 간에 효과가 좋으며, 고혈압과 뇌출혈의 억제작용도 뛰어나다. 또한 체내에서 지방의 분해를 돕고 간장의 해독작용을 돕는 역할을 한다. 조개에는 특수한 성분으로 알려진 유기산의 일종인 호박산이 들어 있다. 호박산은 조개탕의 담백한 맛을 내는 성분으로 모시조개에는 0.4%, 백합에는 0.1% 정도 들어 있다.

조개탕을 끓여서 먹기 직전에 쑥갓을 곁들이면 상큼하고 먹기에도 좋다. 그런데 쑥갓을 처음부터 넣고 끓이면 국물이 파랗게 되어 상큼함이 떨어지게 된다. 그러므로 쑥갓은 먹기 직전에 곁들이는 것이 좋다. 쑥갓을 함께 곁들이면 맛뿐만 아니라 영양의 균형은 물론 시각적 효과도 더할 수 있다. 쑥갓은 향기와 맛이 독특하여 날것 그대로 먹어도 좋고, 나물로 요리해 먹어도 좋다. 쑥갓은 국화과에 속하는 한해살이 식물로서 특이한 냄새가 난다.

쑥갓은 칼슘, 비타민 A, C가 많이 들어 있는 알칼리성식품이다. 또한 섬유소가 풍부하여 적혈구 형성에 도움을 주고, 혈중 콜레스테롤을 저하시키는 효과가 있어 건강에 매우 유익한 식품이다. 쑥갓 속에 들어 있는 엽록소와 비타민 A, C 등은 조개류에는 거의 들어 있지 않은 성분들이므로 조개탕에 쑥갓을 곁들이면 영양의 균형을 맞출 수 있어 매우 합리적이라고 할 수 있다.

지구상에 존재하는 식품에는 인체에 필요한 모든 영양소를 골고루 갖추고 있는 것은 없다. 조개류에는 양질의 단백질과 철분은 들어 있으나 적혈구를 만들 때 도움이 되는 엽록소와 비타민 A, C는 거의 들어 있지 않다.

육류, 곡류 등은 산성식품이고 채소, 과일, 바다나물류 등은 알칼리성식품으로 인체에 모두 필요한 식품들이다. 그러므로 어느 한쪽으로 치우치지 않게 영양의 균형을 이루는 것이 식생활에서 매우 중요하다. 그런 의미에서 조개탕과 쑥갓은 궁합이 잘 맞는 음식이라고 할 수 있다.

굴과 레몬

굴은 예로부터 건강과 장수에 좋은 식품으로 알려져왔다. 굴만큼 세계 여러 나라에서 널리 이용되는 식품도 드물 것이다. 우리나라에서도 조개류 중에서 가장 이상적인 영양소를 가지고 있는 굴 요리를 즐겨 먹어왔다. 굴은 바다에서 나는 '우유'라는 별명이 붙을 정도로 영양 덩어리이다. 조개더미 유적에서도 굴 껍데기가 많이 나오는 것으로 보아 옛날부터 즐겨 이용해왔다는 것을 알 수 있다.

굴은 염분 농도가 낮은 조간대 바위에서 작은 미생물을 먹고 자라며, 1년이면 성숙한다. 굴은 가을부터 겨울 동안 영양가가 높아지고 맛도 좋아지는데, 5~8월에는 먹지 않는 것이 좋다. 이는 산란기가 바로 이때이므로 영양분도 줄어들고 여름철이어서 빨리 변질되어 식중독을 일으킬 수 있기 때문이다. 보통 동물은 산란기에 자신을 보호하기 위해 독성 물질을 만드는데, 굴도 이때에는 아린 맛이 심해진다.

굴을 먹는 방법은 여러 가지가 있다. 그 중에서 날것으로 먹을 때 바다의 신선한 맛과 담백한 맛을 즐길 수 있다. 그래서 생굴에 레몬을 곁들여 먹는 요리가 유명하고, 세계적으로도 널리 알려져 있다.

굴은 수분 약 80%, 단백질 10%, 지방 5%, 글리코겐 5%, 미네랄과 비타민 등이 골고루 들어 있어 세균이 번식하기에도 알맞다.

뿐만 아니라 굴에는 자가효소가 많이 들어 있어 시간이 지나면 성분 변화를 일으켜 탄력이 감소하게 된다. 이러한 단점을 보충해주는 '신비한 힘'을 가지고 있는 재료가 바로 레몬이다. 레몬에는 비타민 C와 유기산인 레몬산, 그리고 칼슘, 칼륨 등 미네랄이 많이 들어 있다.

레몬은 신맛이 강한 과일이다. 굴에 레몬즙을 떨어뜨리면 우선 나쁜 냄새가 제거되고, 레몬산이 식중독 세균의 번식을 억제하고 살균 효과도 높여준다. 식품의 변질을 일으키는 부패 세균은 pH(수소이온 농도)7인 중성에서 활동이 가장 활발한 특성을 가지고 있다. 조개 및 어류는 모두 중성이므로 부패균이 번식하기 쉬우며, 신선도를 유지하기가 매우 어렵다. 더욱이 굴에는 수분과 단백질, 글리코겐이 들어 있어 세균의 번식이 빨라 변질되기 쉽다.

그런데 레몬에는 레몬산이 많이 들어 있어 새콤하며 그 자체로는 산성으로 pH3~4이다. 이러한 산성 조건에서 부패 세균은 번식 환경이 맞지 않아 잘 자라지 못한다. 따라서 굴을 먹을 때 레몬즙을 곁들이거나 초고추장에 찍어 먹는 것은 산뜻한 맛뿐만 아니라 부패 세균의 번식 억제와 살균 효과가 있기 때문이다.

또 다른 효과로는 미네랄인 철분의 흡수 이용률이 좋아지는 점이다. 철분은 체내에 잘 흡수되지 않는 영양소이다. 예로부터 굴은 빈혈에 좋고 피부 미용에 뛰어난 효과가 있으며, 식은땀을 흘리거나 몸이 허약할 때 효과가 있다고 알려져왔다. 이는 굴에 우수한 단백질과 철분이 풍부하기 때문이다. 100g 속의 철분 양은 우유에는 6.1mg, 달걀에는 2.6mg인 데 비해 굴에는 8mg이나 들어 있다. 그런데 철분의 흡수 이용을 돕는 것은 유기태 철분이다. 레몬의 신맛인 구연산은 철분과 결합되면 흡수가 잘 되는 구연산 철분이 되어 유기태 철분으로 변하게 된다.

또한 레몬에 들어 있는 비타민 C, 즉 아스코르브산acorbic acid은 철분의 장내 흡수를 촉진시킨다는 사실이 밝혀졌다. 따라서 굴을 먹을 때 귤이나 레몬즙을 함께 먹으면 빈혈의 치료 효과가 더욱 좋아진다. 우연히 곁들여 먹기 시작한 것이 이렇듯 과학적인 합리성을 가지게 되었다.

채소류와 함께 먹으면 좋은 음식

아욱과 새우

계절이 바뀌거나 기력이 떨어지면 입맛을 잃기 쉽다. 이런 때 구수한 아욱국을 먹으면 입맛이 돌고 기운을 차리게 되므로 예로부터 아욱국을 많이 먹어왔다. 그런데 최근에는 이 채소의 이름조차 모르는 사람들이 적지 않다.

아욱은 아욱과에 속하는 한해살이 식물로 잎이 넓고 둥근 모양이며, 여름에 흰색 또는 연한색의 꽃이 피고 열매인 씨는 메밀처럼 모가 나 있다. 아욱은 수분이 많은 땅에서도 잘 자라며, 우리나라를 비롯한 온대 및 아열대에 분포되어 있다. 주요 성분으로는 단백질, 당질, 지방, 섬유소, 회분, 칼슘, 칼륨, 인, 비타민 A, B_1, B_2, C 등이 있다.

아욱은 채소 중에서 영양가 높은 시금치보다 단백질은 약 2배,

지방은 3배나 더 많이 들어 있고, 특히 어린이들의 성장 발육에 필요한 무기질과 칼슘도 시금치보다 2배나 더 많이 들어 있다. 칼슘이 부족하면 성장기의 어린이는 골격 형성이 제대로 되지 않고 허약한 체질이 되기 쉽다. 여성들이 임신 기간 신경이 날카롭고 불안해지는 것도 칼슘이 부족하기 때문이다.

또한 아욱은 비타민 A의 함량이 높고 비타민 C도 많은 편이다. 비타민 B 복합체도 골고루 들어 있으나 비타민 B_6와 B_{12} 등은 거의 들어 있지 않다. 아욱을 비롯한 일반 채소에는 단백질과 필수 아미노산이 절대적으로 부족한 것이 큰 단점이다. 그 중에서도 메티오닌과 루신 등이 매우 적다.

아욱의 부족한 영양 성분을 가지고 있는 대표적인 식품이 새우이다. 새우는 종류에 따라 성분의 차이가 다소 있으나 공통적인 주요 성분은 단백질이다. 보통 크기의 생새우에는 단백질이 100g 당 20.1g, 말린 새우에는 54.4g이나 들어 있다. 더욱이 메티오닌, 루신을 비롯한 8종의 필수 아미노산이 골고루 들어 있다. 이러한 필수 아미노산 이외에도 독특한 단맛을 내는 글리신이라는 아미노산과 베타인이 들어 있어 고유한 음식 맛을 내기도 한다. 베타인은 맛이 좋을 뿐만 아니라 강장 효과와 콜레스테롤을 저하시키는 작용을 한다.

또한 비타민 B_2, B_6, B_{12} 등이 들어 있어 아욱과는 가장 이상적인 영양 균형을 이룬다. 새우가 강장식품으로 손꼽히는 이유는 양질의 단백질과 칼슘을 비롯한 무기질, 비타민 B 복합체 등이 풍부하기 때문이라고 할 수 있다.

한의학에서는 콩팥을 매우 중요시하는데, 콩팥에 좋은 음식은 온몸의 혈액순환을 좋게 하여 기력을 왕성하게 하고 양기를 돋워 준다고 한다. 새우는 콩팥을 튼튼하게 하는 식품으로 널리 알려져 있다.

새우의 종류는 매우 많으나 성분상 차이는 그리 크지 않다. 참새우, 왕새우, 보리새우, 꽃새우 중에서 아욱과 특히 잘 어울리는 것은 보리새우·이다. 새우를 넣고 아욱국을 끓일 때 아욱의 잎과 줄기는 연한 것으로 다듬어 줄기는 껍질을 벗기고 바락바락 주물러 씻어 풋내를 제거한 후 끓여야 제맛이 난다. 또한 소화력이 떨어진 사람에게 더없이 좋은 아욱죽도 별미이다.

옛날부터 훌륭한 강장식품으로 알려진 새우이지만 비타민 A와 C는 거의 들어 있지 않은 반면, 아욱은 비타민 A와 C, 섬유소가 많이 들어 있는 알칼리성식품이므로 산성식품인 새우와 함께 먹으면 궁합이 잘 맞는다.

시금치와 참깨

세계적으로 가장 많이 이용되고 있는 푸른 채소가 시금치이다. 시금치는 명아주과에 속하는 한해살이 식물로서 줄기는 속이 비어 있고, 뿌리는 연한 붉은색이며 굵다. 5월에 녹색 꽃이 피며, 씨앗은 가시가 있는 것과 없는 것이 있다.

시금치의 성분을 보면 비타민류가 골고루 많이 들어 있는데, 특히 비타민 A와 C가 가장 많다. 비타민은 약으로 먹는 것보다 식품으로 섭취하는 것이 훨씬 좋다. 또한 시금치에는 칼슘, 철분, 요오드, 칼륨, 마그네슘 등의 미네랄이 많이 들어 있어 성장기 어린이는 물론 임신부에게도 좋은 알칼리성식품이다. 시금치는 옛날부터 강장·보혈 효과가 뛰어난 채소로 알려져왔다.

그러나 시금치에도 한 가지 단점이 있는데, 시금치를 너무 많이 먹으면 옥살산의 과잉 섭취로 인해 결석이 생긴다고 한다. 옥살산이 체내에서 칼슘과 결합하여 콩팥이나 방광의 결석을 만들기 때문이다. 그러므로 함께 먹는 식품을 잘 배합하여 이러한 단점을 최소화해야 한다.

시금치를 삶으면 옥살산이 많이 분해되어 빠져나가기는 하지만 적지 않은 양이 남아 있기 때문에 맛이 좋지 않다. 이는 옥살산이 맛을 방해하기 때문이다. 결석이 가장 잘 형성되는 것은 칼슘과 옥살산의 비율이 1대 2일 때이다. 그러므로 결석이 생기는 것을 막기 위해서는 이 비율을 바꾸어야 한다. 칼슘이 조금 더 많아져 비율이 1.1대 2가 되면 결석은 생기지 않으며, 옥살산은 몸 밖으로 빠져나간다.

이런 점에서 볼 때 칼슘이 많은 깨를 곁들여 먹는 것은 매우 좋은 요리법이다. 시금치에 볶은 참깨나 깨소금을 뿌리면 고소한 맛이 어우러져 맛도 좋아진다.

볶은 참깨의 주성분은 단백질, 지방, 당질, 회분, 칼슘, 인, 비타민 B_1, B_2 등이다. 참깨는 단백질과 지방이 주성분이지만, 미네랄인 칼슘이 매우 많은 것이 특징이다. 단백질은 아미노산 조성으로 보아 동물성 단백질 못지않게 양질의 것이다. 참깨를 볶을 때 나오는 고소한 향의 일부는 아미노산의 하나인 시스틴이다.

결석 방지에는 아미노산의 하나인 라이신도 효과가 있는데, 이것 역시 참깨에 많이 들어 있다. 이와 같이 시금치나물에 참깨를 이용하면 시금치에 부족한 단백질, 지방, 칼슘, 비타민 B 등을 자연스럽게 공급할 수 있다. 뿐만 아니라 풍부한 칼슘과 라이신으로 건강에 해로운 결석이 생기는 것을 예방할 수 있으므로, 시금치와 참깨는 매우 잘 어울리는 식품이다.

토란과 다시마

토란은 열대와 온대 지방에서 많이 재배되는 여러해살이 식물로, 알줄기로 번식하며 지대가 낮고 습한 곳에서 잘 자란다. 땅속 부분의 알줄기를 식용한다. 토란의 품종은 여러 가지이나 꽃이 좀처럼 피지 않기 때문에 품종 개량이 다른 식물에 비해 어렵다. 조생종은 따뜻한 지방에서 7월 중순부터 수확하지만 보통 10월 중순이나 하순이 적당한 수확 시기이다.

토란은 뱃속의 열을 내리고, 위와 장의 운동을 원활하게 하는 식품으로 알려져 있으며, 부스럼이 났을 때 먹으면 잘 낫지 않고 허물이 남는다고 한다. 토란은 여러 나라에서 굽거나 삶거나 기름에 볶아서 먹으며, 토란을 발효시킨 포이poi라는 발효식품을 만들어 먹기도 한다.

토란에는 수분, 단백질, 지방, 녹말, 섬유소, 미네랄 등의 성분이 들어 있으며, 이외에도 적은 양의 비타민 B와 C가 들어 있다. 이 성분 중에서 주성분은 녹말이며, 덱스트린과 설탕도 조금 들어 있어 토란 고유의 단맛을 낸다. 특히 토란의 녹말은 입자가 작기 때문에 가루 내어 음식을 만들어 먹으면 소화가 매우 잘 된다. 또한 토란은 알칼리성식품이며, 소화를 돕고 변비를 치료, 예방해주는 완화제이기도 하다.

토란에는 옥살산칼슘calcium oxalate이 들어 있기 때문에 아려서 그대로 먹기 힘들다. 그러므로 껍질을 벗기고 물에 담가 우려내야 한다. 토란 껍질을 벗길 때 손이 가려운 경우가 종종 있는데, 이때는 소금물에 씻으면 된다. 또 독벌레에 쏘였을 때 토란 줄기를 짠 즙을 바르면 잘 나으며, 치통이 심하고 볼이 부었을 때는 토란과 생강을 함께 갈아 바르면 좋다. 토란의 미끈미끈한 성분은 갈락탄이라는 당질 때문인데, 이 성분은 소화율이 좋지 못하다. 이러한 특수 성분 때문인지 뱀에게 물렸을 때 약으로 바르기도 한다.

특히 토란의 아린 맛 성분인 옥살산칼슘이 체내에 많이 축적되면 결석의 원인이 되어 담석증이나 콩팥돌증(신장결석)이 생기게 된다. 이 성분을 우려내기 위해 속뜨물에 담가두면 효과가 좋다. 속뜨물에는 인지방질과 단백질 등이 들어 있어 옥살산칼슘을 비롯한 잡성분을 없애는 특성이 있다.

껍질을 두껍게 깎은 토란을 냄비에 넣고 식초를 몇 방울 떨어뜨린 다음 토란이 무르도록 삶아 건진 것을 토란탕에 이용한다. 토란탕을 끓일 때 다시마를 함께 넣는데 말린 다시마에는 당질이 43.3%, 섬유소는 7.5%나 들어 있다. 특히 알긴이라는 당질이 20%나 들어 있으며, 무기질로 요오드의 함량도 높다.

이 두 가지 성분이 토란의 옥살산칼슘을 비롯한 유해 성분의 체내 흡수를 억제시켜준다. 요오드는 갑상샘 호르몬을 잘 만들게 하여 대사를 촉진시키며, 다시마의 감칠맛은 토란의 맛을 부드럽게 해준다.

우거지와 선짓국

옛날부터 혈색이 좋은 것을 건강의 상징으로 여겨왔다. 이것은 혈액의 색깔이 얼굴에 반영되기 때문이다. 흔히 빈혈이 있는 사람은 얼굴이 창백한데 증세가 약한 경우에는 혈색에 큰 영향을 미치지 않는다.

빈혈은 손톱에 붉은 기가 없거나 눈꺼풀 아래를 뒤집어보아 눈의 점막이 하얀 것 등으로 간단하게 식별할 수 있다. 빈혈 증상은 적혈구가 정상치의 4분의 3 이하가 되면 나타난다. 산소를 특히 많이 필요로 하는 몸의 기관 중에서도 뇌신경 계통이 가장 영향을 받기 쉽다.

산소 결핍 상태에서 가장 문제가 되는 것은 의욕 상실이다. 뇌의 질량은 1,300~1,400g에 불과하지만 물질대사가 매우 활발하게 이루어져 몸 전체 대사의 20~25%를 차지하고 있다. 따라서 뇌에 산소가 결핍되면 그 활동이 저하되어 무디어지고 의욕을 잃게 된다. 온몸에 산소가 결핍되면 몸이 나른하고 쉽게 피로감을 느끼며 입맛이 떨어지는 증상이 나타난다. 산소의 절대량이 부족하게 되면 산소가 가장 많이 필요한 곳부터 혈액이 우선적으로 흐르게 된다. 반면, 피부 등 산소가 적게 필요한 곳에는 혈액 흐름이 적어져 창백해지는 것이다.

혈액을 만드는 재료에는 단백질, 비타민, 철분 등 여러 가지 영양소가 있다. 그 중에서도 단백질과 철분은 매우 중요한 재료이다. 철분은 3분의 2가 체내의 혈액 속에 있으며, 나머지 일부는 저장철로, 일부는 조직의 구성 요소를 이루고 있다. 식품 속의 철분은 주로 십이지장에서 흡수되며 골수에서 적혈구를 만드는 데 이용된다.

철분이 많은 식품은 동물의 간, 염통, 콩팥 등의 내장기관이며, 이외에도 살코기, 콩, 달걀, 미역, 김, 조개, 녹색 채소 등에도 철분이 많이 들어 있다. 그러나 선짓국이야말로 빈혈에 가장 좋은 식품이다.

체내의 철분은 절반 이상이 혈액의 헤모글로빈 속에 들어 있다. 옛날부터 건강상 문제가 생기면 그것과 비슷한 것을 먹어 병을 치료하는 대물요법對物療法이 있어왔다. 동물의 피 중에서 가장 흔히 구할 수 있는 것이 소나 돼지의 피였으므로 선짓국을 끓여 먹게 되었다.

선지가 고단백이면서 철분 함량이 높기는 하지만 너무 많이 섭취하게 되면 변비가 생기는 단점이 있다. 이런 점에서 볼 때 선짓국을 끓일 때 우거지, 무, 콩나물 등의 채소를 많이 넣는 것은 매우 합리적이다. 우거지와 콩나물 등에는 비타민과 미네랄뿐만 아니라 펙틴, 섬유소 등의 식물성 섬유가 많이 들어 있다. 식물성 섬유는 소화가 되지 않으며 열량도 없기 때문에 영양적 가치가 없다고 생각했으나 최근에는 건강, 생리적인 측면에서 이것들의 역할이 매우 크다는 사실이 밝혀졌다. 육류 위주의 식생활 등으로 식물성 섬유의 섭취가 적은 사람들은 변비로 고통을 겪는 경우가 많고, 직장암, 담석증, 당뇨병 등이 많다는 사실이 밝혀졌다. 당뇨병이 있는 사람이 식물성 섬유를 충분히 섭취하면 혈당량의 변화가 적어지며, 또 식물성 섬유가 콜레스테롤을 저하시킨다는 사실은 이제는 상식이 되었다.

즉 선지의 영양적 가치가 높은 것은 사실이지만 콜레스테롤 함량이 높아 변비가 생기기 쉬운 단점이 있었으나, 이러한 단점을 우거지와 콩나물 등이 보완해주는 것이다. 우거지로는 배추나 무 잎과 고운대(토란대) 등이 많이 쓰이며, 우거지의 주성분은 섬유소와 펙틴이다. 펙틴은 과일에 많이 들어 있는 성분으로 잼을 만들 때 중요한 역할을 하며, 장내에서 장이 활발히 활동하도록 돕는다.

철분은 단백질이나 비타민 C가 많은 식품과 함께 먹으면 흡수율이 높아진다. 철분의 흡수 이용률은 매우 낮은데, 식물성 식품에서는 1~6%, 생선이나 육류 등은 10~20%이다.

유엔식량농업기구FAO의 조사에서는 철분의 흡수율을 식사에 동물성식품이 많은가 적은가에 따라 구분하고 있다. 즉 동물성식품의 열량이 전체 10% 이하이면 철분의 흡수율은 10%, 10~25%이면 15%, 25% 이상이면 20%이다.

대체로 남자는 하루에 10mg, 여자는 12mg의 철분을 섭취해야 한다. 철결핍성 빈혈에 걸리기 쉬운 원인 중에서 가장 중요한 것은 만성 출혈이다. 치질, 궤양, 암 등으로 적은 양이기는 하지만 출혈을 계속 하게 되면 빈혈이 발생하기 쉽다.

무청과 같은 우거지에는 비타민 A의 모체가 되는 카로틴과 엽록소가 많이 들어 있다. 엽록소는 조혈작용을 촉진하는 작용이 뛰어나다. 또한 세포 부활작용, 지혈작용, 말초혈관 확장작용, 항알레르기작용 등 중요한 생리적 작용을 한다.

이러한 조혈에 도움을 주는 성분과 철분의 흡수를 도와주는 성분이 있으며, 변비를 예방하는 우거지와 선지는 궁합이 매우 잘 맞는 식품이다.

당근과 기름

당근은 미나리과의 두해살이 식물로, 식용인 뿌리에는 비타민 A와 C가 많이 들어 있다. 맛이 달고 몸에 좋아 서양요리에 많이 이용된다.

당근의 영양학적 특성은 첫째, 비타민 A의 모체인 카로틴이 식물성식품 중에서 가장 많다. 둘째, 섬유질, 칼슘, 인, 마그네슘, 칼륨을 비롯한 무기질의 공급 원천이다. 비타민 A가 부족하면 점막이 각질화되어 떨어지고 암에도 잘 걸리게 된다. 특히 담배를 많이 피우는 사람은 비타민 A가 많은 녹색 채소를 많이 섭취하면 항암 효과가 좋으며, 발육을 촉진하고 피부를 보호하며 야맹증 예방에도 큰 도움을 준다. 따라서 당근의 소비가 늘어나는 것은 반가운 일이다.

그런데 문제는 어떻게 먹느냐 하는 것이다. 날것으로 먹는 사람이 있는가 하면 즙을 내어 먹기도 하고, 국이나 생채, 볶아 먹기도 한다. 당근은 날것 그대로 먹는 경우와 요리하여 먹는 경우가 있는데, 건강에 대한 관심이 높아지고 있는 오늘날 당근즙을 먹는 사람들이 늘어나고 있다.

채소는 어떻게 먹는 것이 건강에 좋은가? 흔히 채소는 날것으로 먹어야 좋다고 생각하는 사람이 많다. 그러나 이는 경우에 따라서 다르다. 왜냐하면 비타민은 지용성 비타민과 수용성 비타민으로 나뉘기 때문이다. 수용성 비타민으로는 비타민 B_1, B_2, B_6, B_{12}, 판토텐산pantothenic acid, 엽산, 이노시톨, 콜린 등 비타민 B 복합체와 비타민 C, 비타민 B_3를 들 수 있다. 지용성 비타민에는 비타민 A, U, E, F, K 등이 있다. 이러한 성질을 잘 알고 먹는 것이 영양소의 손실을 막고 소화, 흡수에도 도움을 준다.

비타민 A와 카로틴은 비교적 열에 안정하므로 일반 조리법으로는 거의 손실되지 않는다. 더욱이 비타민 A는 지용성이므로 기름에 조리하여 먹는 것이 영양 섭취를 훨씬 높인다. 비타민 A나 카로틴의 소화, 흡수를 돕기 위해 어떤 기름이 더 좋은가 하는 차이는 없다. 다만, 콜레스테롤과 순환기 계통 질환 등 성인병이 걱정되는 사람은 식물성 기름인 콩기름, 채유, 해바라기씨유, 참기름 등을 이용하는 것이 좋다.

당근의 붉거나 노란 색소는 카로틴으로, 색이 진한 당근에는 100g당 0.24mg이 들어 있다. 비타민 A로 환산해보면 400IU(성인의 하루 필요량 200IU)나 된다. 날것으로 먹으면 거의 흡수되지 않으나 기름과 함께 요리해 먹으면 50% 정도, 익혀서 먹으면 30% 정도 흡수된다.

당근에는 비타민 C를 파괴하는 아스코르비나아제(ascorbinase, 아스코르브산 분해효소)가 들어 있으나 이 효소는 내열성이 약하기 때문에 볶거나 튀기면 없어진다. 주의할 점은 당근을 날것으로 먹지 않는 것이 건강에 좋다는 것이다. 당근, 오이, 채소 등으로 만든 샐러드만을 먹은 결과 건강이 나빠진 사람들이 많아졌다.

비타민 A는 피부를 곱고 매끈하게 해주므로 이것이 부족하면 살결이 거칠어지고 면역력이 약해져 여드름이 나기 쉽고 잘 곪게 된다. 또한 비타민 A는 시력 회복에 좋으며, 아토피성 피부염을 치료하는 데 효과가 좋다.

이러한 효과를 얻기 위해서도, 비타민 C의 파괴를 막기 위해서도 당근은 기름을 적당히 이용해 가열, 조리해야 한다. 종합 비타민을 너무 많이 먹으면 비타민 A와 D 등 지용성 비타민이 과잉 축적되어 후유증이 나타나기도 하지만, 당근을 식품으로 이용하면 이런 현상이 거의 없다.

된장과 부추

새로운 음식이나 기름진 음식을 먹어 속이 좋지 않을 때 된장 찌개를 먹으면 속이 가라앉고 편안해진다. 그렇다고 하여 된장의 원료인 콩을 먹어서는 그 진정 효과를 기대할 수 없다. 밭에서 나는 고기라고 할 만큼 콩은 고단백, 고지방의 영양식품이다. 흔히 식품은 그 성분이 복잡하여 어떤 경우에는 소화를 억제하는 작용을 하고, 또 인체에 유해한 작용을 하는 경우도 있다. 공교롭게도 콩에는 이 두 가지, 즉 소화를 방해하는 성분과 몸에 부담을 주는 물질이 다 들어 있다.

날콩에서는 비린내가 날 뿐만 아니라 소량이지만 혈구응집작용을 하는 성분이 들어 있으며, 소화효소인 트립신의 작용을 방해하는 저해 물질이 들어 있다. 또한 콩은 조직이 단단해서 일반적인 조리법으로 가공해 먹으면 소화율이 떨어진다. 콩은 소화가 잘 되지 않는데, 익혀서 먹어도 66% 정도밖에는 소화가 되지 않는다.

그러나 콩을 삶아서 미생물에 의해 발효시켜 만든 된장은 소화, 흡수가 매우 잘 된다. 콩은 가열과 발효를 통해 비린내와 유해 물질이 모두 제거되고, 또 단백질이 분해되어 아미노산으로 변한다. 콩을 발효시킨 된장은 사람 눈으로 볼 수 없는 곰팡이와 세균, 효모에 의해 만들어진다.

식사를 할 때 된장국이나 된장찌개를 먼저 먹는 것이 좋다. 이렇게 섭취하기 쉬운 단백질을 먹으면 단백질의 소화효소가 잘 분비되어 영양 효율이 매우 높아진다. 당질을 먼저 먹으면 혈당량이 올라가기 때문에 혈액 속에 많은 양의 인슐린이 분비된다. 따라서 혈액 속의 포도당이 간장이나 근육에 흡수되어 혈당량이 상승하지 못하게 된다.

건강한 사람의 경우 혈당량이 적당히 높고, 포도당이 뇌나 신경 계통에 충분히 공급되면 기분이 좋아진다. 그러므로 밥부터 먹을 것이 아니라 된장국이나 된장찌개를 먼저 먹어 적당한 양의 단백질을 섭취하는 것이 좋다. 그리고 된장국에는 수용성 단백질과 아미노산이 많이 들어 있으므로 필수 아미노산이 부족한 흰쌀밥의 부족한 점을 보완해주는 효과도 있다.

된장국은 식욕 증진 효과와 우수한 단백질 공급 효과가 있는 반면, 두 가지 결함을 가지고 있다. 하나는 소금 함량이 높아 나트륨을 과잉 섭취하게 되고, 다른 하나는 비타민 A와 C의 부족이다.

이러한 결함을 보충해주는 좋은 식품이 바로 부추이다.

음식을 너무 짜게 먹으면 나트륨의 영향으로 혈압이 상승할 수 있다. 그래서 음식은 싱겁게 먹을수록 좋지만 된장국이 너무 싱거우면 맛이 없다. 이런 경우 부추와 된장을 함께 섭취하면 부추의 칼륨이 된장 속 염분을 조절해주어 매우 좋다. 이는 부추에 많이 들어 있는 칼륨이 몸 밖으로 배출될 때 나트륨을 끌고 나가는 길항작용에 의한 것이다. 또한 된장은 콩으로 만들기 때문에 비타민 A와 C가 전혀 들어 있지 않다. 이러한 된장에 부추를 곁들이면 부족한 비타민을 보충할 수 있다. 부추 100g에는 비타민 A가 2000IU, 비타민 C가 40mg이 들어 있다.

부추는 달래과에 속하는 여러해살이 식물로서, 영양가가 높고 독특한 향이 있으며 소화작용을 돕는 채소이다. 부추에는 질이 좋은 식용섬유가 풍부하며 고유한 맛을 가지고 있어 된장과 잘 어울린다. 부추에서 나는 냄새의 주요 성분은 비타민 B_1과 유황이 결합된 알리신allicin이다. 알리신은 마늘에 들어 있는 성분으로서 비타민 B_1의 흡수를 크게 도우며, 체내에 오래 머물게 하는 생리적 작용을 한다. 부추가 강장 채소로 알려진 까닭이 바로 여기에 있다.

음식을 먹고 체하여 설사할 때 된장국에 부추를 넣어 끓여 먹으면 효과가 좋다는 민간요법도 전해지고 있다. 또한 부추는 장을 튼튼하게 하므로 냉이 있는 사람에게 매우 좋은 식품이다. 최근 된장의 항암 효과에 대한 연구가 활발히 진행되고 있는데, 비타민 A의 항암 효과가 크다는 사실로 미루어볼 때 된장에 부추는 궁합이 잘 맞는다고 할 수 있다.

그 밖의 함께 먹으면 좋은 음식

딸기와 우유

딸기는 새콤달콤한 맛과 색깔, 모양 등이 고와 사람들에게 사랑받는 과일이다. 딸기는 장미과의 여러해살이 식물로, 열매를 맺는 시기가 빠른 과일이기도 하다.

신맛이 강하고 단맛이 약했던 재래 품종은 그대로 먹기 어려워 우유에서 얻은 크림과 설탕을 뿌려먹기도 했다. 크림과 설탕을 함께 먹으면 딸기의 약간 씁쓸하고 신맛이 중화되어 맛이 좋아지고 영양가도 높아져 그야말로 궁합이 잘 맞는다.

알칼리성식품인 딸기는 과일 중에서도 비타민 C가 가장 많은 것에 속한다. 비타민 C 하면 흔히 귤을 꼽는데 딸기에 비하면 훨씬 적다. 보통 귤 100g에는 비타민 C가 30mg 정도 들어 있지만, 딸기에는 그 2배가 넘는 80mg이 들어 있다. 비타민 C의 하루 필요량이 50~60mg이므로 보통 크기의 딸기 네다섯 개만 먹으면 비타민 C의 하루 필요량(성인의 경우)을 충분히 섭취할 수 있다.

흔히 비타민 C의 부족은 괴혈병의 원인으로 알려져 있는데, 비타민 C가 가지고 있는 생리적 작용은 매우 많다. 감기나 세균성 인후염, 편도염 등에 특효가 있다고 알려져 있으며, 피부 미용 효과와 병후 회복, 수술 후 상처를 아물게 하는 데도 좋다. 또한 비타민 C를 많이 섭취하면 피로회복과 체력 증진에도 좋다. 이는 많은 호르몬을 조절하는 부신피질의 기능을 활발하게 해주기 때문이다.

비타민 C는 비타민 중에서 그 소요량이 가장 큰 반면, 매우 불안정하므로 바로 산화되어 효능을 잃기 쉽다. 따라서 생것 그대로 먹는 것이 좋은데 특히 신맛을 내는 유기산이 공존하면 안전성이 좋아서 잘 파괴되지 않는다. 딸기에는 레몬산, 사과산, 포도주산 등의 유기산이 0.6~1.5% 정도 들어 있다. 유기산은 식욕을 돋우어주는 효과가 뛰어나다.

장수하는 사람들의 식생활을 연구, 조사한 바에 의하면 이들은 대체로 유기산이 많이 들어 있는 식품을 즐겨 먹는다고 한다. 각종 과일에도 레몬산, 포도주산, 사과산 등이 들어 있으며, 발효식품인 요구르트에도 유기산이 들어 있다. 일반적으로 나이가 들면 신맛을 싫어하는 경향이 있으나 장수하는 사람들은 신맛이 강한 음식을 좋아한다고 한다. 신진대사를 촉진시키는 유기산을 쉽게 먹는 방법은 혀에서 느끼는 신맛을 제거하는 것이다. 이러한 식품으로 가장 좋은 것이 우유이다.

딸기 100g에는 단백질이 0.9g, 지방이 0.2g밖에 들어 있지 않기 때문에 딸기를 먹을 때 우유와 함께 먹으면 딸기의 자극적인 신맛이 중화되어 먹기 좋을 뿐만 아니라 딸기에 적은 단백질과 지방이 보충되어 영향 균형을 이룬다. 우리가 이용하고 있는 식품 중 단일식품으로 가장 완전한 것이 우유라고 할 수 있다. 식품의 영양 가치 기준은 그 식품이 어떠한 영양소를 얼마만큼 쉽게 소화, 흡수할 수 있는가에 따라 그 가치를 판단하게 되는데, 완전식품인 우유에는 여러 가지 영양소가 다른 식품보다 골고루 들어 있다. 우유는 우수한 단백질, 비타민 B 복합체, 칼슘이 많이 들어 있고 소화, 흡수가 잘 되는 대표적인 식품이다.

우유가 이렇게 훌륭한 식품이기는 하나 소화가 잘 되지 않는 경우도 있다. 따라서 우유를 마실 때는 침이나 소화효소가 잘 섞이게 해야 한다. 즉 우유를 한꺼번에 많은 양을 물 마시듯 마시지 말고 한 모금씩 입에서 오랫동안 머금고 있으면 우유의 고소한 맛도 더 나고 소화도 잘 된다.

딸기에 우유를 섞어 먹게 되면 한꺼번에 많은 양을 먹을 수 없으며, 우유에는 소화효소의 활동을 돕는 효과가 있으므로 우유와 딸기를 따로따로 먹는 것보다 딸기에 우유를 섞어 먹는 것이 소화, 흡수율이 훨씬 향상된다. 우유를 원심 분리하여 얻은 것이 크림인데, 우유보다 지방과 단백질이 많이 들어 있어 우유 대신 크림을 얹어 먹으면 수분이 적으므로 더욱 좋다. 그러므로 딸기에 우유를 곁들여 먹는 것은 궁합이 잘 맞는다고 할 수 있다.

커피와 치즈

피로할 때나 머리가 복잡할 때 커피를 마시면 피로가 가시고 정신이 맑아지는 것을 느낀다. 더욱이 기름진 음식을 먹고 난 뒤 커피를 마시면 뒷맛이 개운해진다. 반면, 점심에 국수 한 그릇을 먹고 진한 커피를 즐겨 마시던 사람이 위궤양에 걸려 고생하는 경우도 있다.

커피는 자극제로서 신경 계통에 작용해 정신의 활동력과 지각을 활발하게 하여 사고를 한층 명료하게 한다. 또한 육체적으로는 근육을 긴장시켜 노동력을 증진시키는 효과가 있으며, 이뇨작용을 도와주어 위장 활동도 촉진시킨다.

　일반적으로 배가 부를 때 쏟아지는 졸음이나 마음의 무거운 짐을 한 잔의 커피로 해소할 수 있는 것이 커피의 효능이라고 할 수 있다. 그러나 너무 많은 양의 커피를 마시거나 신경질적인 사람이 마시면 두통과 손발이 차가워지면서 손이나 얼굴에서 식은땀이 나고 가슴이 울렁거리며 불안해지고 몸이 떨리며 마음이 불안한 상태에 빠지게 된다. 평소에 기름진 음식을 즐겨 먹는 사람이라면 이와 같은 자극을 심하게 받지 않으나 그렇지 않은 사람은 영향이 매우 크다.

　커피의 특수 성분은 카페인으로 흰색가루 또는 결정체로 약간 쓴맛이 나며, 뇌나 근육의 자극제로 흥분작용을 일으킨다. 카페인은 찬물에 잘 녹지 않으므로 끓는 물로 추출한다. 또한 카페인은 술을 마실 때의 흥분 양상과 달리 지능을 고무시키고 강심·이뇨작용을 한다. 그래서 커피를 마시면 중독 증상이 나타나며, 위벽을 상하게 하므로 위염이나 위궤양을 일으키는 원인이 되기도 한다.

　자료에 의하면 커피를 많이 마시는 사람은 깊이 잠들지 못하고 낮에는 두통이 생겨 무기력해진다고 한다. 이미 커피 맛에 빠진 사람이라면 커피를 끊기 어려울 것이다. 그러나 몸에 부담을 주지 않으면서 커피를 즐겨 마시는 방법이 있다.

　공복에 커피를 마시면 위산 분비가 많아지므로 이것을 중화하는 성분을 가진 우유나 치즈와 함께 먹는 것이 좋다. 치즈는 우유 속의 카세인과 같은 단백질을 레닌rennin 또는 레닛rennet으로 응고시켜 소금, 색소, 향료 등을 넣어 만든 것으로, 단백질과 지방이

함께 먹으면 좋은 음식

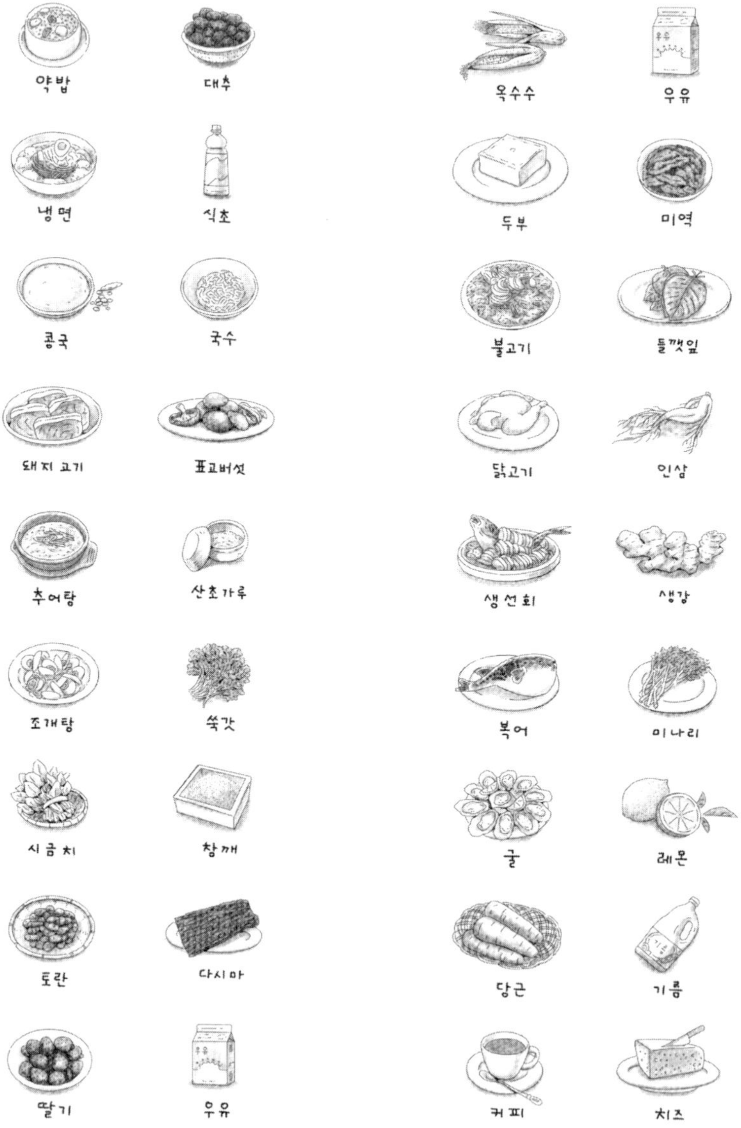

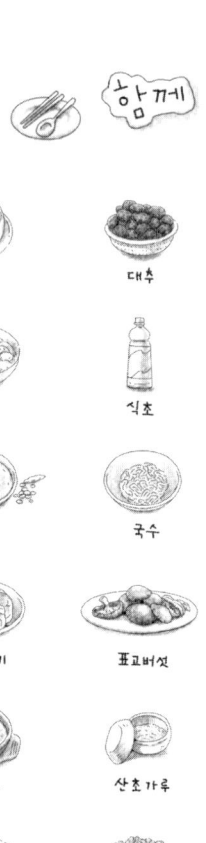

약밥	대추	옥수수	우유
냉면	식초	두부	미역
콩국	국수	불고기	들깻잎
돼지 고기	표고버섯	닭고기	인삼
추어탕	산초가루	생선회	생강
조개탕	쑥갓	복어	미나리
시금치	참깨	굴	레몬
토란	다시마	당근	기름
딸기	우유	커피	치즈

함께 먹으면 해로운 음식

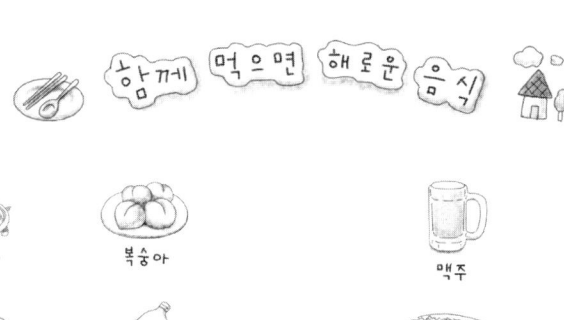

장어	복숭아	맥주	땅콩
김	기름	도토리묵	감
당근	오이	미역	파
땅콩	오이	쇠고기	밤
두부	꿀	감자	바나나
돼지고기	생강	복숭아	찬물
달걀	문어	술	커피
우유	초콜릿	고구마	감
닭고기	미나리	메밀	수박

풍부한 영양식품이다. 또한 치즈는 단백질이 효소작용으로 분해되어 맛과 소화력이 좋은 식품으로, 비타민 A, B_1, B_2, B_3 등과 칼슘이 많이 들어 있다. 특히 우유를 먹지 못하는 알레르기성 체질인 사람이 우유를 발효시켜 만든 치즈를 먹으면 큰 부담 없이 체내에 흡수된다.

성장기의 어린이에게는 정상적인 성장을 위해, 허약한 체질과 병후 회복기에 있는 사람에게는 건강한 체력을 기르기 위해, 그리고 노인에게는 장수를 위해 치즈를 건강식품으로 권하는 이유가 바로 여기에 있다. 그리고 술을 마실 때 치즈를 함께 먹으면 위를 보호하고 악취를 예방하는 효과가 뛰어나다는 사실도 잘 알려져 있다.

치즈는 단백질과 지방이 들어 있어 열량이 높은 식품이면서 소화도 잘 된다. 자극성이 강한 커피를 마실 때 치즈를 함께 먹으면 위벽과 같은 소화기관을 보호해주므로 건강에 큰 도움이 된다. 뿐만 아니라 치즈의 맛이 커피와 잘 어울리므로 새로운 맛을 즐길 수 있다.

■ 함께 먹으면 해로운 음식

장어와 복숭아

아무리 영양가 높은 음식이라도 서로 영양상 궁합이 맞지 않아 손해를 보는 경우가 많다. 그 대표적인 예가 장어와 복숭아이다. 식사 후 대부분 후식으로 과일을 먹는데, 장어를 먹은 다음 복숭아를 먹는 것은 좋지 않다. 그래서 오래전부터 장어와 복숭아는 '상극'이라고 알려져왔다.

대표적인 보양식품 중 하나가 장어이다. 계절적으로 비타민 A가 부족되기 쉬운 여름철 비타민 A와 단백질, 지방이 많은 장어를 먹으면 원기 회복 등에 좋다. 장어에는 지방이 21%, 단백질이 16% 들어 있으며, 장어 100g당 비타민 A는 4700IU로 일반 식품 중에서 가장 많이 들어 있다. 비타민 E는 8mg으로 이 역시 함량이 다른 식품에 비해 대단히 높다.

지금까지 알려진 비타민 A의 생리적 작용은 성장과 생식 작용, 점막이나 피부에 대한 작용, 시각 기능작용 등으로 집약할 수 있다. 비타민 E는 체내에서 불포화지방산의 산화작용을 억제하고, 혈관에 활력을 줄 뿐만 아니라 피부가 거칠어지는 것을 막고 노화를 방지하는 데 효과가 있다. 실험에 의하면 비타민 E는 혈관 벽을 튼튼하게 하여 동맥경화나 뇌졸중 예방에 도움을 주는 것으로 알려져 있다. 이 밖에도 비타민 E는 혈액 속의 산소를 운반하는 헤모글로빈이 산소와 결합되도록 도와줌으로써 모든 혈관이나 근육을 활성화시킨다.

장어의 지방은 순환기 계통 질환의 한 원인인 혈전이 생기는 것을 억제하는 생리적 작용을 한다. 장어의 단백질에는 필수 아미노산이 골고루 들어 있어 영양가가 매우 높다. 만일 필수 아미노산이 충분히 공급되지 않으면 단백질 합성이 제대로 이루어지지 않으며, 항체 형성도 지장을 받아 건강을 유지하기 어렵다.

복숭아는 껍질에 털이 있는 것과 털이 없는 두 가지 종류로 나뉜다. 복숭아는 살이 부드러워 오랫동안 저장하거나 장거리 수송이 어려운 과일이다. 복숭아에는 과당 등 당분이 8~10%, 레몬산이 0.5% 정도 들어 있으며, 비타민 A의 모체인 카로틴은 흰 백도보다 노란 황도에 더 많이 들어 있다. 복숭아에는 아미노산이 유리 상태로 들어 있고, 아스파라긴산aspartic acid이 많아 독특한 맛을 낸다.

장어를 먹은 후 복숭아를 먹으면 설사하기 쉽다. 이는 장어의 지방 소화에 이상이 생기기 때문이다. 21%나 되는 장어의 지방은 평소 담백하게 먹던 사람에게는 소화에 부담을 주게 된다. 지방은 당질이나 단백질에 비해 위에 머무는 시간이 길며, 소장에서 소화효소인 리파아제의 작용을 받아 소화가 진행된다.

복숭아에 들어 있는 유기산은 위에서 소화되지 않고 바로 십이지장을 거쳐 소장에 이른다. 십이지장과 소장은 위와는 달리 알칼리성이므로 새콤한 유기산은 장에 자극을 주게 되며, 지방이 소화되기 위해 유화되는 것을 방해하여 흔히 설사를 일으키기 쉽다.

아무리 영양가 높은 식품이라도 설사를 하게 되면 오히려 역효과를 초래한다. 음식 배합에서 이러한 위험성이 있는 섭취방법은 결코 현명하지 못하다.

맥주와 땅콩

땀을 흘린 다음 마시는 맥주는 맛이 매우 좋다. 맥주에는 여러 가지 영양소가 골고루 들어 있다. 맥주의 알코올 성분은 4~5% 정도이며, 간단한 간식이나 안주와 함께 마시기도 한다. 이 중 가장 대표적인 것이 땅콩이다. 땅콩의 고소한 맛은 맥주의 맛과 잘 어울리며 땅콩에 들어 있는 단백질과 지방, 비타민 B 복합체는 간을 보호하는 영양 효율이 높다.

그러나 이러한 땅콩도 보관과 저장을 잘못하면 몸에 해롭다. 겉껍질과 속껍질을 벗겨 가공한 것이 유통되고 있는데, 이와 같은 것은 먹기에는 편리하지만 위생적으로는 문제가 있다. 땅콩은 껍질을 벗겨서 공기와 접촉시키면 지방이 산화되어 유해로운 과산화지방이 생성되기 쉽다. 뿐만 아니라 온도가 높고 습한 환경에서는 씨눈(배아) 부근에 검은 곰팡이가 생기는데, 이때 아플라톡신이라는 성분이 만들어진다.

이 성분은 간암을 유발하는 발암성 물질이다. 따라서 맥주 안주로 이런 것들은 피해야 한다.

오이와 무 또는 당근

사계절 먹을 수 있는 채소로 오이와 무, 당근을 들 수 있다. 이러한 채소는 비타민과 무기질의 공급원으로서 중요할 뿐만 아니라 채소와 색, 식감 등으로 식사에 변화와 풍족감을 주기도 한다.

오이에는 수분이 약 95%, 무에는 90%, 당근에는 88~92% 들어 있다. 비타민 중에서도 비타민 C가 가장 많이 들어 있는데, 100g당 오이에는 13mg, 무에는 약 15mg, 당근에는 6mg이 들어 있다. 비타민 C는 신진대사가 원활히 이루어지게 하며, 피부와 점막을 튼튼하게 하는 생리작용을 한다. 이외에도 피부를 부드럽고 하얗게 하는 미백작용과 감기를 예방하는 효과가 뛰어나다는 사실은 널리 알려져 있다. 또한 당근에는 비타민 A의 모체인 카로틴이 매우 많이 들어 있는데, 당근 100g은 4100IU의 비타민 A의 효력을 지니고 있다.

비타민 C는 동물성식품에는 전혀 들어 있지 않으므로 채소나 과일에서 섭취해야 한다. 생채나 무김치를 만들 때 흔히 곁들이는 것이 오이이다. 오이는 색깔이 흰 무나 당근과 잘 어울리고 맛도 있어 많은 사람들이 이용하는데, 이것은 잘못된 배합이다. 오이와 당근에는 비타민 C를 파괴하는 아스코르비나아제라는 효소가 들어 있어 무와 당근이나 오이를 함께 사용하면 비타민 C가 파괴된다. 그러므로 오이와 무 또는 당근을 함께 사용하지 말아야 한다. 그러나 이때 식초나 레몬을 첨가하면 비타민 C의 파괴를 억제할 수 있다.

김과 기름

김에는 비타민이 많이 들어 있다. 김 한 장에는 달걀 두 개에 맞먹는 비타민 A가 들어 있으며, 비타민 B₁, B₂, C, D 등도 들어 있다. 김은 칼슘, 철, 인 등 무기질이 많이 들어 있는 알칼리성식품으로, 지방이 적게 들어 있다.

식욕을 돋우는 김의 독특한 향기와 맛은 아미노산인 시스틴과 당질인 만니톨mannitol 등에 의한 것이다. 김에는 지방이 1%도 들어 있지 않기 때문에 구울 때에는 기름을 바르는 것이 좋다. 기름을 바르지 않고 굽는 것보다 색이 좋아지고 영양 면에서도 균형이 맞는 좋은 방법이다.

그러나 김에 기름을 발라 소금을 뿌린 김구이는 아무리 신선한 기름을 쓴다 해도 유통 과정에서 공기와 햇빛에 산화되어 유해 성분이 생기기 쉽다. 따라서 기름을 바르지 않고 김을 굽는 것이 더 좋다고 할 수 있다.

도토리묵과 감

옛날에는 도토리를 식량 대용으로 많이 이용하기도 했다. 도토리의 주성분은 녹말이며 타닌도 많이 들어 있다. 타닌은 떫은맛을 내는데 이것은 미각 신경을 마비시키는 성질을 가지고 있다. 이 타닌은 수용성이므로 물에 담가 떫은맛을 제거한 다음 녹말을 채취하는데, 이 가루로 만든 것이 도토리묵이다.

도토리묵은 수분이 88%이며, 100g에서 188kcal의 열량밖에 나오지 않는다. 따라서 비만인 사람에게는 좋은 식품이라고 할 수 있으나, 타닌이 남아 있어 변비가 있는 사람은 먹지 않는 것이 좋다.

도토리묵을 먹은 다음 감이나 곶감을 먹는 것은 좋지 않다. 이것은 감이나 곶감에도 떫은맛은 잘 나지 않지만 불용성 타닌이 들어 있기 때문이다. 이렇게 타닌이 많은 식품을 함께 먹으면 변비가 심해질 뿐만 아니라 빈혈 증상이 나타나기 쉽다. 이는 적혈구를 만드는 철분이 타닌과 결합하여 소화, 흡수를 방해하기 때문이다.

토마토와 설탕

고기나 생선 등 기름진 음식을 먹을 때 토마토를 함께 먹으면 위에서 소화를 촉진시키고 위의 부담을 덜어주며, 산성식품을 중화시키는 역할도 하므로 일거양득의 효과가 있다.

토마토에는 루틴이 들어 있는데, 이 성분은 혈관을 튼튼하게 하고 혈압 강하작용을 하기 때문에 고혈압인 사람들에게 대단히 좋은 식품이다. 환자에게 토마토 주스가 좋은 이유는 유기산이 적어 자극성이 적은데다 영양가 또한 높고 소화력이 좋기 때문이다.

토마토 100g 속에는 나트륨 2mg, 칼슘 230mg이 들어 있다. 칼륨은 짜게 먹어 생기는 나트륨의 피해를 감소시키는 역할을 한다. 나트륨 함량에 비해 칼륨의 양이 지나치게 많아 즙으로 가공할 때는 소금을 넣는데, 최근에는 소금을 넣지 않은 제품도 나와 있다.

유럽에서는 토마토가 샐러드를 비롯한 요리 재료로 많이 이용되고 있지만, 아시아 지역에서는 식후 다과로 이용하는 경우가 흔하다. 식후 다과로 먹을 때는 단맛이 부족하여 설탕을 뿌려 먹는 경우가 있다. 이때 단맛이 좋기는 하지만 영양상으로는 좋지 않다. 이는 체내에서 설탕을 신진대사하는 과정에서 토마토가 가지고 있는 비타민 B의 손실이 뒤따르기 때문이다. 그러므로 토마토는 그대로 먹는 것이 좋다.

커피와 식물성 크림

커피는 카페인과 타닌이 들어 있어 맛이 매우 쓰다. 원두커피에는 카페인이 0.04%, 타닌이 0.06% 들어 있다.

이 쓴맛을 중화시켜 부드럽게 하기 위해서 커피에 우유를 타서 마시기도 한다. 또한 우유에는 수분이 많아 커피의 맛에 영향을 주므로 우유의 크림이 이용되어왔다. 그러나 이 크림에는 콜레스테롤이 많이 들어 있어 건강에 나쁜 영향을 주어 이에 따라 개발된 것이 식물성 크림이다. 식물성 크림은 식물성 기름에 물엿 등 여러 가지를 섞어서 만들었기 때문에 콜레스테롤이 없어 인기가 매우 높다.

설탕 1g은 16.7kcal의 열량을 가지고 있지만, 식물성 크림은 20.9kcal 이상의 열량을 낸다. 규정된 식사와 몸무게에 관심이 있는 사람이라면 식물성 크림이 들어 있지 않은 연한 커피를 마셔야 한다는 것을 명심해야 할 것이다.

게와 감

게는 식중독균의 번식이 매우 잘 되는 고단백식품이고, 감에는 수렴작용을 하는 타닌 성분이 들어 있어 소화불량과 식중독을 일으키기 쉽기 때문에 조심해야 한다.

조개와 옥수수

조개류는 단백질과 당질은 풍부하지만 부패하기 쉬우며, 산란기에는 자신을 적으로부터 보호하기 위해 독성 물질을 만들어 소화가 잘 되지 않는다. 이러한 조개를 먹고 소화력이 떨어지는 옥수수를 먹으면 배탈이 나기 쉽다.

문어와 고사리

문어는 고단백식품이기는 하나 소화가 잘 되지 않는다. 고사리에는 섬유질이 3% 이상 들어 있으므로 위장이 약한 사람은 소화불량을 일으키기 쉬우므로 문어와 함께 먹지 않는 것이 좋다.

메밀과 우렁이

우렁이를 먹으면 시력이 좋아진다. 우렁이에는 단백질이 10%, 지방이 1.4% 정도 들어 있다. 그러나 조직이 단단해서 꼭꼭 씹지 않으면 소화가 잘 되지 않는다. 씹기 힘들다고 하여 빨리 먹으면서 소화가 잘 되는 메밀국수를 먹는다고 해도 소화불량에 걸리기 쉽다.

간과 수정과

동물의 간에는 여러 가지 영양소가 많이 들어 있다. 특히 빈혈 환자에게 필요한 영양소가 골고루 들어 있을 뿐 아니라 흡수하기 쉬운 철분도 많이 들어 있다.

간을 먹은 다음 수정과를 먹으면 곶감에 들어 있는 타닌이 철분과 결합하여 소화, 흡수에 나쁜 영향을 준다. 빈혈 환자에게 감이 나쁘며, 몸이 냉해진다는 이유가 여기에 있다.

미역과 파

미역은 칼슘, 요오드가 많은 저열량식품으로 미끈미끈한 성분인 알긴산이 많이 들어 있다. 이 알긴산은 콜레스테롤의 침착을 방지하는 효과와 농약 등 공해 물질과 결합해 몸 밖으로 배출시키는 성질을 가지고 있다.

파도 미역과 마찬가지로 미끈미끈한 성분을 가지고 있으므로 미역 요리에 넣으면 너무 미끄러워 음식 맛이 어울리지 않고, 알긴산의 흡착력이 떨어진다.

선짓국과 홍차

해장국의 하나인 선짓국은 고단백에 철분이 많아 빈혈에 좋은 음식이다. 선짓국이나 순대를 먹은 후 홍차를 마시면 홍차의 떫은맛을 내는 타닌이 철분과 결합해 타닌산철이 되어 철분의 흡수를 방해한다.

치즈와 콩류

치즈는 단백질과 지방이 많은 영양식품이다. 뿐만 아니라 치즈에는 100mg당 칼슘이 600mg 이상이 들어 있다. 콩은 고단백, 고지방 식품이기는 하지만 칼슘보다 인산 함량이 훨씬 많다. 치즈와 콩류를 함께 먹으면 인산칼슘이 생성되어 몸 밖으로 빠져나간다.

시금치와 근대

시금치에는 옥살산이 많이 들어 있는데, 이것이 체내에서 옥살산칼슘이 되어 결석을 만든다. 그런데 근대에도 옥살산이 많이 들어 있어 시금치와 함께 먹으면 콩팥돌증이나 담석증에 걸릴 확률이 높다. 이 옥살산은 시금치를 물에 씻거나 삶을 때 많은 양이 분해된다.

오이와 비타민 C가 많은 음식들

오이와 비타민 C가 많은 음식을 함께 먹지 말아야 한다. 비타민 C가 많은 귤, 토마토, 고추, 시금치 등을 오이와 함께 섞어놓으면 오이 속의 비타민 C 분해효소에 의해 비타민 C가 파괴된다. 호박과 당근에도 비타민 C 분해효소가 들어 있다. 그러나 호박은 50℃까지만 가열하면 분해효소가 파괴되며, 당근은 식초를 넣으면 분해효소 작용이 억제된다.

그 밖의 함께 먹으면 해로운 음식들

‣땅콩과 오이를 함께 먹지 말아야 한다. 몸에 해롭다.

‣무와 귤류를 함께 먹지 말아야 한다. 잘못하면 목이 실해지는 병에 걸릴 수 있다.

‣무와 목이버섯을 함께 먹으면 피부염이 생긴다.

‣달걀과 콩물을 함께 먹지 말아야 한다. 달걀과 콩물에는 단백질이 많이 들어 있다. 그러나 과학적으로 볼 때 달걀과 콩물을 함께 먹으면 영양 가치를 상실하게 된다. 콩물에는 효소 단백이 들어 있어 인체의 단백질 활성을 억제하고, 인체에서 단백질이 소화, 흡수되는 데 영향을 준다.
달걀의 흰자위에 있는 점액성 단백질이 효소 단백질과 결합될 수 있으므로 단백질의 분해가 방해를 받게 되고, 인체에 단백질이 흡수되는 양이 줄어들게 된다. 그러므로 달걀과 알류는 콩물과 함께 먹지 말고 일정한 사이를 두고 따로 먹어야 한다.

‣쇠고기와 밤을 함께 먹으면 토할 수 있다.

‣쇠고기와 메기를 함께 먹으면 성명이 위험하다.

‣돼지고기와 마름 열매를 함께 먹으면 복통이 생긴다. 동시에 얼굴에 반점이 생긴다.

‣닭고기와 미나리를 함께 먹으면 원기가 상한다.

▸양고기와 수박을 함께 먹으면 원기가 상하며, 중독될 수 있다.

▸배와 꿩고기를 함께 먹으면 생명이 위험하다.

▸두부와 꿀을 함께 먹으면 귀가 먹는다.

▸감자와 바나나를 함께 먹으면 얼굴에 반점이 생긴다.

▸양파와 꿀을 함께 먹으면 눈이 상한다.

▸팥과 찬물을 함께 먹으면 배가 몹시 아프다.

▸돼지고기와 생강을 함께 먹으면 목병이 생긴다.

▸쇠고기와 시금치를 함께 먹으면 독작용이 있다.

▸메밀과 수박을 함께 먹으면 배가 몹시 아프다.

▸백합과 귤을 함께 먹으면 위장장애를 일으킨다.

▸달걀과 문어를 함께 먹으면 배가 몹시 아프다.

▸장어와 은행 씨를 함께 먹으면 생명이 위험하다.

▸청어와 오디를 함께 먹으면 위에 해롭다.

▸수박과 차를 함께 먹으면 중독된다.

▸근대와 달걀을 함께 먹으면 배가 몹시 아프고 설사를 하며 생명이 위험하다.

▸설탕, 꿀, 게를 함께 먹으면 해롭다.

▸박하사탕과 올감자를 함께 먹으면 생명이 위험하다.

▸버섯과 튀김을 함께 먹으면 위험하다. 위병을 일으킬 수 있다.

▸복숭아를 먹을 때 찬물을 마시지 말아야 한다.

▸바나나와 토란을 함께 먹으면 헛배가 부른다.

▸술과 감을 함께 먹으면 가슴이 답답해진다.

▸술과 커피를 함께 마시지 말아야 한다. 술의 주요 성분인 알코

올은 체내의 모든 세포에 피해를 준다. 만약 술과 커피를 함께 마시면 불난 곳에 기름을 끼얹는 격이 된다. 즉 대뇌가 억제 상태에 빠지게 되어 혈관이 확장되고 혈액순환이 빨라져 심장 부담이 매우 커지므로 몸에 해롭다.

▶술을 마신 후 진한 차를 마시지 말아야 한다. 알코올은 심장과 혈관에 매우 큰 영향을 미친다. 또한 차에 들어 있는 카페인은 심장에 흥분작용을 일으킨다. 술을 마신 후 차를 마시면 심장과 혈관에 자극이 더 심해질 뿐 좋은 점이 하나도 없다. 심장 기능이 약한 사람들은 이에 더욱 민감하다. 또 술을 마신 후 진한 차를 마시면 간장에도 나쁘다.

▶호두와 술을 함께 먹지 말아야 한다. 이 두 가지를 함께 먹으면 피가 더워지며 심한 경우 객혈까지 할 수 있다.

▶우유와 초콜릿을 함께 먹지 말아야 한다. 우유와 초콜릿을 오랫동안 함께 먹으면 머리카락이 마르고 설사를 자주하게 된다.

▶돼지 간을 비타민 C와 함께 먹지 말아야 한다. 비타민 C는 바로 산화되어 파괴되며, 구리 이온이나 철 이온과 접촉하면 더 빨리 산화된다. 돼지의 간에는 구리와 철이 많이 들어 있으므로 비타민 C가 쉽게 기능을 상실하게 된다.

▶우유와 산성 음료, 산성 과일을 함께 먹지 말아야 한다. 산성 과일인 귤이나 귤 음료를 우유와 함께 먹으면 우유 속 단백질이 먼저 레몬산이나 비타민 C와 결합하여 응고되므로 소화, 흡수에 지장이 있을 뿐만 아니라, 배가 붓거나 아프며 설사하는 등의 증상이 나타난다. 그러므로 우유를 마신 후 바로 산성

음료나 산성 과일을 먹지 말아야 한다. 또한 우유나 우유 가공품을 먹은 후에도 산성 음식을 먹지 않는 것이 좋다.

▶ 고구마와 감을 함께 먹지 말아야 한다. 감에는 타닌과 펙틴이 많이 들어 있고, 고구마의 주성분은 녹말로 이것을 먹으면 위산이 많이 생긴다. 위산은 펙틴, 타닌과 응집반응을 일으켜 위석을 형성한다. 큰 위석은 위를 자극해 위출혈이나 위궤양을 일으킨다.

▶ 생선과 산성 과일은 함께 먹지 말아야 한다. 생선과 과일은 흔히 즐겨 먹는 음식이다. 하지만 생선을 토마토, 포도 등 산성과일과 함께 먹으면 구토, 설사, 복통과 같은 식물 중독 증상이 나타날 수 있다.

이는 산성 과일에 들어 있는 타닌산이 수산물 단백질을 만나면 잘 소화되지 않는 물질로 응고되기 때문이다. 또한 타닌산은 체내에서 수렴작용을 하기 때문에 소화액의 분비를 억제해 응고 물질이 오랜 시간 위장관 안에 머물게 한다. 그러므로 생선을 먹은 후 4시간 정도 지나 과일을 먹는 것이 좋다.

▶ 인삼과 같은 보약을 먹는 동안에는 차를 마시지 말아야 한다.

▶ 인삼을 약으로 썼을 때 무를 먹지 말아야 한다.

▶ 항생제의 일종인 테트라사이클린tetracycline을 복용하는 동안 우유를 마시지 말아야 한다. 우유에는 칼슘, 마그네슘 등 금속이온이 비교적 많이 들어 있다. 테트라사이클린류의 항생제를 복용하는 동안 우유를 마시면 우유 속 칼슘과 마그네슘 이온이 약물 분자 속 아미드기와 여러 개의 페놀히드록실기와

결합하여 화학 성질이 다른 화합물로 변하게 되므로 테트라사이클린이 몸에 흡수되지 않아 약효가 떨어지게 된다.

▸ 칼슘 약을 복용할 때는 시금치를 먹지 말아야 한다.

▸ 비타민 K를 먹으면서 돼지 간을 먹거나 녹차를 마시지 말아야 한다.

▸ 감초와 잉어를 함께 먹으면 쉽게 중독될 수 있다.

이 밖에 파와 두부, 감자볶음과 쇠고기, 두부탕과 시금치, 돼지 간볶음과 시금치, 배추 속잎 볶음과 소금, 두부와 돼지의 피를 함께 먹지 않는 것이 좋다.

음식 재료의 성분과 약효

01

곡류 및 콩류의 성분과 약효

▌곡류

흰쌀

흰쌀은 영양가 높고 맛이 뛰어난 곡물이다. 흰쌀에는 당질인 녹말이 가장 많고 단백질, 지방, 섬유질, 비타민(B_1, B_2, B_3, B_6, E 등), 칼슘, 칼륨, 마그네슘, 인, 철 등이 들어 있다. 현미에는 비타민 B_1, B_2, B_3와 칼슘, 칼륨이 흰쌀에 비해 2배 이상 들어 있으며, 철의 함량은 9배나 된다. 이 밖에도 비타민 E, β-시토스테롤, 오리자놀oryzanol이 많이 들어 있다.

오리자놀은 비타민 A의 산화 방지작용, 항궤양작용, 성장 및 번식 촉진작용을 한다. 현미에는 비타민 E와 리놀레산이 많이 들어 있어 이것을 먹으면 혈관을 유연하고 튼튼하게 하며 기름의 산화 방지, 콜레스테롤 저하작용을 한다. 이외에도 피부의 저항력을 높이고 해독과 변비를 예방하는 작용을 한다.

또한 흰쌀은 동맥경화증과 고혈압을 예방하는 데도 의의가 있다. 주로 위장의 기능장애로 구토하며 설사할 때, 소변불리(소변이 잘 나오지 않는 증상), 갈증이 날 때 효과가 있으며, 펠라그라, 당뇨병, 변비, 위 및 십이지장 궤양, 피부병, 불임증, 습관성 유산, 월경불순, 유즙결핍증, 갱년기장애, 암 등에도 좋다.

현미에는 식물성 지방이 많이 들어 있는데, 특히 불포화지방산과 리놀레산, 비타민 E가 많이 들어 있다. 현미를 먹으면 변비가 없어지고 살결이 고와진다.

옥수수

옥수수는 맛이 좋고 영양가 높은 식품일 뿐만 아니라 영양 음료의 재료이기도 하다. 옥수수에는 당질, 단백질, 지방, 카로틴, 비타민 B_1, B_2, B_6, 바이오틴(biotin, 비타민 H), 니코틴산, 판토텐산, 플라보노이드flavonoid 등이 들어 있다. 옥수수 수염에는 비타민 B 복합체, 비타민 B_3, C, E, K, 사포닌 등이 들어 있다.

옥수수 눈은 위의 기능을 돕고 음식물을 소화시키며, 소변을 잘 나가게 하고 혈액 속의 콜레스테롤을 저하시킨다. 옥수수 눈은 소변불리, 방광결석, 간염, 담낭염, 담석증, 고혈압 등에 쓰인다.

찹쌀

찹쌀은 예로부터 오장을 보하고 조직과 상처의 재생을 도와 기운을 돋우게 하는 보양식품으로 많이 사용되어왔다. 찹쌀에는 찰기가 있으며 당질, 단백질, 지방, 비타민 B_1, B_2, 칼슘, 인, 철 등이 들어 있다.

찹쌀은 비脾와 신腎을 튼튼하게 하고 비위脾胃의 기를 도우며, 소변 양을 줄이고 새살을 돋게 한다. 이외에도 찹쌀은 몸이 허약할 때, 위가 차고 아플 때, 입덧, 갈증이 날 때, 빈뇨증(소변을 자주 보는 증상), 당뇨병, 소화장애 등에 쓰인다.

좁쌀

좁쌀에는 단백질, 지방, 당질, 칼슘, 인, 철, 비타민 B_1, B_2, B_3 등이 많이 들어 있다. 또한 좁쌀에는 혈액 속 콜레스테롤을 몸 밖으로 배출시키는 물질과 혈액순환을 좋게 하고 혈압을 강하시키는 물질이 많이 들어 있다.

좁쌀은 신기腎氣를 보하고 비위를 튼튼하게 하며, 허열을 내리고 해독작용을 한다. 또한 좁쌀은 허열로 인한 수면장애, 구토, 갈증, 설사, 이슬 등에 쓰인다. 묵은 좁쌀은 이질 치료에 효과가 매우 좋다.

수수

수수에는 단백질, 당질, 지방, 비타민(B_1, B_2, B_3), 칼슘, 인, 철 등이 들어 있다. 수수는 위장을 튼튼하게 하고 구토나 설사를 멈추며, 소변을 잘 나가게 하고 정신을 안정시킨다. 또 수면장애, 만성 호흡기 질병 등에도 쓰인다.

수수의 한 종류인 찰수수에는 당질, 지방, 단백질, 비타민(B_1, B_2, B_3), 칼슘, 인, 철 등이 들어 있다. 찰수수는 뼈와 힘살을 튼튼하게 하고 정신을 안정시키는 작용을 한다. 또한 편도염, 폐결핵, 이슬, 종처 등에 쓰면 좋다.

보리

오랜 재배 역사를 가지고 있는 보리는 예로부터 소화기 질병에 널리 사용되어왔으며, 건강과 장수에 좋은 영양 음료의 재료이기도 하다. 보리에는 단백질, 지방, 당질, 비타민(프로비타민 A, B_1, B_2, B_3, B_6, 비오틴, C, E 등), 칼슘, 칼륨, 인, 철, 규소 등이 들어 있다.

또한 보리에는 물질대사를 원만하게 진행되게 하고, 노화를 방지하는 판토텐산도 들어 있다. 특히 맥아에는 디아스타아제, 아밀라아제, 엿당 등이 많이 들어 있어 녹말 분해작용이 매우 뛰어나다. 보리쌀은 소화되는 시간이 길기 때문에 녹말이 당분으로 분해되는 시간도 그만큼 길므로 당뇨병과 비만증 환자에게 매우 좋다.

밀

밀은 건강과 장수에 좋은 식품이다. 밀에는 당질, 단백질, 지방, 단백질 분해효소, 비타민(B_1, B_2, B_3, E), 칼슘, 마그네슘, 인, 철 등이 들어 있다. 특히 밀의 눈에는 건강과 장수에 필요한 아미노산과 비타민 E가 많이 들어 있다. 또한 단백질, 지방, 녹말, 비타민(B_1,

B$_2$, B$_3$, B$_6$, B$_{12}$, C)이 들어 있기도 하다.

밀은 심心을 보하고 열을 내리며 땀과 갈증을 멈추고, 헌데나 뾰루지가 나서 부은 것을 잘 가라앉게 하는 데 많이 쓰인다. 또한 핏줄을 튼튼하게 하고 혈액순환을 좋게 하며 노화 방지, 콜레스테롤 저하작용, 영양작용, 소변불리, 수면장애, 식은땀을 흘리는 데도 쓰인다.

메밀

예로부터 메밀은 건강식품으로 알려져왔다. 메밀에는 당질이 많이 들어 있으며 단백질, 지방, 칼슘, 철, 비타민(B$_1$, B$_2$, B$_3$, E), 플라보노이드, 리놀레산, 리놀렌산, 라이신, 트립토판 등도 들어 있다. 특히 메밀에는 루틴이 많이 들어 있는데, 8월에 수확한 메밀에는 루틴이 잎에 4.25%, 꽃에 6.3% 들어 있다.

메밀은 열을 내리고 해독작용을 하며, 치밀어오르는 기를 내린다. 또한 대변을 잘 나가게 하고, 이슬을 없애며 만성 설사를 멈추게 하는 작용을 한다. 약리 실험에 의해 메밀은 모세혈관 투과성 감소작용, 혈액 속 콜레스테롤 저하작용, 혈압 강하작용을 한다는 것이 밝혀졌다. 메밀에 들어 있는 플라보노이드는 손상된 간세포의 재생을 촉진시키고, 간의 해독 기능을 강화하며 소화를 돕는다고 한다.

메밀은 설사, 식은땀, 편두통, 자색반병, 창상 등에 쓰이며, 고혈압, 뇌출혈, 동맥경화증, 간염, 치루, 수은 중독, 습관성 변비, 당뇨병 등에도 쓰인다.

■ 콩류

콩

콩은 우리 선조들이 세계에서 가장 처음 재배하기 시작한 농작물이다. 우리나라에서는 콩으로 장과 두부를 비롯한 다양한 식품과 약을 만들어 사용하고 있다. 콩은 영양가가 높으며 고혈압을 비롯한 질병의 예방과 치료에 효과가 좋은 장수식품이기도 하다. 콩에는 단백질, 지방, 녹말, 비타민(A, B₁, B₂, B₃, E), 칼슘, 칼륨, 인, 철, 마그네슘 등이 들어 있으며, 콩기름에는 리놀레산, 레시틴, 올레인산, 사포닌, 팔미트산, 스테아린산 등이 많이 들어 있다.

콩에서는 특유의 비린내가 나는데, 이 냄새는 콩에 들어 있는 아세트알데히드acetaldehyde, 벤즈알데히드benzaldehyde, 초산acetin acid, 프로피온산propionate acid 등 30여 종의 알데히드, 유기산, 케톤류 등에 의해서 나는 것이다.

콩의 특수 성분인 사포닌은 독성이 거의 없고 약 효과가 매우 뛰어나다. 비타민 E처럼 기름의 산화를 막고 노화를 방지하며, 성인병과 비만을 예방하는 등 여러 가지 독특한 작용을 한다.

콩은 열을 내리고 해독작용을 하며 비위의 기능을 도울 뿐만 아니라, 대소변을 잘 통하게 하고 과산화지방을 저하시키며 산화방지작용, 간 보호작용, 콜레스테롤 저하작용, 동맥경화 예방, 심장병 예방, 변비 예방, 진정작용, 진경작용, 성장 촉진작용, 장내의 이로운 균을 증식시키는 작용, 에이즈바이러스 증식 억제작용 등을 한다.

또 콩나물에는 비타민과 여러 가지 항암 물질이 들어 있는데,
비위를 튼튼하게 하고 소변을 잘 나가게 하며 항암작용을 한다.
콩나물은 특히 체기로 인해 열이 날 때, 복수, 부종, 소변불리, 감
기, 식중독, 동맥경화증, 고혈압, 간염, 당뇨병, 변비 등에 쓰인다.
콩나물은 데쳐서 나물로 무쳐 먹거나, 즙을 짜서 살짝 끓여 먹는
것이 좋다.

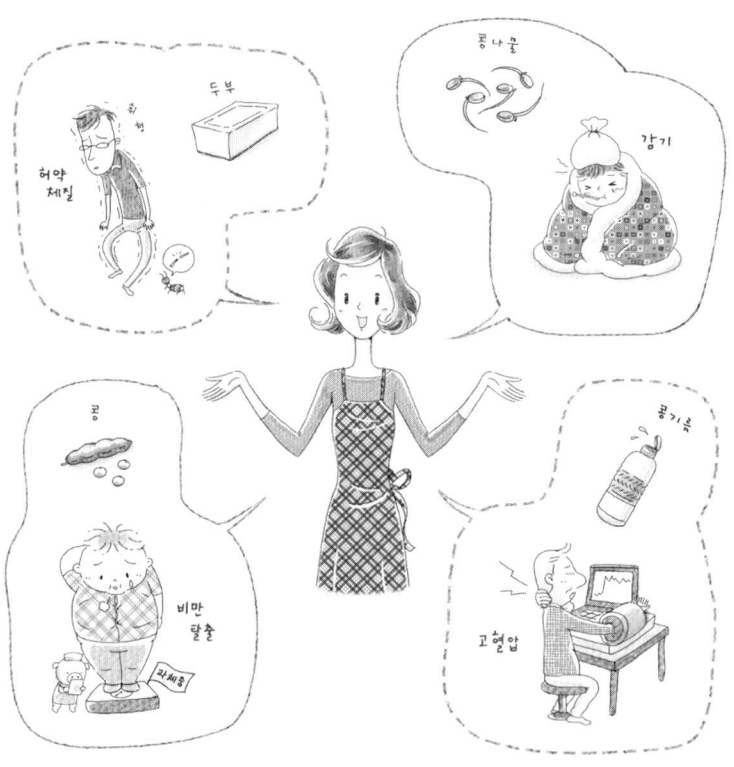

두부는 콩 속에 들어 있는 가용성 단백질을 물로 우려내어 마그네슘염 또는 칼슘염으로 응결시킨 것으로서, 영양가가 높고 소화가 잘 되며 건강과 장수에 좋은 독특한 단백질성 가공식품이다. 두부는 노화 방지, 간 보호, 동맥경화 예방, 성장 촉진, 당뇨병을 치료하는 작용 등을 한다. 또한 몸이 허약할 때, 만성 간염과 동맥경화증, 당뇨병 등에도 쓰인다.

콩기름도 건강과 장수에 좋은 식품이다. 콩기름에는 올레인산, 리놀레산, 리놀렌산, 팔미트산, 스테아린산, 미리스틴산, 비타민(B_1, B_2, B_3, E), 스테롤, 인 지방 등이 들어 있다. 콩기름은 혈액 속 콜레스테롤을 저하시키고, 노화 방지, 항암작용 등의 효과가 있다. 또한 동맥경화증, 고혈압에도 좋다.

검은콩

예로부터 영양가 높은 검은콩은 약재로 더 많이 사용되었다. 검은콩에 들어 있는 검은 색소는 피로회복과 눈을 밝게 하며 땀을 멈추게 한다고 한다. 검은콩에는 단백질, 지방, 사포닌, 플라보노이드, 당질, 질소화합물, 비타민, 효소, 미량 원소 등이 들어 있다.

검은콩은 노폐물 해독과 열을 내리며 비위를 튼튼하게 하고 몸을 보한다. 검은콩엿당은 오장을 편안하게 하고 통증을 멈추며 피부를 윤택하게 한다. 검은콩나물은 산후에 생긴 여러 가지 질병을 치료하고 출혈, 고혈압, 야뇨증, 습진, 무월경, 절박유산 등과 무릎이 아프고 힘줄이 켕길 때도 쓰인다.

팥

　팥은 예로부터 여러 가지 음식을 만드는 데 널리 사용한 곡물이다. 팥은 성인병을 예방하며, 건강과 장수에 좋은 식품이다. 팥에는 단백질, 지방, 당질, 사포닌, 여러 가지 비타민, 미네랄 등이 들어 있다. 특히 비타민(B_1, B_2, B_3), 플라보노이드가 많이 들어 있으며 칼슘, 인, 철, 알루미늄도 들어 있다.

　팥은 열을 내리고 고름이 빠지게 하며 소변을 잘 나가게 한다. 또 소화를 돕고 변비 예방과 일부 병원균에 대한 억균작용도 한다. 특히 이로운 균이 잘 자라게 하며, 노화 방지에도 좋다.

　이 밖에도 콩팥염, 부종 등에 효과가 있으며, 간경변으로 인한 복수, 황달, 단독, 급성 위염, 위 및 십이지장 궤양, 과산성 만성 위염, 빈혈, 딸꾹질, 약물 중독, 펠라그라, 당뇨병, 변비, 치질 등에 쓰인다.

녹두

　녹두는 예로부터 즐겨 먹던 맛 좋고 영양가 높은 식품 중 하나로서, 해독에 특효가 있고 건강과 장수에 좋은 식품이다. 녹두에는 단백질(라이신, 트레오닌, 발린, 메티오닌, 아이소루신, 페닐알라닌 등), 당질, 지방, 프로비타민 A, 비타민(B_1, B_2, B_3, E), 카로틴, 칼슘, 칼륨, 마그네슘, 나트륨, 아연, 구리, 니켈, 요오드, 인, 철, 코발트 등이 들어 있다.

　녹두는 열을 내리고 더위를 이기게 하며, 해독작용, 콜레스테롤 저하작용, 혈압 강하작용, 혈액의 산알칼리 평형을 유지하는 작용 등을 한다.

동부

동부에는 단백질, 지방, 당질, 여러 가지 미네랄(칼슘, 인, 철), 비타민(A, B_1, B_2, B_3) 등이 많이 들어 있다. 또한 플라보노이드, 타이로신, 필수 아미노산인 히스티딘, 아이소루신isoleucine, 라이신, 트레오닌, 발린valine, 트립토판, 루신, 아르기닌arginine, 메티오닌 등도 들어 있다. 동부 꼬투리에는 단백질, 지방, 비타민(A, B_1, B_2, C), 당질이 들어 있다.

동부는 비위를 튼튼하게 하고 습을 없애며 설사를 멈추는 작용을 한다. 또한 메스꺼움, 더위 먹었을 때, 콩팥염, 이슬 등의 치료에 쓰인다.

완두콩

완두콩은 주식물 또는 부식물로서 건강과 장수에 좋으며, 가장 일찍 여무는 콩 중 하나이다. 완두콩에는 단백질, 지방, 당질, 칼슘, 칼륨, 마그네슘, 인, 유황, 나트륨, 철, 코발트, 망간, 구리, 아연, 비타민(B_1, B_2, B_3, E) 등이 많이 들어 있는데, 특히 인이 많이 들어 있다.

완두콩은 비위를 보하고 해독작용을 하며, 소변을 잘 나가게 한다. 또한 혈당 강하작용, 뼈의 노화 방지작용, 콜레스테롤 저하작용, 억균작용, 항암작용 등을 한다. 완두콩은 소변불리, 당뇨병, 유즙결핍증, 뾰루지 몰림 등에 쓰인다.

땅콩

땅콩에는 지방(주로 올레인산, 글리세리드), 단백질, 녹말, 섬유질, 미네랄과 유기산, 비타민(B_1, B_3, E), 판토텐산, 비오틴 등이 들어 있다.

땅콩은 위의 기능을 조화시켜주는 작용을 한다.

02

육류의 성분과 약효

쇠고기

선조들은 오래전 야생소를 길들여 부림소로 이용해왔다. 또 고기, 가죽, 피, 눈, 뿔, 쓸개, 우황, 골수, 기름, 젖, 창자 등을 보혈, 강장·강정 약으로 건강과 장수를 위한 약재로 널리 사용해왔다.

한우는 몸통이 다른 나라 소보다 작지만, 대가리와 눈이 크고 뿔과 윤기 나는 노란빛을 띤 갈색 털이 있는 것이 특징이다.

쇠고기에는 단백질, 특히 라이신, 트레오닌, 발린, 메티오닌, 루신 등 필수 아미노산과 올레인산, 팔미트산, 리놀레산 등의 지방산, 비타민(A, B_1, B_2, B_3, B_6, B_{12}, E), 칼슘, 칼륨, 마그네슘, 나트륨, 유황, 인, 철, 아연, 망간, 구리 등의 미네랄이 많이 들어 있다.

쇠고기는 강장작용, 동맥경화증과 빈혈을 예방하는 작용을 한다. 또한 비위 허약, 부종, 복수, 뇌출혈 후유증, 갈증, 허리나 다리에 힘이 없을 때, 식욕부진, 빈혈, 간염 등에 쓰인다.

쇠간에는 당질, 지방, 단백질, 비타민, 핵산류, 쓸개즙산, 미네랄과 미량 원소 등이 들어 있다. 특히 비타민 A, D, E, K, F, B₁, B₂, B₃, B₆, B₁₂, B₁₅, C, 판토텐산, 콜린 등이 들어 있다. 핵산 성분으로는 핵산과 뉴클레오티드, 뉴클레오시드 및 플라빈, 아데노신이 들어 있다. 미네랄과 미량 원소로는 나트륨, 염소, 칼슘, 칼륨, 마그네슘, 인, 철, 아연, 망간, 구리 등이 들어 있다.

쇠간은 간혈肝血을 보하고 눈을 밝게 하며 영양작용, 해독작용, 동맥경화와 빈혈 예방작용, 간 기능 보호작용, 항암작용 등을 한다. 또한 몸이 허약할 때, 동맥경화증, 고혈압, 악성 빈혈, 야맹증, 눈이 잘 보이지 않을 때, 당뇨병 등에 끓여서 먹거나 알약을 만드는 데 넣어 먹는다.

소의 위는 비위를 보하고 소화를 돕는다. 앓고 난 후 입맛이 없고 소화가 안 될 때, 갈증, 어지럼증 등에 쓰는데, 회를 쳐서 먹거나 끓여서 먹는다. 창자는 위장을 보하고 치질로 인한 출혈을 멈추게 하며 대장염, 소장염, 치질 등에 끓여서 먹는다. 또 콩팥은 신기腎氣를 보하고 풍습을 없애는 작용을 한다. 구워서 먹거나 끓여서 먹는다. 지라는 비를 보호하며, 비위가 허약하고 소화가 안 될 때, 음식을 먹고 체했을 때, 헛배 부를 때 끓여서 먹거나 말려서 가루를 내어 먹는다.

돼지고기

돼지고기에는 단백질과 지방이 많이 들어 있으며, 건강과 장수에 매우 좋은 식품이다. 또 돼지고기에는 칼륨, 유황, 인, 마그네슘, 철, 나트륨, 아연, 비타민(B_1, B_2, B_3, B_6, E) 등도 들어 있다. 특히 비타민 B_1이 많이 들어 있는데, 비타민 B_1은 열에 비교적 안정하다.

돼지고기는 강장작용과 동맥경화증을 예방하는 작용, 치아를 튼튼하게 하는 작용을 한다. 또 몸이 허약할 때, 식욕부진, 치질, 가슴이 답답하면서 기침이 날 때, 기관지염, 동맥경화증, 뇌졸중, 고혈압, 부스럼, 화기, 이슬 등과 과일을 먹고 체했을 때와 피로회복에도 쓰인다. 습열이 있거나 속에 담이 있을 때는 쓰지 않는다.

돼지기름은 단순 지방(중성지방이라고도 한다)이며, 몸을 보호하고 마르는 것을 눅여주며 해독작용을 한다. 이것은 변비, 기침, 헌데, 살갗이 트는 데, 유즙결핍증 등에 쓰인다. 또 만성 기관지염이나 심근염에도 좋다. 돼지 피에는 단백질, 당질, 칼슘, 인, 철 등이 들어 있으며, 이것은 두통, 어지럼증(빈혈), 헛배 부를 때, 자궁질부 미란 등에 쓰인다.

돼지의 염통은 심혈心血을 보하고 심신을 안정시키는 작용을 하며, 잘 놀라거나 가슴이 두근거릴 때, 불면증, 저절로 땀이 날 때 등에 쓰인다. 단, 오수유와 함께 쓰지 말아야 한다. 돼지 허파에는 단백질, 지방, 당질, 비타민(B_1, B_2, B_3, B_6, E), 미네랄(인, 칼슘, 철, 마그네슘) 등이 들어 있다. 돼지 허파는 폐허肺虛로 기침이 날 때, 객혈 등에 쓰인다.

돼지 간에는 단백질, 지방, 비타민(A, B_1, B_2, B_3, B_6, E), 미네랄(인,

칼슘, 마그네슘, 철) 등이 들어 있다. 돼지의 간은 간혈을 보하고 눈을 밝게 하는 작용을 한다. 또한 빈혈로 몸이 허약할 때, 야맹증, 눈이 잘 보이지 않을 때, 부종, 각기병 등에 쓰인다. 날것으로 먹거나 끓여서 먹는다.

콩팥에는 단백질, 콜레스테롤, 미네랄이 들어 있으며, 신腎을 보하고 정精을 충실하게 한다. 또한 신허腎虛로 허리가 시큰거리고 은은하게 아프거나 노인들이 잘 듣지 못할 때, 유정, 식은땀, 부종 등에 좋다. 지라는 비위를 튼튼하게 하고 소화를 도우며 부은 것을 내리는 작용을 한다. 이것은 식욕부진, 소화장애, 만성위염, 부종 등에 좋다. 또한 기관지염에도 효과가 있으며, 비위 기능이 약화되었을 때도 쓰인다. 끓여서 먹거나 말려서 가루를 내어 먹기도 한다.

창자에는 단백질, 지방, 당질이 들어 있고, 비타민(B_1, B_2, B_3, B_6, E), 미네랄(인, 칼슘, 마그네슘, 철) 등이 들어 있다. 창자는 장출혈, 음위증(성 신경쇠약), 치질, 탈항, 적리, 위 및 십이지장 궤양 등에 쓰인다. 감염성 질병이나 소화장애로 인한 설사에는 좋지 않다.

돼지 족발에는 단백질, 지방, 비타민(B_1, B_2), 콜라겐, 섬유질 등이 들어 있으며, 젖을 잘 나오게 하고 뼈와 힘줄을 튼튼하게 한다. 족발은 뼈마디가 아프거나 뾰루지를 없애고자 할 때, 유즙결핍증 등에 쓰인다.

닭고기

예로부터 닭은 보혈·강장·영양의 약으로 사용되어왔다. 약용으로는 붉은색과 검은색 닭이 좋다고 한다. 닭고기에는 단백질, 지방, 당질, 비타민(A, B_1, B_2, B_3, B_6, B_{12}, E), 칼슘, 칼륨, 나트륨, 유황, 마그네슘, 인, 철 등이 들어 있다.

닭고기는 몸을 보하고 기혈을 도우며, 콜레스테롤을 저하시키는 작용을 한다. 또한 몸이 허약하거나(특히 산후 몸이 허약할 때), 동맥경화증, 절박유산, 유즙결핍증, 당뇨병, 이슬, 적리, 설사, 자궁출혈 등에 쓰인다.

닭 머리는 혈을 잘 돌게 하고 경맥을 통하게 하므로 절박유산이나 헌데 등에 쓰인다. 닭의 피는 한의학적으로 맛이 짜고 성질이 평하다. 이것에는 단백질, 당질, 지방, 미네랄과 그 밖의 성분이 들어 있다. 닭의 피는 풍風을 없애고 혈을 잘 돌게 하며 경맥을 통하게 한다. 또한 영양 강화작용, 조혈작용, 혈압 상승작용도 한다. 보혈·강장약으로서 일반 허약, 빈혈증, 어지럼증, 어린이 경풍, 얼굴신경마비, 결막염, 뼈가 부러진 곳 등에 쓰인다. 더운 생피를 마시거나 끓여서 먹는다.

닭의 창자는 수렴작용을 하며 유정, 치루 등에 쓰인다. 또한 쓸개에는 쓸개즙산, 쓸개즙 색소, 지방, 아미노산, 미네랄 등이 들어 있다. 이것은 담을 삭이고 기침을 멈추며 눈을 밝게 하고 해독작용과 함께 쓸개즙 분비, 혈압 강하, 강심작용, 해열작용 등을 한다. 쓸개는 만성 간염, 전염성 간염, 백일해, 만성 기관지염, 세균성 적리, 결막염, 습진, 치질 등에 쓰는데, 신선한 쓸개즙을 설탕에 넣어 마시거나 말려서 가루 내어 먹는다.

닭의 간은 간과 신을 보하는 작용을 한다. 이것은 눈이 잘 보이

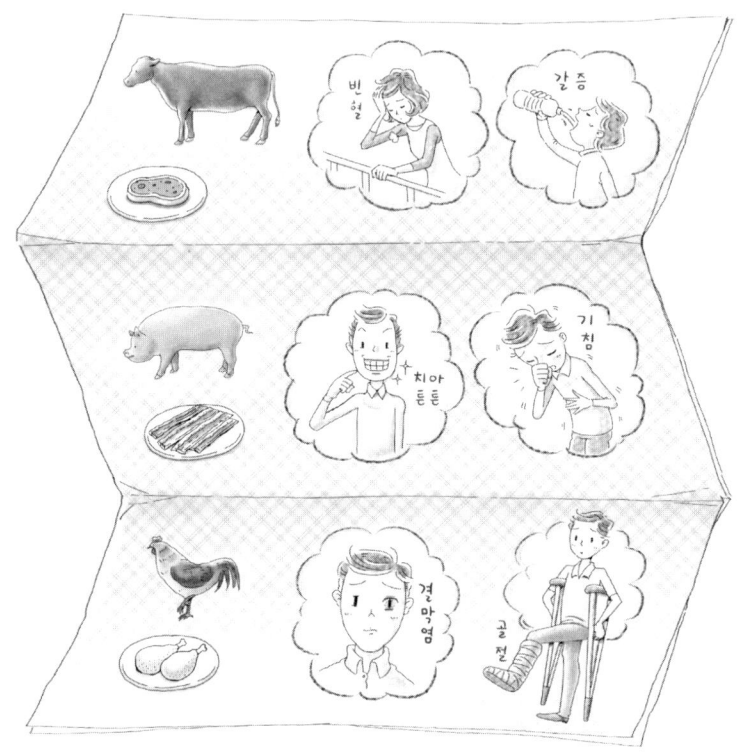

지 않을 때, 어린이 감병 등에 쓰는데, 달여서 먹거나 죽을 쑤어
먹는다.

오리고기

　오리고기에는 단백질, 지방, 당질, 비타민(B_1, B_3, B_6, B_{12}), 칼슘,
인, 철 등이 들어 있다. 특히 라이신, 트레오닌, 발린, 메티오닌 등
필수 아미노산이 많이 들어 있다.

오리고기는 호흡기 질병으로 인한 열을 내리고 소변을 잘 나가게 하며 부은 것을 내리는 작용을 한다. 또 오리고기는 여러 가지 원인으로 몸이 부을 때, 수면장애, 경련, 콩팥염, 폐결핵 등에 쓰이며 기침, 만성 후두염, 설사, 이질 등에 쓰이기도 한다.

오리고기에서는 비린내가 나기 때문에 항문 주위에 있는 기름샘을 제거한 후 먹어야 한다.

양고기

양고기에는 단백질, 당질, 비타민(B₁, B₂, B₃, B₆, B₁₂, E), 콜레스테롤, 칼슘, 인, 철, 마그네슘 등이 들어 있다.

양고기는 몸을 보하고 한사를 없애며 비위를 튼튼하게 하고 신기와 기혈을 보한다. 양고기는 신허로 인한 요통, 음위증, 병을 앓고 난 후, 부인 냉병, 이슬 등에 쓰인다.

양의 기름에는 포화지방산과 불포화지방산이 들어 있으며, 몸을 보하고 마른 것을 눅여주며 풍을 없애고 해독작용을 한다. 또 몸이 여위고 피부가 마르면서 거칠어질 때, 만성 대장염, 버짐 등에 쓰인다. 녹여서 마시거나 음식에 섞어서 먹는다.

양의 심장에는 단백질, 지방, 당질, 비타민(A, B₁, B₂, B₃), 칼슘, 인, 철 등이 들어 있다. 이것은 심을 보하고 뭉친 것을 흩어지게 하는 작용을 한다. 또한 가슴이 두근거리거나 답답할 때 쓰이는데, 쪄서 먹거나 잘게 썰어서 국을 끓여 먹는다.

양의 허파에는 단백질, 지방, 비타민(B₁, B₂, B₃), 칼슘, 인, 철 등이 들어 있다. 이것은 폐기肺氣를 보하고 소변을 잘 나가게 하는 작용을 하며 기침, 소갈, 소변불리 등에 쓰는데, 끓여서 먹거나 알약을 만들 때 넣어 먹는다.

양의 간에는 단백질, 지방, 당질, 비타민(A, B₁, B₂, E), 칼슘, 인, 철 등이 들어 있다. 이것은 간혈을 보하고 눈을 밝게 하며 빈혈, 어지럼증, 야맹증, 백내장, 비타민 A 결핍증 등에 쓰인다. 끓여서 먹거나 가루 내어 먹는다. 또 콩팥에는 단백질, 지방, 비타민(A, B₁, B₂, B₃), 칼슘, 인, 마그네슘 등이 들어 있다. 이것은 신기를 보하고 정수를 불리는 작용을 한다. 허리와 다리에 힘이 없거나 소변을 자주 볼 때, 귀울림, 음위증, 야뇨증 등에 쓰이며, 끓여서 먹거나 말려 가루 내어 먹는다.

양의 위에는 단백질, 지방, 당질, 비타민(B₁, B₂, B₃), 칼슘, 인, 철 등이 들어 있다. 비위를 튼튼하게 하고 소화를 돕는 작용을 한다. 양의 위는 입맛이 없고 소화가 안 될 때, 당뇨병, 노인들이 소변을 자주 볼 때 등에 쓰이는데, 끓여서 먹는다.

양의 족발은 열을 내리고 대변을 무르게 하며 소변을 잘 나가게 한다. 이외에도 지혈작용과 구충작용도 한다. 이것은 변비, 방광염, 황달, 장출혈, 기능성 자궁 출혈, 버짐 등에 쓰인다.

03

수산물의 성분과 약효

생선류

붕어

붕어에는 인체의 건강에 필요한 단백질, 지방, 비타민(B_1, B_2, B_3, B_{12}), 칼슘, 마그네슘, 인, 구리, 니켈, 요오드, 불소 등이 들어 있으며, 붕어의 눈에는 비타민 A가 많이 들어 있다.

붕어는 비위를 덥혀주고 소변을 잘 나가게 하며 부은 것을 내리는 작용을 한다. 또한 소화가 안 되고 손발이 찰 때, 구토, 간경변증으로 인한 복수, 당뇨병, 오랜 기침 등에 쓰인다.

붕어의 허파는 이뇨와 해독 작용을 하므로 황달, 부기, 기침 등에 쓰인다. 붕어를 가공할 때 식초와 당분을 넣으면 뼈까지 잘 무르고 색도 고와진다.

잉어

잉어는 맛이 독특하고 영양가 높은 고급 민물고기로, 한약재로도 널리 사용되어왔다. 잉어는 물속의 작은 동식물을 먹고 사는 잡식성 물고기로, 강의 하류에서 중류, 저수지나 바닥이 진흙인 곳에 서식한다. 잉어에는 단백질, 특히 필수 아미노산이 많이 들어 있으며 비타민$(A, C, B_1, B_3, B_6, B_{12})$, 칼슘, 칼륨, 마그네슘, 인, 철, 유황, 나트륨, 아연 등이 들어 있다.

잉어는 소변을 잘 나가게 하고 부기와 기를 내리는 작용을 한다. 또한 태아를 안정시키며 갈증과 황달을 없애는 작용과 피로 회복 촉진작용, 간 기능 개선작용도 한다.

잉어는 소변불리, 부종, 특히 임산부들의 부종에 쓰인다. 이 밖에 간염, 간경변증, 당뇨병, 이슬, 두드러기, 기관지천식, 입덧, 백일해, 젖병, 콩팥염 등에도 쓰인다.

잉어의 쓸개는 눈을 밝게 하고 눈에 피가 지고 아픈 것을 낫게 하며, 눈이 잘 보이지 않을 때 쓰인다. 또 잉어의 비늘은 산후 어혈로 배가 아플 때 쓰이며, 껍질은 두드러기가 날 때 쓰인다. 잉어의 골은 여러 가지 간질에 쓰이고, 잉어의 뼈는 이슬에 쓰인다.

메기

예로부터 메기는 어린이와 노인들의 보양, 피로회복, 신기 부족과 고급 장수 요리 재료로 많이 사용되어왔다. 메기에는 단백질, 지방, 비타민(A, B_1, B_2, B_6), 칼슘, 칼륨, 마그네슘, 인, 나트륨, 알루미늄, 철 등이 들어 있다.

메기는 음隂을 보하고 젖이 잘 나오게 하며, 소화를 돕고 소변을 잘 나가게 하는 작용을 한다. 또한 몸이 허약하고 몸이 부을 때, 유즙결핍증, 소변불리 등에 쓰인다.

가물치

가물치는 어디서나 잘 자랄 뿐만 아니라 살이 단단하고 맛이 좋아 보약제로 널리 애용되어왔다. 가물치에는 단백질, 특히 필수 아미노산이 많이 들어 있으며 지방, 비타민(B_1, B_2, B_3, B_6, B_{12}, E), 칼슘, 칼륨, 인, 마그네슘, 나트륨, 유황, 규소, 철, 아연, 망간, 구리 등이 들어 있다.

가물치는 비를 보하고 소변을 잘 나가게 하며 부기를 내리는 작용과 강장작용, 간 기능 회복작용도 한다. 또한 가물치는 임산부의 부기를 비롯한 여러 가지 부종, 뼈마디가 붓고 아플 때, 무월경, 간염, 간경변, 적리, 치질, 산후에 가슴이 답답하고 숨이 찰 때, 콩팥염, 설사 등에 쓰인다. 헌데가 있는 사람은 먹지 말아야 한다.

미꾸라지

미꾸라지는 맛이 좋고 영양가가 높을 뿐만 아니라 병을 앓고 난 후 쇠약해진 몸을 회복하기 위해 많이 이용해온 대표적인 자양강장 식품이며, 과학적으로 증명된 보약제이기도 하다. 미꾸라지에는 단백질, 지방, 당질, 비타민(A, B_1, B_2, B_3, B_6, E), 칼슘, 마그네슘, 인, 철 등이 들어 있다. 특히 필수 아미노산인 트립토판, 메티오닌, 비타민 B_2가 많이 들어 있다.

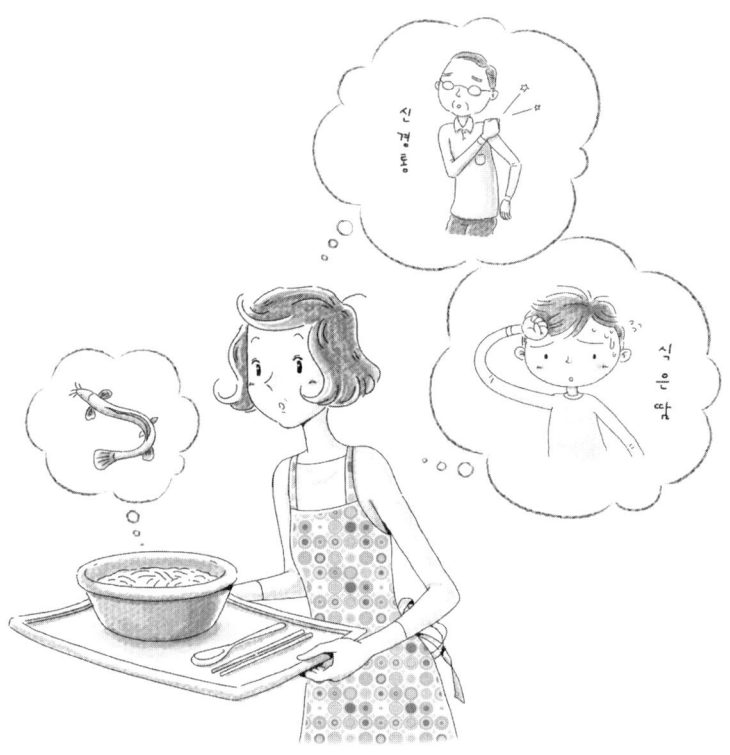

　미꾸라지는 비를 보하고 해독과 소변을 잘 나가게 한다. 또한 상처의 조직 재생을 촉진시키며, 치질을 낫게 하는 작용을 한다. 미꾸라지의 점액은 강한 살균작용을 한다.

　미꾸라지는 간염, 귀밑샘염, 단독 등에 쓰인다. 이 밖에 간경변증, 폐질병, 결핵성 림프샘염(임파선염), 버짐, 신경통, 당뇨병, 음위증, 식은땀이 날 때도 쓰인다.

뱀장어

건강과 장수에 좋은 뱀장어는 예로부터 보신과 강장 약으로 많이 사용되어왔다. 뱀처럼 길게 생긴 고기라고 하여 뱀장어라고 한다. 뱀장어에는 단백질, 지방, 당질, 비타민(A, B₁, B₂, E), 칼슘, 칼륨, 인, 유황, 나트륨, 마그네슘, 철, 망간 등이 많이 들어 있다. 특히 라이신, 트레오닌, 발린, 메티오닌, 아이소루신, 루신 등 필수 아미노산이 많이 들어 있다.

뱀장어는 오장을 보하고 균을 죽이며 부스럼을 낫게 하고, 허리와 무릎을 덥혀주며 성기능을 향상시키는 작용을 한다. 이 밖에도 동맥경화를 방지하고, 혈압 강하작용, 혈관 확장작용, 강심작용, 혈액순환을 좋게 하는 작용 등을 한다.

뱀장어는 병을 앓고 난 후, 폐렴, 폐결핵, 림프성 결핵, 어린이 영양실조, 헌데, 치질, 간경변증, 회충증, 음부 가려움증, 음위증, 고혈압, 동맥경화증, 기능성 자궁 출혈, 이슬 등에 쓰인다. 뱀장어의 뼈는 이질, 기능성 자궁 출혈, 이슬 등에 쓰인다.

명태

명태는 차가운 바닷물에 사는 물고기로, 맛이 있고 영양가가 높을 뿐만 아니라 건강과 장수에 매우 좋은 식품이다. 명태에는 단백질이 많이 들어 있으며, 특히 필수 아미노산인 메티오닌이 들어 있다. 이 밖에도 지방, 비타민(A, B₁, B₂, B₃, B₆, B₁₂, D, E), 판도텐산, 엽산, 칼슘, 칼륨, 마그네슘, 인, 나트륨, 철, 유황, 아연 등이 들어 있다.

명태는 몸을 보하고 풍을 없애며 몸의 발육과 조직의 성장을 돕는다. 또한 몸의 저항성을 높이고 눈물샘과 땀샘 피부의 기능을 도와주며, 갑상샘 호르몬의 작용을 돕는다. 명태는 심장혈관 계통의 질병을 예방하고, 피로회복, 빈혈과 노화 방지, 동맥경화, 지방 침착 방지작용 등을 한다.

명태는 병을 앓고 난 후, 폐결핵을 비롯한 소모성 질병, 영양실조, 잦은 구토, 야맹증, 구루병, 기관지천식, 심장병, 만성 간염, 설사증, 산후 복통, 부종, 과일을 먹고 체했을 때 등에 쓰인다.

명태의 간에는 지방이 많이 들어 있는데, 이것을 간유라고 한다. 간유는 연한 누런 감색의 맑은 액체로 특이한 냄새가 나며, 기본 성분은 비타민 A와 D이다. 비타민 A는 장에서 흡수되어 간에 저장되었다가 혈액 속에 들어가 지방 및 단백질 대사, 내분비 계통 기능 유지에 관여한다.

간에 있는 칼시페롤은 장에서 칼슘과 인의 흡수 및 뼈의 발육을 촉진시킨다. 또한 갑상샘 기능과 체내의 산화 기능을 향상시키고, 장에서 인산분해효소를 부활시켜 인산염의 흡수를 촉진시킨다.

간유는 비타민 결핍증, 어린이 발육 부전증, 임산부가 소모성 질환을 앓고 난 후, 야맹증, 구루병, 폐결핵, 동맥경화증 등에 쓰인다.

명태로는 국, 식해, 회, 만두 등의 여러 가지 요리와 명란젓, 창난젓을 만들 수 있다.

갈치

갈치에는 단백질, 지방, 비타민(B_1, B_2, B_3, B_6, B_{12}, E)과 많은 양의

무기물질이 들어 있다. 특히 단백질에는 필수 아미노산이 많이 들어 있다.

갈치는 몸을 보하고 위를 덥혀주는 작용을 한다. 이 밖에도 쓸 개즙 분비, 간 보호, 해독, 지혈, 항염증작용 등을 하며, 만성 간염, 위암, 피부염 등에 쓰인다. 간염에는 갈치를 끓일 때 위에 뜨는 기름을 먹는 것이 좋다.

문어

문어는 비린내가 없고 살이 연하며 씹는 감촉이 독특할 뿐만 아니라 아미노산과 미네랄이 많이 들어 있어 건강과 장수에 좋은 식품이다. 문어에는 단백질, 지방, 당질, 비타민(B_1, B_2, B_3, B_6, B_{12}, E), 칼슘, 칼륨, 마그네슘, 인, 나트륨, 유황, 알루미늄, 철, 구리, 아연 등이 들어 있다.

문어는 기혈을 보하고 동맥경화를 예방하고, 혈관 확장작용, 혈압 강하작용, 심장 수축을 강하게 하는 작용, 강장작용, 정력을 증진시키고 대변을 잘 통하게 하는 작용 등을 한다.

문어는 몸이 허약할 때, 불임증, 자궁 발육 부진, 자궁하수, 이슬, 부종, 류머티즘성 관절염, 부스럼, 단독 등에 쓰인다.

문어는 데쳐서 먹거나 회, 무침, 냉채, 볶음, 꼬치구이, 식해, 젓갈 등을 만들어 먹기도 한다.

오징어

오징어에는 단백질, 지방, 당질, 비타민(B_1, B_2), 칼슘, 인, 철 등이 들어 있다. 오징어는 음혈陰血을 보하고 위를 튼튼하게 하며, 기를 잘 통하게 하고 출혈을 멈춘다. 오징어는 혈허로 월경이 없거나, 이슬, 기능성 자궁 출혈 등에 쓰인다.

오징어 뼈는 출혈을 멈추고 혈액을 잘 돌게 할 뿐만 아니라 유정을 낫게 하고, 상처를 빨리 아물게 한다. 이 밖에 지혈작용과 위산을 중화시키는 작용도 한다. 오징어 뼈는 장출혈, 기능성 자궁 출혈을 비롯한 여러 가지 출혈 이외에도 이슬, 유정, 위가 아프고 구토할 때(위산과다증), 무월경, 피부 궤양, 위 및 십이지장 궤양 등에 쓰인다.

새우

새우는 산뜻한 맛과 씹는 감촉이 좋아 식욕을 돋울 뿐만 아니라 생물학적 가치가 높다. 또한 심장혈관 계통에 효과가 있는 필수 아미노산과 미네랄, 비타민이 들어 있어 건강과 장수에 좋은 식품이기도 하다. 새우에는 단백질, 지방, 당질, 비타민(A, B_1, B_2, B_3, B_6, B_{12}, E), 칼슘, 마그네슘, 인, 나트륨, 철, 유황, 코발트, 아연, 구리, 망간, 요오드 등이 들어 있다.

새우는 신양腎陽을 보하고 비와 정을 도우며 담을 삭이고 헌데를 아물게 한다. 또한 강장작용, 동맥경화 예방, 간 기능을 향상시키는 작용 등을 한다.

새우는 신양이 허한 것으로부터 오는 음위증, 허리와 무릎에 힘이 없을 때, 유즙결핍증, 몸이 허약할 때, 동맥경화증, 급성 간염, 신경마비, 화농성 젖병, 부스럼, 난치성 궤양, 피부 가려움증,

성신경증 등에 쓰인다.

■ 조개류

백합(대합조개)

백합은 맛이 좋고 경제적 가치가 높을 뿐만 아니라 건강과 장수에 좋은 식품이다. 백합은 단백질, 지방, 당질, 비타민(A, B₁, B₂, B₃), 칼슘, 인, 철 등과 노화를 방지하는 데 효과가 있는 셀렌이 들어 있으며, 필수 아미노산도 많이 들어 있다.

백합은 열을 내리고 습을 없애며 담을 삭이고 굳은 것을 유연하게 한다. 또한 간 보호작용, 혈액 속 콜레스테롤 저하작용, 혈압 강하작용, 노화 방지작용, 고혈압, 심근경색, 뇌혈전, 협심증, 목 부위 림프 결핵(임파 결핵), 위 및 십이지장 궤양, 치질, 기능성 자궁 출혈, 이슬, 습진, 결막염, 갑상샘증 등에 쓰인다.

백합에 들어 있는 암 억제 성분의 효과를 보기 위해서는 가열하지 않고 그대로 먹어야 한다. 그러나 백합으로 인한 식중독을 예방하기 위해서는 갓 잡은 신선한 조개 또는 잡은 즉시 냉동한 것을 이용해 조리해야 한다. 또한 깨끗한 물에 잘 씻어야 하며, 요리 도구도 깨끗이 씻고 소독해서 사용해야 한다.

산란기의 백합은 알을 보호하기 위해 스스로 독성 물질을 만들므로 잘못하면 식중독을 일으킬 수 있기 때문에 절대로 먹지 말아야 한다. 백합으로는 국, 볶음, 졸임, 찌개, 회, 찜, 젓갈 등을 만들어 먹을 수 있다.

섭조개

섭조개는 예로부터 영양가 높고 맛이 좋으며 산후 회복식으로
널리 사용되어왔다. 털격판담치라고도 하며, 동해와 서해, 남해
에 서식한다. 섭조개에는 단백질, 지방, 당질, 비타민(B_1, B_2, B_3, B_6,
B_{12}), 칼슘, 마그네슘, 인, 철, 나트륨, 유황, 알루미늄, 아연, 망간,
코발트 등이 들어 있다.

섭조개는 간신肝腎을 보하고 정혈을 보하며 영류癭瘤를 삭이고
열을 내리며 가슴이 답답한 증상을 낮게 하고 월경을 고르게 한
다. 이 밖에도 간 기능 회복작용, 이뇨작용, 항암작용 등을 한다.
섭조개는 허로로 인해 몸이 여위고 가슴이 답답할 때, 어지럼증,
귀울림, 고혈압, 음위증, 식은땀, 요통, 이슬, 산후 복통, 갑상샘종
등에 쓰인다.

재첩(가막조개)

재첩은 모래가 많은 진흙 바닥에 서식하는 민물 조개로, 건강
과 장수에 좋은 식품이다. 가막조개라고도 한다. 재첩에는 단백
질, 지방, 당질, 유기산, 알데히드, 카로티노이드등이 들어 있다.
또한 나트륨, 칼슘, 칼륨, 마그네슘, 유황, 인, 구리, 철, 아연, 코발
트 등의 미네랄과 비타민 B_{12}를 비롯한 여러 종류의 비타민이 들
어 있다.

재첩은 눈을 밝게 하고 소변을 잘 나가게 하며 열을 내리고, 소
화를 도우며 소갈을 그치게 하는 작용, 간 보호작용, 콜레스테롤
저하작용, 성장 촉진작용, 항암작용 등을 한다.

재첩은 눈이 잘 보이지 않을 때, 부종, 소갈, 황달, 만성 간염 등에 쓰인다. 끓여서 먹거나 젓을 담가 먹는다.

참굴

참굴은 예로부터 건강과 장수에 좋은 식품으로 알려져왔으며, 우리나라에서 가장 흔히 볼 수 있는 굴의 한 종류이다. 참굴에는 단백질, 지방, 당질, 비타민(A, B$_1$, B$_2$, B$_3$, B$_6$, B$_{12}$, E), 칼슘, 칼륨, 나트륨, 인, 마그네슘, 철, 유황, 아연, 코발트, 망간, 구리, 요오드 등이 들어 있다.

참굴은 음혈을 보하고 경련을 멈추며, 강장작용, 콜레스테롤 저하작용, 간 기능을 향상시키는 작용, 빈혈을 방지하는 작용, 당뇨병을 낫게 하는 작용, 항암작용 등을 한다. 참굴은 몸이 허약할 때, 빈혈, 수면장애, 두근거림(심계항진), 목 부위 림프샘 결핵, 당뇨병, 동맥경화증, 만성 간염 등에 쓰인다.

굴 껍데기에는 탄산칼슘이 많이 들어 있고, 인산칼슘과 규산염도 들어 있다. 굴 껍데기는 음을 보하고 담을 삭이며 유정을 낫게 하고, 땀과 설사를 멈추게 하며 헌데를 잘 아물게 한다. 이 밖에 위산의 중화작용과 지혈작용도 한다.

굴 껍데기는 가슴이 답답하고 머리가 어지럽고 아프며 식은땀이 나고 가슴이 두근거리는 데 쓰인다. 또한 기능성 자궁 출혈, 이슬, 어지럼증, 수면장애, 협통(옆구리가 아픈 병), 목 부위 림프샘 결핵, 위 및 십이지장 궤양 등에도 쓰인다.

전복

　예로부터 전복은 해삼과 함께 맛이 좋을 뿐만 아니라 건강과 장수에 좋은 식품으로 널리 알려져왔다. 전복에는 단백질, 지방, 당질, 비타민(A, B_1, B_2, B_3, B_6, B_{12}, E), 칼슘, 칼륨, 나트륨, 마그네슘, 인, 철, 유황, 아연, 구리, 망간, 요오드 등이 들어 있다.

　전복은 간기肝氣를 잘 통하게 하고 풍을 없애며, 열을 내리는 작용과 눈을 밝게 하고 월경을 고르게 하며 대변을 잘 통하게 하는 작용을 한다. 이 밖에도 항암·진정·혈압 강하 작용 등을 한다.

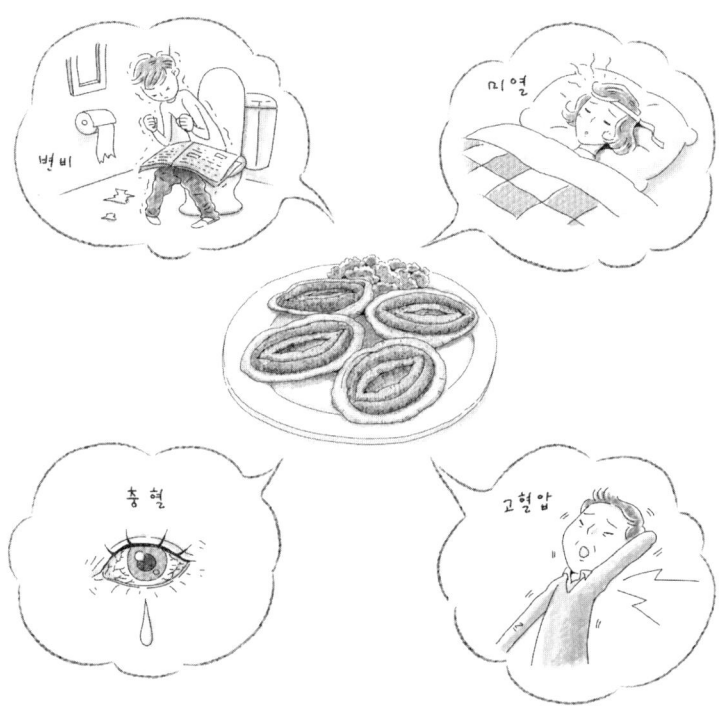

전복은 고혈압, 어지럼증, 녹내장, 시력장애, 뼈마디 통증, 미열이 날 때, 월경장애, 변비 등에 쓰인다.

전복의 껍데기에는 탄산칼슘이 많이 들어 있으며, 열과 간화肝火를 내리며 눈이 밝아지게 한다. 또한 어지럼증, 두통, 눈이 붉어지면서 붓고 아플 때, 청맹, 고혈압, 오후에 미열이 날 때 등에 쓰인다. 속이 냉한 환자들은 전복 껍데기를 쓰지 말아야 한다.

■ 그 밖의 수산물

해삼

해삼은 예로부터 고급 요리 재료뿐만 아니라 '불로장수' 식품으로 사용되어왔다. 해삼은 인삼과 같은 효과가 있다고 하여 '바다의 삼'이라는 의미에서 붙여진 이름이다. 해삼에는 단백질, 지방, 당질, 비타민(A, B$_1$, B$_2$), 칼슘, 마그네슘, 인, 나트륨, 알루미늄, 철 등과 사포닌이 들어 있다.

해삼은 신정腎精과 기혈을 보하며 장을 윤활하게 한다. 또한 보혈·강장 작용, 항암작용, 동맥경화를 예방하고 간 기능을 향상시키는 작용, 심장기능장애를 예방하는 작용, 억균작용 등을 한다.

해삼은 음위증, 몽설, 변비, 궤양, 빈혈, 폐결핵, 신경쇠약 등에 쓰인다. 특히 몸이 허약한 부인들에게 좋다. 설사, 이질 환자들에게는 쓰지 않는다.

게

게는 옛날부터 생김새가 독특하고 감칠맛이 있어 즐겨 먹어온 식품이다. 게에는 단백질, 지방, 비타민(B_1, B_2, B_3, B_6, B_{12}, E), 칼슘, 인, 유황, 나트륨, 철 등이 들어 있다.

게는 열을 내리고 어혈을 없애며 뼈와 힘줄을 튼튼하게 한다. 또한 뼈와 힘줄이 상했을 때, 데인 곳, 옴, 피부염, 급성 인후염, 간경변, 황달, 월경장애 등에 쓰인다.

게의 발은 산후 복통에 쓰이는데, 달여 먹거나 태운 게를 달여 먹는다. 게의 껍질은 어혈을 없애고 체한 것을 낫게 하며, 옆구리가 아플 때, 복통, 젖병, 동상 등에 쓰인다.

다시마

다시마는 오래전부터 식생활에 이용해온 바다나물로서 영양가치가 매우 높은 식품 중 하나이다. 다시마에는 단백질, 지방, 당질, 프로비타민 A, 비타민(B_1, B_2, B_3, B_6, B_{12}, C, D, E), 칼슘, 칼륨, 인, 나트륨, 알루미늄, 철, 마그네슘, 유황, 규소, 구리, 요오드 등이 들어 있다.

다시마는 가래를 삭이고 굳은 것을 유연하게 해주며 뭉친 것을 풀어주고 소변을 잘 나가게 한다. 또한 강장작용, 뼈의 성장과 발육을 좋게 하는 작용, 혈압 강하작용, 항암작용, 혈액 속 콜레스테롤 저하작용, 이뇨작용, 유해 금속 해독작용, 혈액 응고를 방지하는 작용, 갑상샘 기능을 조절하는 작용, 방사선 물질의 배설을 촉진하는 작용, 심장혈관 기능을 강화하는 작용, 상처와 헌데를 빨리 낫게 하는 작용, 경련을 멈추게 하는 작용 등을 한다. 또한 다시마는 알칼리성식품으로 사람들이 일상적으로 먹는 곡물, 육류, 생선과 같은 산성식품에 의한 혈액의 산성화를 막아 정상 pH를 유지하게 한다.

　다시마는 몸이 허약할 때, 림프샘 결핵, 갑상샘종, 부스럼, 고혈압, 동맥경화증, 변비, 콩팥염, 산후 출혈, 류머티즘성 관절염, 구루병, 암, 신경통 등에 쓰인다.

04

채소의 성분과 약효

무

무에는 단백질, 지방, 당질, 비타민(B_1, B_2, B_3, C), 칼슘, 칼륨, 마그네슘, 인, 유황, 나트륨, 철 등이 들어 있다. 이 밖에 소화에 영향을 주는 아밀라아제와 디아스타아제, 옥시다아제 등의 효소도 들어 있다.

무는 위를 튼튼하게 하고 소화를 도우며 기침을 멈추게 한다. 또 담을 삭이고 소변을 잘 나가게 한다. 이외에도 억균, 해열, 해독, 쓸개즙 분비, 담석이 생기는 것을 예방하고, 뼈 성장을 좋게 하며 뼈의 노화를 방지하는 작용을 한다.

무는 폐열肺熱로 피를 토하고 음식을 먹고 체하여 헛배가 부르며, 소변이 잘 나가지 않을 때 쓰인다. 또한 만성 기관지염, 기침, 가래, 숨이 찰 때, 만성 간염, 황달, 담석증, 당뇨병, 류머티즘성 관절염, 신경증, 세균성 적리, 변비, 고혈압, 동맥경화증 등에도 쓰인다.

무 잎에는 칼슘, 비타민 A, B_1, B_2, C, 니코틴산이 많이 들어 있다. 최근에는 무 잎이 장수식품으로 호평을 받고 있는데, 신선한 무 잎은 땀이 나게 하고 열을 내리며, 이질이나 목 안이 아플 때 쓰인다.

배추

배추는 잎, 줄기, 뿌리 모두를 식용하며, 비타민이 풍부하게 들어 있다. 주로 김치를 담그는 데 사용한다. 배추에는 단백질, 지방, 당질, 비타민(B_1, B_2, B_3, C, D, E, P), 칼슘, 칼륨, 유황, 마그네슘, 인, 철, 나트륨 등이 들어 있다.

배추는 소화작용, 장을 잘 통하게 하는 작용, 혈액순환작용 등을 한다. 또한 혈액의 산알칼리 평형을 유지하고 질병과 변비를 예방하며, 콜레스테롤 저하작용, 항암작용도 한다.

배추는 입안이 마르고 갈증이 날 때, 대소변이 잘 통하지 않을 때, 위 및 십이지장 궤양, 변비, 치질, 동맥경화증, 백일해 등에 쓰인다.

양배추

양배추는 보통 양배추와 붉은양배추로 구분하고, 수확 시기에 따라 조생종, 중생종, 만생종으로 분류하기도 한다. 양배추에는 단백질, 지방, 당질, 비타민(B₁, B₂, B₃, C, D, E, K, U), 칼슘, 칼륨, 유황, 인, 마그네슘, 나트륨, 알루미늄, 철, 구리, 요오드 등이 많이 들어 있다. 또한 양배추에는 강한 항생작용을 하는 물질, 여성 호르몬인 에스트로겐과 같은 작용을 하는 물질이 들어 있다.

양배추는 진통작용, 새살이 돋게 하는 작용, 이뇨작용, 콜레스테롤 저하작용, 혈당량 저하작용, 항염증작용, 소화작용, 변비 예방 등을 한다.

양배추는 위 및 십이지장 궤양, 만성 위염, 만성 대장염, 만성 간염, 담낭염, 동맥경화증, 변비, 당뇨병, 비만증, 데인 곳 등에 쓰인다. 샐러드나 김치를 만들어 먹기도 하고, 삶거나 볶아서 먹기도 한다.

시금치

시금치에는 단백질, 당질, 비타민(B₁, B₂, B₃, B₆, C, D, E, H, K, P), 칼슘, 칼륨, 인, 나트륨, 알루미늄, 철, 구리, 요오드 등이 들어 있다.

시금치는 오장을 보하고 위장의 열을 내리며, 혈을 잘 돌게 하고 술독을 풀어준다. 이 밖에 혈압 강하작용, 콜레스테롤 저하작용, 빈혈과 변비를 예방하는 작용, 소화작용 등도 한다.

시금치는 위장이 잘 통하지 않아 열이 날 때, 소변이 잘 나오지 않을 때, 눈이 벌게질 때, 입안이 마르고 갈증이 날 때, 술 중독 등에 쓰이며 폐결핵, 위병, 신경통, 빈혈, 변비, 고혈압, 동맥경화증, 당뇨병, 야맹증, 방광염 등에도 쓰인다.

미나리

　미나리는 영양가가 높고 독특한 향기와 산뜻한 맛이 있는 알칼리성식품으로, 질병의 예방과 치료에 효과적으로 쓰이는 약재이기도 하다. 미나리에는 단백질, 정유, 당질, 비타민(B_1, B_2, B_3, C, E), 칼슘, 칼륨, 마그네슘, 인, 나트륨, 유황, 철, 아연, 망간, 구리, 요오드, 붕소 등의 무기물질이 들어 있다.

　미나리는 신腎을 보하고 황달을 없앤다. 또한 비위를 튼튼하게 하고 출혈을 멈추며 소변을 잘 나가게 하고, 혈중 콜레스테롤 저하작용, 혈당량 저하작용, 간경변 예방작용, 쓸개즙 분비작용, 해독작용 등도 한다. 이 밖에도 정신 안정작용, 항경련작용, 두드러기 예방작용 등을 한다.

　미나리는 고혈압, 수면장애, 이슬, 기능성 자궁 출혈, 급성 및 만성 간염, 당뇨병, 소변장애, 혈뇨, 생선 중독 등에 쓰인다.

오이

　오이에는 특유의 향이 있으며, 95% 이상이 수분으로 이루어져 있다. 오이에는 단백질, 지방, 당질, 비타민(A, B_1, B_2, B_3, C), 칼슘, 칼륨, 인, 마그네슘, 알루미늄, 유황, 철, 망간, 구리, 코발트, 은 등이 들어 있다.

　오이는 열을 내리고 갈증을 멈추며, 이뇨작용, 해독작용, 혈압강하작용, 콜레스테롤 저하작용, 소화작용, 항암작용, 단순성 비만증 등을 예방하는 작용을 한다. 또한 오이는 소변불리, 팔다리 부종, 고혈압, 황달 등에 쓰인다.

오이의 잎은 설사, 이질 등에 쓰이며, 달여 먹거나 즙을 내어 먹는다. 오이 뿌리는 설사, 이질 등에 쓰이며, 하루 20~40g을 달여 먹는다. 오이 넝쿨은 소변을 잘 나가게 하고 해독작용을 하며, 이질, 임질 등에 쓰인다.

가지

가지에는 단백질, 지방, 당질(녹말, 포도당, 과당, 다당류, 펙틴), 회분, 조섬유, 비타민(B_1, B_2, B_3, C) 등이 들어 있다. 또한 비타민 P, 비타민 A, 델피니딘delphinidin과 미네랄인 칼슘, 칼륨, 마그네슘, 유황, 인, 나트륨, 알루미늄, 철, 규소 등이 들어 있다. 이외에도 미량의 원소로서 붕소, 코발트, 구리, 몰리브덴, 망간, 아연, 니켈, 요오드, 플라보노이드가 들어 있다. 가지의 껍질에는 나스닌nasnin 등의 자주색 색소가 들어 있다.

가지는 해열, 진통, 혈액순환, 지혈 등의 작용을 한다. 또한 부은 것을 내리고 소변과 대변을 잘 나가게 하며, 해독과 비위를 튼튼하게 하고 갈증을 그치게 한다. 이외에도 항염증작용, 억균작용, 탈감각작용, 혈당량 저하작용, 혈압 강하작용, 진정·진경 작용, 혈중 콜레스테롤 저하작용, 이뇨작용, 모세혈관을 튼튼하게 하는 작용, 알레르기성 염증 개선작용, 항암작용 등을 한다.

가지는 장출혈, 종창, 피부 궤양, 소복통, 설사, 만성 대장염, 소변불리, 치질, 동상, 타박상, 아구창, 뱀에 물렸을 때 등에 쓰인다. 또한 동맥경화증, 고혈압, 심장근육염, 류머티즘 다발성 관절염, 기관지천식, 삼출성 늑막염, 만성 간염, 황달, 간질, 혈뇨, 토혈, 자색반병, 패혈증 등에도 쓸 수 있다. 가지를 외용약으로 사용할 때는 짓찧어 붙이거나 가루를 기제基劑에 개어 붙여야 한다.

가지 꽃은 뚜렷한 항균작용을 하는데, 성분에 대한 자료는 거의 없으며 민간에서는 가지 꽃을 상처, 치통, 대엽성 폐렴, 창상 치료에 이용하기도 한다.

가지 잎 추출물은 콜레스테롤 수치를 저하시키는 작용, 동맥경화증의 형태학적 소견을 감소시키는 작용, 혈액 응고 시간과 출혈 시간을 감소시키는 항혜파린작용, 혈병 수축도를 상승시키고 혈

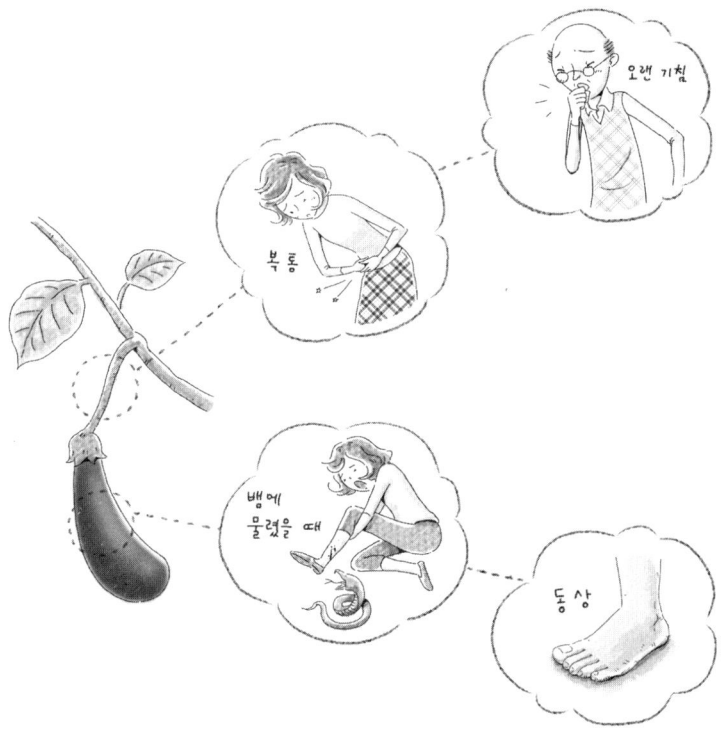

소판 수를 증가시키는 작용 등을 한다. 또한 가지 잎은 적리, 설사, 장출혈, 과다 월경, 기능성 자궁 출혈, 치질로 인한 출혈, 부종, 옹저(뾰루지 몰림), 동상 등에 쓰인다.

가지 줄기는 복통, 설사, 위암, 오랜 기침, 소변불리, 부종, 코피, 혈뇨, 과다 월경, 기능성 자궁 출혈, 음부 가려움증, 적리, 입안이 헌데, 뱀에 물렸을 때, 동상, 치질 등에 쓰인다. 하루 12~18g을 물에 달여 먹거나 가루 내어 먹는다. 외용으로 쓸 때는 줄기 달인 물로 씻거나 바른다.

가지 뿌리에는 디오스겐이 들어 있으며, 항염증작용과 지혈작용을 한다. 가지 뿌리는 만성 기관지염, 설사, 부종, 코피, 혈뇨, 과다 월경, 기능성 자궁 출혈, 산후 복통, 류머티즘성 관절염, 치질, 동상 치료 등에 쓰인다.

가지 꼭지는 가지 열매의 꽃받침으로, 부스럼, 장출혈, 치통, 입안이 헐었을 때, 피부병, 치질로 인한 출혈, 위암 등에 쓰인다. 민간에서는 종창 치료에 이용하고 있다.

호박

호박은 예로부터 건강과 장수에 좋은 식품으로 사용되어왔다. 열매채소 중 녹말 함량이 가장 많은 호박은 칼로리가 높다. 호박에는 단백질, 지방, 당질, 카로틴, 비타민(B_1, B_2, B_3, C, E), 칼슘, 마그네슘, 인, 나트륨 등이 들어 있으며, 간과 콩팥에 해로운 나이트로소아민nitrosoamine을 제거하는 물질이 들어 있다.

호박씨에는 아미노산, 비타민(B, C, E), 지방을 비롯해 사람을 젊어지게 하는 좋은 영양 성분들이 농축되어 있다. 호박씨는 습을 없애고 벌레를 죽이며 열을 내리고 이질을 낮게 한다. 또 이뇨작용, 항궤양작용, 진정작용, 쓸개즙 분비작용 등도 한다.

호박씨는 위 및 십이지장 궤양, 조충증, 회충증, 데인 곳, 유방암, 늑막염, 늑간 신경통, 젖병, 산후 부종, 고혈압, 당뇨병, 만성 간염, 콩팥염, 습진, 두드러기, 변비, 수면장애, 임신 오조, 절박유산 등에 쓰인다.

호박순에는 비타민, 지방, 단백질이 들어 있으며, 이뇨작용, 지혈작용, 구충작용 등을 한다. 또한 기능성 자궁 출혈, 코피, 토혈, 부종 등에 쓰인다.

당근

당근은 영양가가 높으며 건강과 장수에 좋은 채소 중 하나이다. 당근에는 눈의 피로회복에 도움을 주는 카로틴이 많이 들어 있는데, 카로틴이라는 이름도 당근의 학명에서 유래한 것이다. 당근에는 단백질, 지방, 당질, 카로틴, 비타민(B_1, B_2, B_3, B_6, C, F, H, K), 칼슘, 칼륨, 인, 유황, 나트륨, 마그네슘, 알루미늄, 철, 붕소, 구리, 요오드, 아연 등이 들어 있다.

당근 잎에는 영양분이 뿌리보다 더 많이 들어 있다. 약간 특이한 냄새가 나는 노란색을 띤 감색 색소는 천연색소로서 그 주성분이 β-카로틴으로, 음료 등을 만드는 데 사용된다. 또 당근 색소를 버터에 넣으면 영양가와 색깔, 냄새가 좋아진다.

당근은 혈을 보하고 눈을 밝게 하며 소화를 돕는다. 또한 영양

강화작용, 노화 방지작용, 해독작용, 변비 예방작용 등을 한다. 당근은 소화불량, 빈혈, 오랜 이질, 헛배가 부를 때, 변비 등에 쓰이며, 당뇨병, 백일해, 급성 간염, 야맹증, 저혈압, 고혈압, 만성 콩팥염에도 쓰인다.

부추

부추는 몸을 가볍게 하고 늙지 않게 하는 대표적인 강장식품이다. 또 향이 독특하여 흥분제 역할을 하기도 한다. 부추의 잎과 꽃에는 영양 성분이 많이 들어 있는데, 특히 부추는 예로부터 감기를 예방하는 데 많이 사용되어왔다. 부추에는 휘발성 정유와 유화물, 단백질, 지방, 칼슘, 인, 비타민 A와 C, 비타민 B 복합체, 여러 종류의 알칼로이드가 들어 있다.

부추는 위와 간신을 보하고 성 기능을 향상시켜주며, 이뇨작용, 지혈작용, 지사止瀉작용 등을 한다. 부추는 위에 열이 날 때, 허리와 무릎이 시리고 아플 때, 어린이 야뇨증, 이슬, 코피, 월경불순, 산후 출혈, 위장염, 신경쇠약 등에 쓰인다.

부추 뿌리는 땀을 멈추고 기혈을 잘 돌게 하므로 땀이 저절로 날 때, 타박상 등에 쓰인다. 부추 씨에는 사포닌과 유황 등이 들어 있어 간신을 보하고 정액이 저절로 나오는 것을 멎게 하며, 허리와 무릎을 덥게 한다. 또한 지혈작용, 위액 분비 촉진작용, 강심작용, 간 보호작용, 이뇨작용 등을 한다. 부추 씨는 코피, 방광염, 유정, 야뇨증, 이슬, 무릎이 시릴 때, 데인 곳 등에 쓰인다.

감자

　감자는 세계적으로 가장 많이 소비되는 채소이다. 또한 영양학적으로 매우 독특한 특징을 가지고 있다. 감자는 주식 및 부식뿐만 아니라 건강과 장수에 좋은 식품으로, 여러 가지 질병의 예방과 치료에 쓰이는 약재로도 사용된다. 감자에는 78%의 수분과 22%의 다른 물질이 들어 있다. 종류에 따라 다르나 100g의 감자에는 평균 녹말 15~16g, 단백질 2g, 미네랄 0.5~1g과 지방, 비타민(B_1, B_2, B_6, C), 칼슘, 칼륨, 인, 마그네슘, 나트륨, 철 등이 들어 있으며, 당질의 대부분은 녹말이다.

　감자 싹에는 솔라닌solanine이 들어 있는데, 솔라닌은 항염증작용, 조혈작용, 이뇨작용, 암 예방 및 치료 작용 등을 한다. 그러나 일부 독작용을 하기도 한다.

　감자는 비위를 튼튼하게 하고 중기中氣를 도우며 기를 끌어 올린다. 항염증작용, 강심작용, 혈압 강하작용을 하며 위통, 변비, 두통, 데인 곳, 부종 등에 쓰인다. 이외에도 위 및 십이지장 궤양, 고혈압, 백혈구 감소증, 콩팥염, 약물 중독, 귀밑샘염 등에 쓰인다.

고구마

　고구마는 주식과 부식으로서뿐만 아니라 건강과 장수에 좋다는 것이 밝혀져 장수식품으로도 주목을 받고 있다. 고구마에는 단백질, 지방, 당질(녹말, 당, 섬유소 등), 카로틴, 비타민(B_1, B_2, B_3, C, E), 칼슘, 칼륨, 인, 마그네슘, 철, 나트륨 등이 들어 있다.

　고구마는 비위를 튼튼하게 하고 기를 보하며 젖이 잘 나오게 한다. 또한 항암작용, 변비 예방, 비만 예방, 콜레스테롤 저하작용, 영양 강화작용 등을 한다. 고구마는 설사, 변비, 혈변, 복수, 야맹증, 황달, 젖병, 헌데 등에 쓰인다.

고구마 줄기는 구토, 설사, 혈변, 기능성 자궁 출혈, 유즙결핍증, 종처 등에 쓰인다.

토마토

토마토는 채소로서뿐만 아니라 어린이들의 성장 발육과 중년기 이후의 건강과 장수에 매우 좋은 영양식품이다. 토마토에는 단백질, 효소, 당질, 카로틴, 비타민(B_1, B_2, B_3, C, E, K), 칼슘, 칼륨, 인, 나트륨, 알루미늄, 마그네슘, 유황, 아연, 망간, 철 등이 들어 있다.

토마토 씨에는 지방과 당분 이외에 사과산, 레몬산, 옥살산도 소량 들어 있다. 토마토의 붉은색은 천연색소로서 리코펜이라는 카로티노이드carotenoid 색소이다.

토마토는 진액을 불리고 갈증을 그치게 하며 위를 보하고 소화를 돕는다. 또한 활평근의 긴장도를 높이고 연동운동을 강하게 하며 항암작용, 콜레스테롤 저하작용, 경련을 푸는 작용, 억균작용 등도 한다.

토마토는 입안이 마르면서 갈증이 날 때, 식욕부진, 고혈압, 동맥경화증, 위장병, 변비, 비만증 등에 쓰인다.

수박

수박은 여름철에 잘 어울리는 건강과 장수에 좋은 열매채소이다. 수박은 91%의 수분과 8%의 탄수화물로 이루어져 있다. 수박에는 단백질, 지방, 당질, 카로틴, 비타민(B₁, B₂, B₃, C), 칼슘, 칼륨, 인, 마그네슘, 알루미늄, 철, 아연 등이 들어 있다. 열매의 붉은 색소는 리코펜이라는 카로티노이드 색소이며, 수박의 씨에는 타닌질, 알칼로이드, 정유, 지방, 우레아제 등이 들어 있다.

수박은 빈혈을 없애고 갈증을 해소하며 열을 내린다. 수박에 들어 있는 적은 양의 염류는 콩팥염에 일정한 효과가 있으며, 이뇨작용과 황달을 치료하는 작용을 한다. 수박은 술독을 풀며 혈압을 강하시키기도 한다.

수박은 더위 먹고 열이 날 때, 월경장애, 당뇨병, 고혈압, 동맥경화증, 담도 질병, 급성 콩팥염, 방광염, 헌데 등에 쓰인다.

수박 껍질은 더위를 가시게 하고 갈증을 해소하며 소변을 잘 나가게 한다. 또한 더위로 가슴이 답답하고 갈증이 나며, 소변 양이 적고 몸이 붓거나, 입안에 염증이 있을 때 쓰인다.

05

나물의 성분과 약효

도라지

도라지는 예로부터 희고 굵으며 살찐 뿌리를 즐겨 먹어왔으며, 건강과 장수에 좋은 식품 중 하나이기도 하다. 도라지는 기침약으로도 많이 사용해왔다. 도라지에는 사포닌, 플라티코딘platycodin이 많이 들어 있으며 스테로이드, 트리테르페노이드triterpenoid, 단백질, 당질, 지방, 비타민, 칼슘, 칼륨, 마그네슘, 인 등이 들어 있다.

도라지는 폐기肺氣를 잘 통하게 하고 기침을 멈추며, 가래를 삭이고 고름을 빼낸다. 약리 실험에 의해 도라지는 기관지 분비 항진, 가래 삭임, 기침 억제, 용혈, 진정, 진통, 궤양 억제, 해열, 항염증, 혈관 확장, 항콜린, 혈압 강하작용 등을 한다는 것이 밝혀졌다.

도라지는 감기, 기침, 목 안이 붓고 아플 때, 폐농양으로 고름이나 가래를 뱉을 때, 기침과 함께 숨이 차고 가슴과 옆구리가 아플 때, 목이 쉬었을 때, 이질로 인한 복통, 변비 등에 쓰인다. 또한 만성 기관지염, 편도염, 인후염 등에도 쓰인다.

죽을 쑤어 먹거나 달여 먹는다. 닭고기 등과 같은 살이 희고 연한 육류와 연한 채소, 산나물과 잘 어울리므로 함께 여러 가지 요리를 만들어 먹으면 그 영양가를 더 높일 수 있다.

두릅

두릅은 예로부터 즐겨 먹어온 영양가 높은 고급 산나물 중 하나이다. 두릅은 달고 구수하며 독특한 향기가 있고 섬유질이 적다. 두릅나무의 잎과 껍질은 영양가가 높고 예방 및 치료 작용이 있으므로 보약과 치료약으로 쓰인다.

두릅나무 뿌리껍질에는 사포닌 배당체 성분인 아랄로이드 A, B, C와 지방, 타닌질, 질소화합물, 스테로이드가 들어 있다. 이 밖에 올레아놀산oleanolic acid, 카테킨산, 알칼로이드와 15개의 미네랄 및 미량 원소가 들어 있다. 또한 두릅나무(어린잎)에는 단백질, 지방, 당질, 비타민(B_1, B_2, C), 칼슘, 마그네슘, 인 등이 들어 있다.

두릅은 기를 보하고 정신을 안정시키며 정精과 신腎을 보하고 강장, 혈압 강하, 억균, 방사선 보호, 해열, 항암 등의 작용을 한다. 또한 두릅은 몸이 허약하거나, 신경쇠약증, 정신분열증, 심장신경증, 저혈압, 당뇨병, 위궤양, 정신적·육체적 피로, 위암 등에 쓰인다.

표고버섯

표고버섯은 향기가 독특하고 맛이 좋으며 영양가가 매우 높을 뿐만 아니라 여러 가지 질병을 예방하고 치료하는 약효 성분이 많이 들어 있는 건강식품이다. 표고버섯에는 단백질, 지방, 당질, 칼슘, 인, 철, 비타민(A, B$_1$, B$_2$, B$_3$, C, D, E) 등이 들어 있으며, 독특한 향은 렌티오닌에 의한 것이다.

표고버섯은 해독과 폐열을 내리고 몸을 보한다. 또한 진액을 보충하며 기혈을 잘 돌게 하고 장을 윤활하게 하며, 비위의 기능을 도와주는 작용과 혈압 강하작용, 콜레스테롤 저하작용, 생체의 면

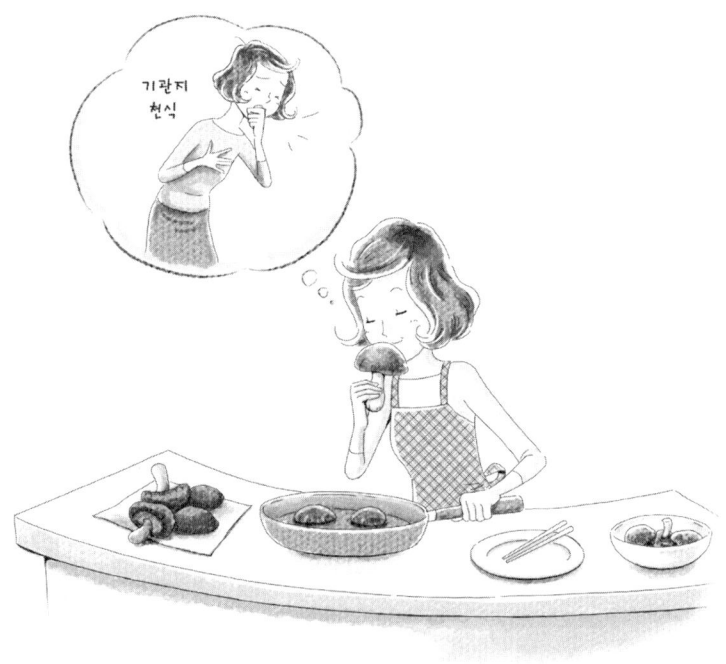

기관지
천식

역 기능을 강화하는 작용, 소변을 잘 나가게 하는 작용 등을 한다.

표고버섯은 폐열로 기침을 하고 숨이 찰 때, 마른기침이 날 때, 동맥경화증, 고혈압, 심근경색, 뇌혈관장애, 위 및 십이지장 궤양, 과산성 만성 위염, 담석증, 협심증, 급성 토리체 콩팥염, 기관지천식, 알레르기 코염(알레르기성 비염), 당뇨병, 위암, 백혈구 감소증, 홍역 발진이 잘 돋지 않을 때 등에 쓰인다.

냉이

냉이는 맛있고 영양가 높으며 건강에도 좋은, 이른 봄 제일 먼저 나는 나물이다. 냉이에는 옥살산, 포도주산, 사과산 등의 유기산과 아르기닌, 아스파라긴산, 메티오닌 등의 아미노산, 과당, 소르보스sorbose, 젖당, 콜린, 아세틸콜린acetylcholine, 사포닌, 플라보노이드, 루틴, 비타민(B_1, B_2, B_3, C, K), 칼슘, 인, 철 등이 들어 있다.

냉이는 지혈과 비脾를 튼튼하게 하고 소변을 잘 나가게 하며 눈을 밝게 한다. 또 자궁 수축, 지혈, 관상혈관 확장, 혈압 강하, 호흡 중추 홍분, 항염증, 지사 등의 작용을 한다.

냉이는 과다 월경, 기능성 자궁 출혈, 위궤양, 치질, 혈담, 객혈, 만성 간염, 콩팥염, 눈이 벌게지면서 아플 때, 이질 등에 쓰인다.

달래

달래에는 단백질, 지방, 당질, 조섬유, 미네랄, 비타민(B_1, B_2, B_3, C) 등이 들어 있다. 미네랄로는 칼슘, 인, 철, 요오드, 코발트가 많이 들어 있다. 달래의 전초全草와 뿌리에는 사포닌, 알칼로이드,

정유가 들어 있다.

　달래는 약물 실험에 의해 강장, 건위, 진정, 진통, 항염증, 해독 등의 작용을 한다는 것이 밝혀지기도 했다. 달래는 음위증, 만성 위염, 식욕부진, 편도염, 위암, 기능성 자궁 출혈, 월경장애, 무월경, 만성 기관지염, 백일해, 빈혈 등에 쓰인다.

과일의 성분과 약효

사과

비타민과 유기산이 들어 있어 고유한 맛과 향이 나는 사과는 피로회복제와 음료뿐만 아니라 한약재로도 널리 사용되고 있다. 사과가 건강에 좋은 것은 다른 과일에 비해 펙틴과 칼륨이 많이 들어 있기 때문이다.

사과에는 당질, 비타민(B₁, B₂, B₃, C), 단백질, 지방, 펙틴, 칼슘, 칼륨, 마그네슘, 인, 철, 나트륨, 아연, 구리 등이 들어 있다. 또한 포도당, 과당, 사과산, 레몬산, 타닌도 들어 있다. 사과 씨에는 아미그달린amygdalin과 지방이 들어 있으며, 사과의 향을 내는 성분은 개미산, 초산, 뷰티르산, 프로피온산, 에틸알코올, 게라니올,

아세트알데히드이다.

사과는 심心을 보하고 기氣를 왕성하게 하며 폐를 눅여주고 담을 삭인다. 사과에 들어 있는 펙틴은 돌림감기, 바이러스 A형에 대한 억균작용, 혈당량 조절작용, 지방의 흡수를 막고 혈액 속 콜레스테롤을 낮추며 체내의 유해 물질을 몸 밖으로 배출하는 작용, 이뇨작용, 정신을 맑게 하는 작용, 위장을 튼튼하게 하고 대변을 무르게 하는 작용 등을 한다. 또한 혈압 강하작용, 해독작용, 피로 회복과 세포의 활동성을 증가시키는 작용을 한다. 이 밖에 알칼리성 물질과 비타민 C를 보충해주고, 물과 전해질 균형을 유지하는 작용도 한다.

사과는 입안과 목 안이 마르거나, 소화불량, 변비, 만성 설사, 대장염, 빈혈, 고혈압, 동맥경화증, 심장병, 콩팥염, 콩팥돌증, 관절염, 급성 기관지염, 신경쇠약, 감기 등에 쓰인다.

사과 껍질에는 아미노산, 펙틴 등이 들어 있으며, 구토와 객담에 쓰인다. 사과 잎은 산후 출혈, 월경 이상, 발열 등에 쓰인다.

배

한약재로 쓰이는 배에는 당질, 비타민(B_1, B_2, B_3, C), 단백질, 지방, 칼슘, 칼륨, 마그네슘, 인, 철, 아연, 구리 등이 들어 있다.

배는 심혈을 내리고 폐를 눅여주며 진액을 보충한다. 또한 갈증을 해소하고 가래를 삭이며 기침을 멈추게 한다. 소변과 대변을 잘 통하게 하고 술독을 풀기도 한다.

배는 폐열로 기침을 하거나 눈에 피가 지면서 아프고, 쇠고기를 먹고 체했을 때, 소변불통, 변비, 알코올중독 등에 쓰인다. 당뇨병, 만성 기관지염, 만성 위염, 데인 곳 등에도 쓰인다.

배 껍질은 심열心熱을 내리고 폐를 눅여주며 진액을 보충하고, 더위 먹고 가슴이 답답하며 갈증이 나고 기침을 할 때 쓰인다.

귤

귤에는 레몬산을 비롯해 유기산과 아스파라긴산, 아미노뷰티르산 등이 들어 있다.

귤은 갈증을 해소하고 진액을 보충하며 소변을 잘 나가게 하는데, 열이 나면서 입안이 마르고 음식물에 체했을 때, 설사, 기침 등에 쓰인다.

귤껍질에는 정유(리모빈), 비타민(C, P) 등이 들어 있다. 귤껍질은 기를 잘 돌게 하고, 가슴이 답답한 증상을 낮게 하며, 습을 없애고 담을 삭인다. 귤껍질은 위액 분비 촉진작용, 소화작용, 강심작용, 모세혈관의 투과성을 감소시키고 저항력을 높이는 작용을 한다.

귤껍질은 헛배가 부르면서 입맛이 없고 소화가 안 되거나, 가슴이 답답하고 기침이 나며 가래가 많고 숨이 찰 때 쓰인다. 또한 방향성 건위약으로 위염에 쓰이며, 기침이나 가래 약으로도 쓰인다.

죽을 쑤어 먹거나 닭고기와 함께 끓여 먹으며, 달여서 먹기도 한다.

복숭아

복숭아에는 당질, 비타민(A, B$_1$, B$_2$, B$_3$, C), 단백질, 지방, 칼슘, 마

그네슘, 인, 철 등이 들어 있다.

복숭아는 진액을 보충하고 장을 윤활하게 하며 적취積聚를 없앤다. 또한 복숭아를 자주 먹으면 체내에 칼륨이 많아지고, 나트륨이 수분과 함께 빠지면서 콩팥의 부기를 내리며 혈압을 강하시킨다.

복숭아 잎에는 청산배당체, 타닌질이 들어 있으며, 벌레를 죽이고 헌데를 낫게 한다. 복숭아씨에는 아미그달린, 에멀신, 지방유 등이 들어 있다.

복숭아씨는 혈을 잘 돌게 하고 어혈을 제거하며, 약간의 설사를 일으킨다. 또한 복숭아씨에서 추출한 알코올 추출액은 혈액 응고를 억제한다. 복숭아씨를 먹으면 소화기 안에서 아미그달린 성분이 분해되어 시안화수소HCN가 형성되는데, 이 성분은 기침 중추를 진정시켜 기침을 멈추게 한다.

복숭아씨는 무월경, 어혈, 산후 복통, 변비 등에 쓰이며, 이 밖에 기침, 타박상, 부스럼, 만성 맹장염 등에도 쓸 수 있다. 월경 중이거나 임산부에게는 쓰지 않는다. 또한 코데인, 모르핀, 페노바르비탈 등의 마취제 및 진정제와 함께 쓰면 호흡 억제작용을 하므로 함께 쓰지 말아야 한다.

복숭아꽃에는 플라보노이드가 들어 있으며, 설사를 일으키고 소변을 잘 나가게 하며 혈을 잘 돌게 하고 담을 삭인다. 복숭아꽃은 변비, 몸의 부종, 각기, 무월경 등에 쓰이는데, 임산부에게는 쓰지 않는다.

살구

예로부터 살구는 장수식품으로 알려져왔으며, 딱딱한 씨의 속살(행인)은 기침을 멎게 하는 약으로 특효가 있어 한약재로 널리 사용되어왔다. 살구에는 당질(포도당, 과당, 설탕), 덱스트린, 녹말, 사과산, 레몬산, 비타민(A, B₁, B₂, B₃, C, E), 카로틴 등이 들어 있다. 그리고 살구씨에는 정유와 항암 성분인 아미그달린, 에멀신, 단백질 등이 들어 있으며, 살구씨 기름에는 비타민 E가 많이 들어 있다.

살구는 기침을 멈추게 하고, 호흡곤란을 치료한다. 또 대변을 잘 통하게 하고 땀이 나게 하며 해독작용을 한다. 아미그달린이 산 또는 효소 작용에 의해 가수분해되면 벤즈알데하이드와 시안화수소, 포도당으로 분해되어 호흡 중추와 기침 중추에 진정작용과 기침 억제작용을 한다. 많이 먹으면 독작용도 한다.

살구는 허약한 사람의 감기, 기침, 기관지염, 기관지천식, 폐결핵, 림프성 결핵, 귀앓이, 헌데, 치질, 파상풍 등에 쓰인다. 살구씨는 코데인이나 페노바르비탈 등과 같은 진정제와 함께 쓰면 호흡 억제작용을 하므로 주의해야 한다.

포도

포도는 건강과 장수에 좋은 과일로서 영양제, 보약, 강장 흥분제로 널리 사용되어왔다. 포도에는 당질, 비타민(B₁, B₂, B₃, C, E), 단백질, 지방, 칼슘, 칼륨, 마그네슘, 인, 철, 나트륨 등이 들어 있다. 포도를 원료로 하여 만든 붉은 색소는 독특한 신맛과 약한 술 냄새가 나는 천연색소로서 성분은 안토시안이며, 음료수와 당과류를 비롯한 여러 가지 식품을 만드는 데 사용된다. 포도즙에는 전화당, 포도주산, 레몬산, 칼슘, 펙틴, 고무질, 타닌질, 무기물질 등이 들어 있다.

포도의 씨에는 타닌, 스테린, 레시틴, 지방이 들어 있으며, 포도 씨의 지방산은 올레인산, 리놀레산, 리놀렌산, 팔미트산, 스테아 린산 등이다.

포도는 위를 튼튼하게 하고 진액을 보충하며 소변을 잘 나가게 한다. 또한 쓸개즙 분비작용, 이뇨작용, 강장작용, 물질대사 촉진

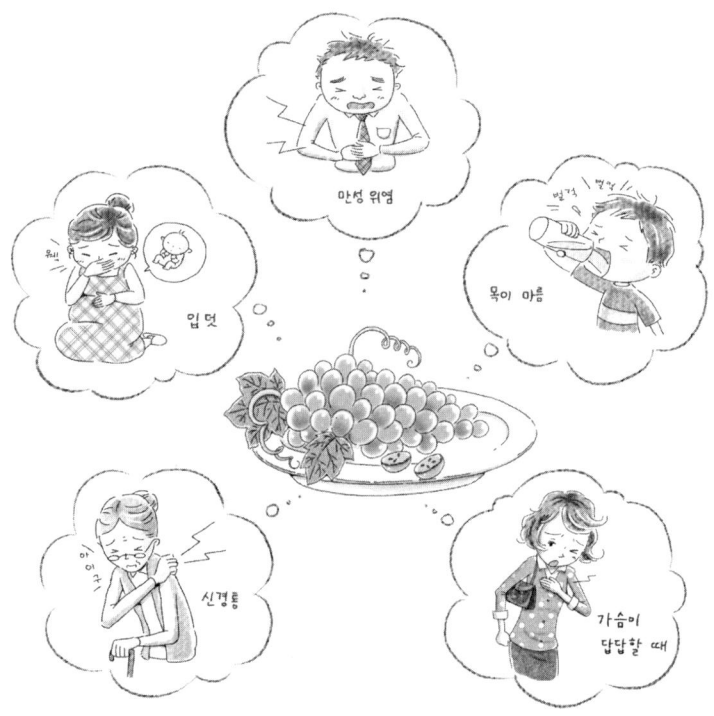

작용, 대장암을 예방하는 작용 등을 한다.

포도는 만성 간염, 황달, 신경통, 입덧, 이질, 폐암, 뇌빈혈, 절박유산, 만성 기관지염, 만성 위염, 유즙결핍증, 동맥경화증, 가슴이 답답하고 목이 마를 때 등에 쓰이며, 철과 비타민 C가 많아 보혈제로도 쓰인다.

포도 넝쿨과 잎에는 설탕, 이노시톨, 카로틴, 콜린, 유기산과 억균 물질이 들어 있다. 눈에 피가 지거나, 수종, 소변불리, 종처 등에 쓰인다.

감

감은 보기에도 좋고 건강과 장수에 좋은 과일이다. 감에는 당질, 카로틴, 비타민(B_1, B_2, B_3, C, E), 단백질, 지방, 칼슘, 칼륨, 마그네슘, 인, 나트륨, 철, 아연, 구리 등이 들어 있다. 특히 타닌과 요오드가 많이 들어 있다.

감은 혈압을 내리고 소변을 잘 나가게 하며, 해독과 설사를 멈추게 한다. 감은 목 안이 붓고 아프거나 기침이 나면서 가래가 많고, 입안이 마르고 토혈할 때, 술에 취했을 때, 뱀에게 물렸거나 벌레에 쏘였을 때, 중풍, 빈혈, 만성 위염, 갑상샘 항진증, 동상, 데인 곳 등에 쓰인다.

곶감에는 여러 가지 영양 성분과 필수 아미노산, 비타민 등이 많이 들어 있어 강장·보양제로도 쓰인다. 또한 곶감은 세포의 노화를 방지하고, 콜레스테롤을 저하시키며 실핏줄을 튼튼하게 하고, 부기와 당뇨병을 예방한다.

감나무 잎에는 비타민 C와 P가 많이 들어 있으며, 비타민 B_1, B_2, D, K 등도 들어 있다. 감나무 잎은 폐기를 잘 통하게 하고, 기침과 출혈을 멈추게 한다. 또 감나무 잎에 들어 있는 비타민 C와 D는 서로 협력하면서 세포의 노화를 방지하고, 혈액 속 콜레스테롤을 저하시키는 작용을 한다.

감나무 잎에 있는 흰색 반점과 검은 잎맥은 망간이 적기 때문이며, 누런색으로 변하면서 벽돌색인 것은 마그네슘이 적기 때문이다. 감나무 잎은 질이 비교적 굳고 수분이 적기 때문에 즙액이 잘 나오지 않으므로 물을 조금 넣고 우려야 푸른 즙이 나온다. 감나무 잎의 푸른 즙을 매일 먹으면 여러 가지 질병을 치료할 수 있고, 살결도 고와진다고 한다. 말린 감나무 잎에 끓인 물을 붓고 몇 분 뒤 그 물을 마시는데, 보통 서너 번 재탕해서 마실 수 있다. 마실 때는 다른 차보다 조금 많은 양을 마셔야 한다.

감잎차는 혈압 강하작용, 혈액 속 콜레스테롤 저하작용, 관상 혈관의 혈액순환 촉진작용, 면역 부활작용, 지혈작용 등을 한다. 또 감잎차는 고혈압과 동맥경화증 예방 치료에 쓰이며, 이 밖에도 피로, 당뇨병, 출혈, 괴혈병, 자색반병, 뇌출혈, 위병, 수면장애, 신경증, 면역 기능 저하 등에 쓰인다.

감꼭지에는 올레아놀산, 우르솔산, 베틀린산, 포도당, 과당, 유기산 등이 들어 있다. 감꼭지는 기를 내리고 딸꾹질을 멈추며, 진정작용과 지사작용을 한다.

07
양념의 성분과 약효

간장

우리 선조들은 예로부터 집집마다 메주로 간장을 담가 먹었다. 간장에는 단백질, 아미노산, 당질, 인, 철, 칼슘, 비타민(B_1, B_2, B_3), 소금 등이 들어 있다.

간장은 열을 내리고 가슴이 답답한 증상을 치료한다. 또한 부스럼 초기, 헌데, 독벌레에 상했을 때 쓰인다.

된장

된장은 기본 장류일 뿐만 아니라 장수에 좋은 식품이기도 하다.

된장에는 단백질, 특히 필수 아미노산이 많이 들어 있으며, 이 밖에도 지방, 비타민(B_1, B_2, B_3, C), 당질, 칼슘, 칼륨, 마그네슘, 나트륨, 유황, 인, 철 등이 들어 있다.

된장은 땀을 나게 하고 열을 내리며 발진을 순조롭게 한다. 또한 해독과 비를 튼튼하게 하며 입맛을 돋운다. 이 밖에도 혈액 속 콜레스테롤 저하작용, 항암작용, 노화 방지작용, 방사선 피해 예방작용, 영양작용 등을 한다.

된장은 풍열로 인한 두통, 가슴이 답답하고 구토할 때, 가래가 많고 몸이 허약할 때, 알코올 중독 등에 쓰인다. 또한 동맥경화증, 위암, 위궤양, 심근경색, 간경변증 예방에도 쓰인다.

소금의 해로운 영향을 막기 위해 소금 함량이 적은 된장을 만들어 칼륨 함량이 높은 식품과 함께 먹는 것이 좋다.

소금

소금의 주성분은 염화나트륨이며, 염화칼륨, 염화바륨, 유산나트륨 등이 들어 있다.

소금은 토하고 굳은 것을 유연하게 하며, 지혈작용을 한다. 또한 새살이 돋게 하며 해독작용과 입맛을 돋운다.

소금은 음식을 먹고 체했을 때, 여러 가지 원인으로 피가 날 때, 화농성 염증과 부스럼 등에 쓰인다.

식초

식초는 물질대사를 촉진하고 노화를 방지하여 젊어지게 하는 등 건강에 좋은 식품이다. 식초의 신맛은 기분을 상쾌하게 하고 정신적 긴장을 풀어준다. 식초에는 주로 초산이 들어 있는데 젖산, 호박산, 레몬산 등도 들어 있다.

식초는 부은 것을 내리고 어혈을 풀어주며, 혈을 보하고 음식을 소화시킨다. 또한 지혈작용과 방부 살균작용도 한다. 식초는 부스럼이 생겨 부었을 때, 산후 어지럼증, 산후 복통, 고기 중독 등에 쓰인다. 이 밖에도 고혈압, 당뇨병, 소장염, 대장염, 변비, 목에 가시가 걸렸을 때 등에 쓰인다.

파

파는 특이한 냄새와 매운맛, 독특한 성분들의 작용으로 양념은 물론 건강과 장수에 좋은 식품으로 널리 사용되어왔다. 파에는 비타민(A, B_1, B_2, B_3, C), 단백질, 지방, 당질, 칼슘, 칼륨, 유황, 규소, 인, 마그네슘, 나트륨, 철 등이 들어 있다.

파는 땀이 잘 나게 하고 해독과 위장의 운동 및 분비 기능을 돕고 태아를 안정시킨다. 또한 몸을 따뜻하게 해주고 지나치게 비만이 되는 것을 막아주며, 고혈압과 동맥경화 및 혈전증의 예방, 노화 방지작용 등을 한다. 파는 여러 가지 병원균에 대한 억제작용을 하며, 질 트리코모나스를 죽인다고도 한다.

파는 초기 감기, 두통, 코막힘, 눈과 얼굴의 부종, 소변불리, 젖병, 소복통, 저혈압, 부스럼, 구토하면서 설사할 때 등에 쓰인다.

파는 냄새가 잘 날아가므로 다지거나 썰어서 보관하지 말아야 한다. 또 끓이면 매운맛과 향이 없어지므로 음식을 다 끓인 다음에 넣는 것이 좋다.

마늘

독특한 냄새와 매운맛이 나는 마늘은 양념뿐만 아니라 한약재로도 많이 사용되어왔다. 또한 마늘의 장수 효과가 과학적으로 밝혀지기도 했다. 마늘에는 단백질, 지방, 당질, 카로틴, 비타민(B₁, B₂, B₃, C), 칼슘, 칼륨, 인, 나트륨, 알루미늄, 철, 마그네슘 등이 들어 있다. 이 밖에도 마늘의 특수 성분인 알리신, 스코르디닌scordinin, 피톤치드phytoncide가 들어 있다.

마늘은 기를 잘 돌게 하고 비위를 덥혀주며 풍한風寒을 없앤다. 또한 벌레를 죽이고 해독과 부스럼을 치료하고 소화를 돕는다. 마늘은 억균작용, 돌림감기 바이러스에 대한 억제작용, 이뇨작용, 건위작용, 혈관 확장작용, 동맥경화 예방작용, 간에 지방이 침착되는 것을 예방하는 작용, 항암작용, 자궁 수축작용, 면역 부활작용, 해독작용 등을 한다.

마늘은 동맥경화증, 고혈압, 대장염, 소화장애, 저산성 만성 위염, 감기, 기관지천식, 폐결핵, 회충증, 요충증, 아메바성 적리, 신경성 피부염, 돼지고기를 먹고 체했을 때, 당뇨병, 트리코모나스성 질염 등에 쓰인다.

마늘의 냄새를 제거하여 약으로 쓰면 효과가 더욱 좋다고 한다. 마늘을 껍질을 벗기지 않은 채 물에 씻은 다음 3~5분 정도 찌거나 끓인 물에 담갔다가 건져낸 후 물기를 없애고 껍질을 벗기면 냄새가 나지 않는다. 여기에 설탕이나 우유를 넣으면 냄새도 없고 먹기에도 좋다. 마늘은 다지거나 찧어서 보관하지 말아야 한다.

고추

고추에는 카로틴, 비타민(A, B₁, B₂, C), 단백질, 당질, 칼슘, 인, 나트륨, 철 등이 들어 있다. 고추의 껍질에 들어 있는 진한 붉은 색소는 카로티노이드라는 천연색소이다. 식품 첨가물에 관한 국제연합식량농업기구와 세계보건기구(WHO) 합동 전문가 위원회는 카로티노이드에 속하는 카로틴을 식품에 사용할 수 있는 색소에 포함시키고, 하루 섭취 허용량을 카로티노이드 총량으로 계산하여 0.5mL/kg으로 규정했다.

고추는 비위를 덥혀주고 한사를 없애며, 입맛을 돋우고 소화를 돕는다. 또한 위액 분비 촉진작용, 혈액 속 콜레스테롤 저하작용, 말초혈관 확장작용, 억균작용 등을 한다.

고추는 윗배가 차고 헛배가 부를 때, 소화장애, 식욕부진, 요통, 생인손, 이슬, 류머티즘성 관절염 등에 쓰인다. 위 및 십이지장 궤양과 간질병에는 쓰지 않는다.

고추 뿌리는 손발에 힘이 없을 때, 기능성 자궁 출혈, 고환이 붓고 아플 때 쓰인다. 고추 줄기는 한습성 마비, 어혈, 풍한으로 아플 때 쓰인다.

생강

생강은 특이한 향을 내는 양념으로서 호흡기 질병을 비롯한 여러 가지 질병 치료에 널리 사용되어왔다. 생강에는 정유, 단백질, 지방, 당질, 비타민(B₁, B₂, C), 옥살산, 사과산 등이 들어 있으며, 매운맛을 내는 진저롤이 들어 있다.

생강은 땀을 내며 풍한을 없애고 기침을 멈추며 가래를 삭이고, 비위와 폐를 덥혀주며 구토를 멈춘다. 특히 매운맛 성분은 말초성 지토止吐작용, 정유 성분은 중추성 지토작용에 효과가 크다고 한다. 이 밖에도 혈액순환을 좋게 하고 위액 분비를 촉진하며 억균작용을 한다.

생강은 비위가 허하여 구토하며, 가래가 있으면서 기침이 나며 숨이 찰 때, 식욕부진, 신경통, 감기, 저산성 만성 위염, 입덧 등에 쓰인다.

마른 생강은 비위를 덥혀주고 양기를 회복시키며 경맥을 통하게 한다. 또한 풍한습風寒濕을 없애고 소화를 돕고 가래를 삭이며, 폐를 덥혀주고 거멓게 볶은 것은 출혈을 멈춘다. 이 밖에도 중추성 및 말초성 지토작용, 소화작용, 억균작용, 트리코모나스를 죽이는 작용 등을 한다.

마른 생강은 배가 차고 아프며 구토하거나 설사할 때, 손발이 찰 때, 폐에 한담寒痰이 있어 기침이 나고 숨이 찰 때, 만성 대장염, 뼈마디가 아플 때, 구토, 감기 등에 쓰인다. 거멓게 볶은 것은 토혈, 코피, 혈변, 기능성 자궁 출혈 등에 쓰인다. 하루 3~12g을 쓴다.

참깨

참깨는 영양가가 높고 좋은 향이 나며 비타민 E가 많이 들어 있다. 예로부터 간肝과 신腎, 정精과 수髓를 보하며 노화 방지를 위한 보약으로 많이 사용되어왔다. 참깨에는 지방, 단백질, 마그네슘, 인, 철 등이 들어 있다.

참깨는 영양작용, 약한 설사작용, 항염증작용, 지혈작용, 항암작용, 중추신경에 대한 흥분성을 높이는 작용, 말초신경의 기능을 높이는 작용 등을 한다. 참깨는 몸이 허약하고, 눈이 잘 보이지 않을 때, 머리카락이 일찍 셀 때, 동맥경화증, 축농증, 혈뇨, 변비, 습진 등에 쓰인다.

참깨의 향은 입맛을 돋우며, 참기름은 향기롭고 고소할 뿐만 아니라 건강과 장수에 좋은 식품이다. 참기름에는 올레인산, 리놀렌산, 팔미트산, 스테아린산, 아라킨산, 리그노세린산의 글리세리드 등 불포화지방산이 많이 들어 있다.

참기름은 혈액 속 콜레스테롤을 저하시키는 작용, 노화 방지작용, 혈압 강하작용, 성장 발육을 촉진시키는 작용, 혈액의 혈소판 수를 증가시키고 혈액 응고를 빠르게 하는 작용, 항염증작용 등을 한다. 참기름은 몸이 허약할 때, 혈소판 감소성 자색반병, 특발성 혈소판 감소증, 고혈압 예방 등에 쓰인다.

들깨

들깨는 양념뿐만 아니라 한약재로도 널리 사용되어왔다. 들깨에는 지방이 약 40% 들어 있으며, 주성분은 올레인산과 리놀레산의 글리세리드이다.

들깨는 기를 내리고 담을 삭이며, 기침과 갈증을 그치게 한다. 또한 폐를 눅여주며 중기中氣를 보하고, 비위를 보하며 정수를 보충하고 대변을 잘 통하게 한다.

들기름은 맛이 고소하고 냄새가 향기로운데, 입맛을 돋우고 소

화를 도우며, 장내 이상 발효의 억제작용, 거담작용, 동맥경화 예
방작용 등을 한다. 들깨는 몸이 허약하거나, 기침이 나면서 숨이
찰 때, 변비 등에 쓰인다.

들깻잎으로는 오래전부터 여러 가지 음식을 만들어 먹었다. 들
깻잎에는 페닐라케톤penillaketone이라는 향기롭고 특이한 정유 성
분이 들어 있어 입맛을 돋운다.

08

젖류와 달걀의
성분과 약효

■ 젖류

우유

우유에는 무수한 지방 알갱이들이 들어 있는데, 우유 방울 속에는 약 1억 개의 지방 알갱이가 들어 있다. 우유는 건강에 필요한 여러 가지 영양 성분을 함유하고 있으므로 성장과 건강에 매우 좋은 식품이다. 또한 우유는 노화 방지작용을 하므로 영양식품으로도 손색이 없다.

우유에는 단백질, 지방, 당질, 비타민(A, B_1, B_2, B_3, B_6, B_{12}, C, D, E), 칼슘, 칼륨, 인, 나트륨, 유황, 마그네슘, 규소, 철 등이 들어 있다. 단백질의 주성분은 카세인(인단백질)이고, 당의 기본은 젖당이다.

우유는 온몸을 보하는 작용을 한다. 특히 비폐脾肺를 보하고 장腸을 윤활하게 하며, 영양작용, 뼈 형성 및 성장을 돕는 작용, 간 보호작용, 콜레스테롤 저하작용, 혈압 강하작용, 노화 방지작용, 위궤양과 위암을 예방하는 작용, 뇌신경 개선작용 등을 한다. 또한 우유는 동맥경화증과 뇌혈관장애 예방에 좋으며, 교감신경을 억제하고 나트륨 배설을 촉진시키며 혈압을 조절한다.

우유에는 칼슘이 많이 들어 있어 골다공증과 같은 질병을 예방, 치료하는 데 매우 효과적이다. 우유는 몸이 허약하거나, 위가 약하고 입맛이 없을 때, 당뇨병, 변비 치료에도 쓰인다. 이 밖에도 동맥경화증, 고혈압, 위암, 백내장 예방에 좋으며, 위산을 중화하고 위궤양을 예방, 치료한다.

우유는 영양 가치가 높으므로 어린이와 노인의 자양·강장 식품으로 널리 쓰인다. 비위허한脾胃虛寒으로 설사할 때, 심장 기능 저하, 혈전성 정맥염, 급성 콩팥염에는 쓰지 말아야 한다.

양유

양유에는 칼슘, 비타민 등이 우유보다 더 많이 들어 있다. 특히 칼슘의 함량은 사람 젖의 5배이고, 우유보다는 15% 더 많이 들어 있다. 최근 양유에는 일종의 항암 물질과 항균 물질이 들어 있다는 것이 밝혀졌다.

양유는 신을 보하고 비를 튼튼하게 하며, 입안이 헐거나 허로虛勞로 앓고 난 후, 소갈, 구토 등에 쓰인다.

■ 달걀

　달걀은 옛날부터 사람들이 좋아하는 영양식품 중 하나로 환자, 어린이, 노인, 허약자들의 원기 회복에 사용되어왔다. 달걀에는 단백질이 약 15% 정도 들어 있는데, 이것은 완전한 단백질이다. 지방은 약 13~15% 들어 있는데 주로 노른자위에 들어 있으며, 약 30% 이상 차지한다. 흰자위에는 지방이 거의 들어 있지 않다.

　달걀 노란자위에는 단백질과 당질, 비타민(A, B_1, B_2, B_3, B_6, B_{12}, E), 칼슘, 철, 인, 마그네슘 등이 들어 있다.

　달걀은 음을 보하고 마른 것을 눅여주며, 풍을 없애고 심신을 안정시키는 작용을 한다. 또한 가슴이 답답할 때, 수면장애, 경련, 폐결핵, 구토, 이질, 젖병, 데인 곳, 자궁 출혈 등에 쓰인다.

　달걀 흰자위에는 단백질이 많이 들어 있으며, 이외에도 당질, 지방, 비타민 B_2, 칼슘, 인, 철 등이 들어 있다.

　달걀 흰자위는 폐를 눅여주고 열을 내리며 해독작용을 한다. 또 목 안이 붓고 아프거나, 결막염, 이질, 명치끝이 쓰릴 때(과산성 위염), 유즙결핍증 등에 쓰인다.

음식과 요리

01

주식 요리

▓ 밥, 맛있게 지으려면

쌀을 잘 씻는 방법

밥을 잘 지으려면 먼저 쌀을 잘 씻어야 한다. 쌀을 여러 번 비비면서 씻으면 쌀겨 속에 들어 있는 비타민 B류가 씻겨나갈 수 있지만 오염된 곰팡이균을 제거할 수 있다. 그러므로 쌀을 여러 번 잘 비비면서 씻어 밥을 짓는 것이 더 좋다.

쌀은 대체로 가공이나 운반, 저장 과정에서 곰팡이균에 쉽게 오염될 수 있다. 따라서 암을 유발하는 아플라톡신aflatoxin이라는 물질이 많이 생겨서 주로 흰쌀의 쌀겨 층을 오염시킨다. 그러므로 흰쌀에 붙어 있는 쌀겨를 깨끗이 없애면 이러한 피해를 막을 수 있다.

쌀을 씻을 때 처음 세 번 정도는 물을 부어 두어 번 휘저은 다음 그 물을 버리고 네 번째부터 비비면서 씻어야 한다. 처음부터 쌀을 비비면서 씻으면 쌀겨 냄새가 나게 되는데, 그 냄새가 쌀에 배기 때문에 밥을 맛있게 지을 수 없다. 왜냐하면 쌀은 물을 잘 흡수하므로 쌀겨나 먼지가 함께 섞여 있는 쌀을 오래 씻으면 이러한 오염 물질들까지 물과 함께 쌀에 흡수되기 때문이다.

그러나 같은 물로 쌀을 오래 씻는 것은 좋지 않다. 이는 물에 비타민 B류가 빠져나가기 때문이다. 쌀을 씻을 때는 신속히 씻은 다음 여러 번 헹구는 것이 기본이다. 같은 물로 오래 씻으면 밥에서 냄새가 나게 된다.

쌀을 물에 불리는 방법

밥을 짓거나 떡을 만들 때 쌀을 너무 오래 물에 담가두면 맛이 없어지고 영양 성분도 빠져나간다.

쌀이 빨아들이는 물의 양을 100이라고 할 때 물에 담근 후 5분 동안은 10%, 1시간 후에는 70%의 물을 흡수한다. 그러므로 밥을 지을 때는 쌀을 15~20분 정도, 떡을 만들 때는 4~5시간 정도 불리는 것이 좋다.

끓인 물로 밥 짓는 방법

찬물로 밥을 짓는 것은 좋지 못하다. 이는 끓이지 않은 수돗물에 일정한 양의 염소가 밥을 지을 때 쌀 속에 있는 비타민 B_1을 파괴하기 때문이다.

실험 결과에 의하면 찬 수돗물로 밥을 지으면 비타민 B_1의 손실량이 밥을 짓는 시간, 밥을 짓는 온도와 비례한다. 그러나 끓인 물에 밥을 지으면 비타민 B_1이 손실되지 않을 수 있다. 이는 수돗물을 끓이는 과정에서 염소가 수증기와 함께 증발되기 때문이다.

묵은 쌀로 밥 짓는 방법

▶묵은 쌀은 그대로 밥을 지으면 냄새가 난다. 묵은 쌀로 밥을 지으려면 먼저 5~6시간 전에 식초를 1~2방울 떨어뜨린 물에 쌀을 담갔다가 씻는다. 밥을 지을 때 미지근한 물로 쌀을 다시 한 번 더 씻는다. 이렇게 하면 밥에서 냄새가 나지 않는다.

▶묵은 쌀로 밥을 지으려면 쌀을 몇 번 더 씻은 후 2시간 정도 물에 담갔다가 밥을 지을 때 식물성 기름을 반 스푼 정도 넣고 끓인 다음 뜸을 잘 들이면 햅쌀밥처럼 맛이 아주 좋다.

양이 적은 밥 짓는 방법

적은 양의 밥을 지을 때는 약한 불에서 오래 끓여야 한다. 이렇게 밥을 지으면 밥이 타지 않으며, 시간은 25분 정도가 적당하다.

밥에서 탄내가 나지 않게 하는 방법

▶밥에 탄내가 배었을 때는 5~6cm 정도 되는 파를 칼로 쪼개 솥 안에 넣고 뚜껑을 덮으면 잠시 후에 탄 냄새가 없어진다.

▶접시에 찬물을 담아서 밥 위에 올려놓고 뚜껑을 덮은 후 잠시

동안 있으면 탄내가 모두 없어진다.

설익은 밥 맛있게 뜸 들이는 방법

▸밥이 설익었을 때 젓가락으로 설익은 밥에 구멍을 몇 개 뚫은 후 약간의 더운 물을 부어 다시 약한 불로 잠깐 동안 뜸을 들이면 된다.

▸밥이 더러 설익었을 때는 설익은 부분에 구멍을 뚫은 후 좀더 뜸을 들이면 된다.

▸밥이 겉만 설익었을 때는 겉이 중간에 가도록 뒤집어놓은 후 좀더 뜸을 들이면 된다.

▸밥이 설익었을 때 더운 물이 없을 경우에는 밥에 3~4스푼 정도 청주를 고루 뿌리고 한참 동안 뜸을 들이면 밥이 잘 익는다.

쉬지 않게 밥 짓는 방법

밥을 지을 때 식초 2스푼 정도를 넣으면 밥이 쉴 염려가 없을 뿐만 아니라 여름철 입맛을 돋우는 역할까지 한다. 식초가 싫을 경우에는 점심에 먹을 밥에만 식초를 2방울 정도 떨어뜨려 충분히 식혔다가 도시락을 싸면 무더운 여름에도 밥이 쉬지 않는다.

■ 속뜨물을 제대로 활용하려면

속뜨물에는 단백질, 탄수화물, 비타민과 같은 많은 영양 성분이 들어 있다. 그러므로 속뜨물로 국을 끓이면 맛이 구수하고 영양가도 높으며, 채소의 비타민 손실이 적고 빨리 무른다. 속뜨물로 숭늉을 끓여도 좋다.

또한 속뜨물을 이용하면 고기를 깨끗이 씻을 수 있다. 일반적으로 고기는 운반과 보관 과정에서 오염되는 경우가 있다. 이런 고기를 수돗물로 씻으면 잘 씻어지지 않지만, 속뜨물로 미지근하게 덥혀 씻으면 고기 표면에 붙어 있는 흙이나 모래, 잡티 등이 잘 떨어져 깨끗이 씻어지며, 고기의 영양물질이 적게 손실된다.

■ 반죽을 잘 하려면

밀가루 음식을 비롯한 모든 가루음식을 만드는 첫 순서는 반죽이다. 반죽할 때 잊지 말아야 할 점은 반죽에 알맞은 양의 소금을 넣는 것이다. 가루 양의 1~2% 정도 소금을 넣고 반죽을 하면 끈기가 있으면서도 부드러운 반죽을 만들 수 있다.

반죽 물에 소금을 넣으면 음식의 맛과 색을 좋게 한다. 소금은 가루음식의 단맛을 비롯한 부드럽고 순한 맛과 어우러져 맛을 한층 더 좋게 하고, 산을 비롯한 좋지 않은 맛을 제거해준다.

또한 처음부터 땀을 흘리며 힘들게 반죽하지 않아도 된다. 물을 알맞게 붓고 대강 주물러서 덩어리를 만든 후 깨끗한 비닐봉지나 보자기에 싸서 20분 정도 놓아두었다가 반죽을 하면 힘도 들지 않고 반죽이 잘 된다.

■ 국수를 맛있게 삶으려면

국수는 여러 가지 가루로 국수사리를 만들어 육수와 고명을 올려놓으면 맛이 있을 뿐 아니라 영양가 높은 음식이 된다. 특히 여름철의 냉면은 피로를 풀어주고, 시원한 맛으로 더위를 잊게 해주기도 한다.

국수를 맛있게 만들려면 국수사리를 잘 만들어야 하며, 육수를 시원하면서도 감칠맛 나게 만드는 것이 중요하다. 또한 고기와 채소로 국수의 특성에 맞게 고명을 잘 만들어야 한다. 육수는 쇠고기, 닭고기 등으로 만드는데, 동치미 국물을 20% 정도 섞으면 맛이 더욱 좋다.

국수를 삶는 방법도 중요하다. 사람들은 보통 국수를 삶을 때 팔팔 끓는 물에 국수를 넣는데, 이것은 그리 좋은 방법이라고 할 수 없다. 끓는 물에 국수를 넣으면 국수의 겉면이 바로 찐득찐득해지면서 속이 잘 익지 않기 때문이다.

국수를 맛있게 삶으려면 냄비에서 작은 기포가 올라올 때, 즉 물이 끓기 시작할 때 국수를 넣는 것이 좋다. 처음에는 국수를 넣고 몇 번 저은 다음 뚜껑을 덮고 끓이다가 물이 끓으면 찬물을 끼얹어 가라앉힌 후 물이 다시 끓으면 꺼내야 한다. 국수를 이렇게 삶으면 열기가 국수 속에 천천히 전해지므로 국수가 빨리 삶아질 뿐만 아니라 부드럽고 쫄깃해 먹기에도 좋다.

국수를 삶을 때 먼저 물을 끓이다가 소금을 조금 넣고 삶으면 국수가 풀어지지 않고 먹기에도 좋다. 밀가루로 만든 국수를 삶을 때 물에 기름을 1스푼 정도 넣으면 국수가 한데 들러붙지 않을 뿐만 아니라 물이 넘치지도 않는다.

▌만두를 맛있게 먹으려면

만두를 만들 때 밀가루에 소금을 조금 넣으면 쪄낸 만두피가 약간 부풀어 부드러우면서 맛이 좋다.

물만두를 삶을 때는 물이 끓기 전에 파를 넣고 물이 끓을 때 만두를 삶아내면 만두피가 터지지 않을 뿐만 아니라 접시에 담아도 서로 붙지 않는다. 물만두를 연한 소금물에 삶아도 익은 후에 서로 붙지 않는다.

02

육류 및 생선 요리

■ 육류 요리

육류를 건강하게 먹는 방법

사람은 많은 양의 육류를 소화, 흡수할 수 없다. 영양학적으로 볼 때 육류에는 많은 단백질이 들어 있으며, 특히 인체에 없어서는 안 될 여덟 가지 필수 아미노산이 들어 있다.

육류 단백질은 인체에 비교적 쉽게 흡수, 이용될 뿐만 아니라 그 영양가도 식물성 단백질에 비해 높다. 예를 들어 돼지고기에는 단백질이 74%, 쇠고기에는 76%, 생선에는 83%, 닭고기에는 94%가 들어 있지만, 식물성 단백질이 가장 많이 들어 있는 콩의 단백질 함량은 64%밖에 되지 않는다.

그러나 원시인에서 인간으로 진화되기까지 인류의 생리적 특징을 보면 육식이 아닌 초식에 더 알맞게 나타났다. 이것은 인체의 모든 소화기관이 지나치게 많은 육류 음식을 소화할 만한 능력을 가지고 있지 못하며, 동물성 음식(특히 지방)을 소화할 수 있는 효소를 많이 가지고 있지 않다는 것을 시사한다.

육류를 지나치게 많이 먹으면 오히려 지방이 혈액 속에 남게 된다. 이러한 과정이 오랫동안 반복되면 결국 고지혈증이나 고혈압 등과 같은 질병에 걸리게 된다. 그러나 오늘날 많은 사람들은 육식에 대한 과학적인 견해를 가지고 있지 못하다. 사실 육류를 과학적으로 먹는다는 것은 비단 그 양을 제한하는 것 이외에 메뉴를 합리적으로 선정하는 것에도 주의를 기울여야 한다는 것을 의미한다.

일반적으로 네 발 달린 가축의 고기를 적게 먹고 가금류나 생선을 많이 먹는 것이 좋다. 이는 가금류와 생선의 단백질 함량이 네 발 달린 가축의 단백질 함량을 능가하기 때문이며, 무엇보다도 지방 함량이 훨씬 적기 때문이다. 예를 들어 돼지 살코기의 지방 함량은 28.8%이며, 소의 살코기에는 6.2%, 닭고기에는 2.5%, 생선에는 3%의 지방이 포함되어 있다. 그러므로 살코기라고 하더라도 지방 함량이 적지 않다. 결국 돼지 살코기를 많이 먹으면 지방의 섭취량도 그만큼 늘어나게 되는 것이다.

이로 미루어보아 생선이 사람에게 가장 좋은 식품이라고 할 수 있다. 생선은 지방 함량이 매우 적을 뿐만 아니라 소화도 잘 된다. 또한 생선의 지방산은 불포화지방산에 속하므로 매우 뛰어난 콜레스테롤 저하작용을 한다.

비계도 과학적으로 먹으면 건강에 좋다. 요즘 사람들은 비계라는 말만 들어도 얼굴색이 달라진다. 이는 비계가 관상동맥 질환, 고혈압, 동맥경화 등의 발생과 밀접한 관계가 있기 때문이다. 그러나 비계는 인체의 성장 발육과 건강 보호, 질병 예방에서 중요한 작용을 한다.

일반적으로 성인의 지방은 몸무게의 15~20%를 차지한다. 만일 사람들이 오랫동안 비계 등을 먹지 않고 식물성 지방만 섭취하면 신체가 오랜 기간 저콜레스테롤 상태에 있게 되어 정상적인 신진대사가 이루어지지 않을 뿐만 아니라, 미량 원소(망간, 아연 등) 결핍증이 발생하게 된다. 즉 미각 감퇴, 식욕부진 등의 증상이 나타나고 피부병이 생기거나 상처가 잘 아물지 않으며, 머리가 일찍 세거나 이가 빠지고 골다공증을 앓게 된다. 또한 여러 가지 병균에 감염될 수 있다.

이 밖에도 지방은 체내에서 성호르몬 합성에도 관여하므로 여성들의 성장과 성숙에 필요한 물질이며, 정상적인 월경과 임신을 할 수 있는 중요한 원천이다. 미혼 여성들은 체내의 지방 함량이 17% 미만이면 여성 호르몬 결핍증에 걸리게 되는데, 이때 월경 이상이나 생식기관 발육 지연 등의 질병에 걸리게 된다.

또한 지방은 지구력에도 영향을 미친다. 대뇌세포 지방 함량은 무려 60~65%에 달하는데, 이것은 지방이 대뇌운동을 뒷받침하는 중요한 물질이라는 것을 시사하는 것이다.

사실 비계를 잘 요리해서 먹으면 심장혈관 질환에 걸리지 않을 뿐 아니라 오히려 건강에 매우 좋다. 어느 나라 사람들은 비계를 즐겨 먹는데, 특히 90세 이상 노인들은 거의 매일 비계를 먹는다고 한다. 어떻게 그들은 비계를 자주 먹는데도 오히려 장수할 수 있는 것일까? 그 비결은 요리방법에 있다. 사실 그들은 비계를 약한 불에서 4시간 정도 푹 삶아서 먹는다고 한다.

실험에 의하면 비계를 오랜 시간 푹 삶으면 포화지방산이 30~35%, 콜레스테롤이 50% 이상 줄어드는 반면, 인체에 이로운 불포화지방산이 크게 증가한다고 한다. 이것이 바로 그 나라 사람들이 관상동맥 질환과 고혈압에 적게 걸리고 장수할 수 있는 주요 비결 중 하나이다.

돼지비계를 졸인 기름에는 아라키돈산arachidonic acid이라는 물질이 들어 있는데, 이 물질은 혈액의 지방 수치를 낮출 뿐 아니라 리놀렌산과 결합하여 여러 가지 중요한 생리적 작용을 하는 프로스타글란딘prostaglandin을 생성하게 된다. 그러므로 사람들이 비계를 멀리해야 할 아무런 이유가 없다.

육류와 함께 먹으면 좋은 마늘

육류를 먹을 때 마늘을 먹지 않으면 영양분이 절반으로 줄어든다고도 하는데, 여기에는 과학적 근거가 있다. 살코기에는 비타민 B_1이 들어 있는데, 보통 이 성분이 체내에 머무는 시간은 매우 짧다. 그런데 살코기 속 비타민 B_1이 마늘에 들어 있는 알리신과 결합하면 서로 작용하여 비타민 B_1이 체내에 머무는 시간이 길어진다.

그러므로 살코기를 먹을 때 마늘을 함께 먹으면 소화액 분비를 촉진시키고, 비타민 B_1의 위 및 장 안에서의 흡수율과 약리작용을 향상시켜준다.

쇠고기 연하게 손질하기

쇠고기는 요리를 잘 하지 않으면 질기어 먹기 불편하다. 질긴 고기를 삶을 때는 물에 소금을 넣고 끓기 직전에 고기를 넣어 약한 불로 삶으면 된다.

쇠고기를 삶을 때 찻잎 한 움큼을 얇은 천에 싸서 함께 넣고 삶으면 고기가 빨리 익을 뿐만 아니라 연해져 맛도 좋아진다. 또 쇠고기를 삶을 때 술이나 식초를 넣어도 연하게 삶을 수 있다. 이때 쇠고기 1kg에 술 2~3스푼, 식초 2스푼의 비율로 넣으면 된다. 이외에도 맥주에 쇠고기를 넣고 삶아도 맛이 좋아지고 연해지며, 쇠고기를 요리하기 전에 먼저 식초로 씻은 후 1시간 정도 놓아두면 고기가 훨씬 더 연해진다.

이 밖에도 도마 위에 천을 펴고 그 위에 쇠고기를 올려놓은 다음 칼등이나 빈 병으로 한참 두드려 요리하면 힘줄이 파괴되어 한결 연해진다. 특히 불고기를 할 때 병으로 두드리는 방법이 매우 효과적이다.

맛있게 쇠뼈를 고는 방법

곰탕을 끓이거나 육수 등 여러 요리에 이용하기 위해 쇠뼈를 고을 때에는 다음과 같이 하면 맛이 한결 좋아진다.

먼저 쇠뼈를 찬물에 1시간 정도 담가두었다가 물이 팔팔 끓으면 쇠뼈를 넣고 우려내야 한다. 이렇게 하면 쇠뼈를 처음부터 물에 넣고 고는 것보다 훨씬 국물 맛이 좋아진다. 또 뼈를 처음 우려낸 국물보다 두 번째 우려낸 국물 맛이 더 좋다.

돼지고기를 영양 손실 없이 씻는 방법

돼지고기를 더운 물로 씻는 사람이 있는데 이렇게 하면 고기의 영양분이 많이 빠져나간다. 돼지고기의 근육 조직과 지방 조직에는 많은 단백질이 들어 있는데, 이 단백질은 더운 물에 쉽게 용해된다.

또한 이 단백질에는 글루타민산, 글루타민산나트륨과 같은 성분이 들어 있는데, 이런 물질이 씻겨나가면 고기 맛이 떨어지게 된다. 따라서 돼지고기는 더운 물에 씻거나 담가놓지 말아야 한다. 깨끗한 종이나 천으로 닦은 후 찬물에 재빨리 씻어내야 한다.

돼지고기는 먼저 쏘뜨물을 미지근하게 덥혀 씻은 후 다시 깨끗한 물로 헹구면 쉽게 씻을 수 있다.

돼지고기 맛있게 삶기

돼지고기를 이용한 요리는 장수식품이 될 수 있다. 먼저 돼지고기를 2~3시간 삶은 후 다시마나 배추를 넣고 다시 1시간 동안 끓인다. 이렇게 돼지고기를 오래 끓이면 지방이 30~50% 줄어들고 불포화지방산이 증가하며 콜레스테롤도 상대적으로 감소한다.

돼지고기를 삶을 때는 센 불을 사용하지 말아야 한다. 돼지고기를 센 불에서 삶으면 고기가 한데 졸아 붙으면서 잘 익지 않으며 질겨진다. 또 돼지고기를 삶을 때 산사자를 조금 넣거나 감자 3~4알을 넣으면 고기가 빨리 익는다.

돼지 간으로 요리하기

돼지 간은 돼지 몸 안의 가장 큰 소독기관이다. 여러 가지 유독성 대사산물이나 농약과 같은 먹이 속 유독성 물질은 모두 간장을 거쳐 해독되고 배설된다.

간장은 여러 가지 병리변화에 의해 충혈되고 부어오르며 염증이 생길 뿐 아니라 기생충도 생길 수 있다. 만일 여러 가지 유독성 물질이 채 배설되지 않았거나, 간장의 해독작용이 약해져 유독성 물질이 간장의 혈액 속에 남아 있는 돼지 간을 사람이 먹게 되면 몸에 해롭거나 질병에 걸릴 수도 있다.

그러므로 돼지 간은 한동안 물에 담가두었다가 깨끗이 씻어서 조리하기 전에 우유에 담가 냄새를 제거한 후 볶아야 한다. 급히 볶아야 할 경우에는 잘게 썰어서 물에 여러 번 씻으면 된다. 그리고 돼지 간은 너무 연하게 볶지 말고 좀 오랫동안 끓이는 것이 좋다.

고기보다 영양가가 더 많은 껍질과 뼈

적지 않은 사람들이 껍질을 잘 먹지 않는데 사실은 고기보다 껍질에 영양가가 더 많다. 껍질에 들어 있는 단백질은 고기보다 2.5배나 더 많으며, 탄수화물은 고기의 4배에 달한다. 게다가 껍질에는 지방이 고기보다 훨씬 더 적다.

특히 껍질에는 콜로이드 단백질과 라이신이 많이 들어 있다.

콜로이드 단백질은 노화를 방지하는 데 효과가 있으며, 라이신은 어린이들의 성장 발육을 도와준다. 이외에도 껍질을 자주 먹으면 혈기가 좋아지고 머리카락에 윤이 나며, 힘줄의 응력을 높이고 노화를 지연시킬 수 있다. 그러므로 껍질을 여러 가지 방법으로 요리해 먹는 것이 좋다.

돼지껍질은 여러 가지 방법으로 요리해 먹을 수 있다. 신선한 돼지껍질을 깨끗이 씻어 푹 삶은 후 잘게 썰어서 콩, 고추, 된장에 섞어 볶는다. 또 돼지껍질을 삶아서 짓이겨 채소와 함께 섞어서 만두소를 만들어 먹어도 좋다.

또한 대부분의 사람들은 뼈보다는 고기를 더 좋아한다. 뼈를 이용한 대표적인 음식으로 곰국을 들 수 있다. 뼈에는 영양 성분이 많이 들어 있는데, 칼슘이 주성분인 뼈의 작은 구멍들에 많은 영양 성분이 들어 있다.

돼지 뼈와 신선한 돼지고기의 영양 성분을 비교해보면 뼈에 단백질과 철분, 나트륨이 살코기보다 훨씬 더 많이 들어 있다. 뼈의 단백질은 분유에 비해 23%, 돼지고기의 2배, 쇠고기에 비해 61%, 달걀에 비해 20% 더 많이 들어 있다. 철 함유량은 분유의 9배, 돼지고기의 3배, 쇠고기의 8.5배, 달걀의 2.5배에 달한다. 인과 칼슘의 함량은 다른 것들과 비교가 안 될 만큼 많이 들어 있다. 특히 중요한 것은 이런 영양 성분이 인체에 식물성보다 더 잘 흡수된다는 사실이다.

닭고기의 비린내를 없애는 방법

잡은 지 오래되지 않은 닭에서는 비린내가 난다. 이때 소금물이나 맥주에 1시간쯤 담갔다가 삶으면 비린내가 나지 않는다. 냉동한 닭은 냉장고 안에서 다른 냄새에 오염되어 좋지 않은 냄새가 난다. 이런 때는 닭을 생강즙에 3~5분 동안 담갔다가 끓이면 잡냄새가 없어진다.

닭고기에는 글루타민산나트륨이 들어 있는데, 이것이 닭고기의 맛을 내는 성분이다. 그러므로 닭고기를 요리할 때는 기름, 소

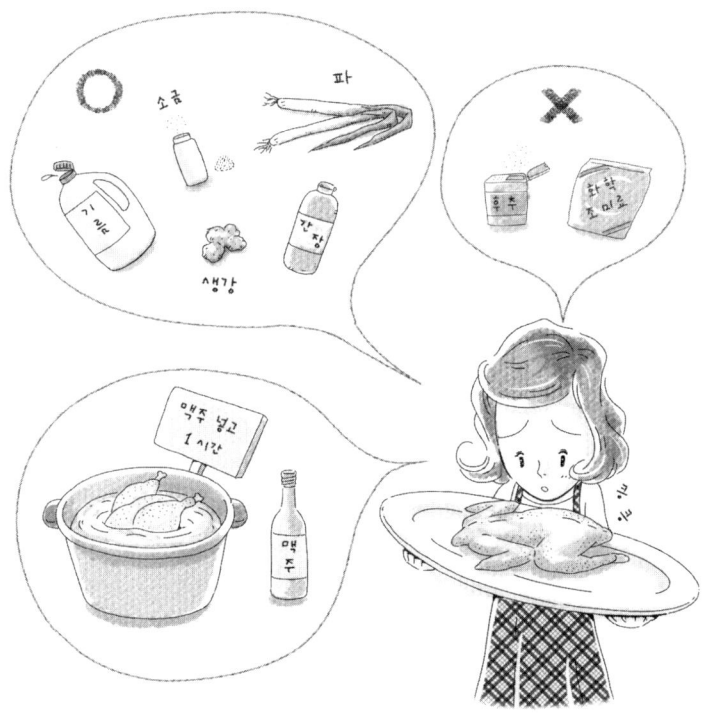

금, 파, 생강, 간장 등을 적당히 넣으면 맛을 한층 더 낼 수 있다. 그런데 후추나 화학조미료 등을 넣으면 닭고기의 신선한 맛이 오히려 없어지게 된다.

손질한 닭을 20%의 맥주를 탄 물에 20분 정도 담가놓은 후 찌면 맛이 아주 좋아진다. 통닭을 삶을 때도 봉선화씨 몇 알이나 산사자 3~4알을 함께 넣으면 닭고기가 빨리 익고 시간도 절약된다.

닭고기국은 언제 먹으면 좋을까

여러 가지 국 중에서 닭고기국이 가장 좋다. 닭고기국은 질 좋은 많은 영양소를 제공할 뿐 아니라 치료 효과까지 있다. 닭고기국은 혈압이 낮아지면서 활기가 없거나 정신적으로 우울할 때 먹으면 갑상샘 호르몬과 부신피질 호르몬 분비가 촉진되어 정신이 맑아져 피로감과 불쾌한 기분이 말끔히 사라진다. 따라서 아침에 닭고기국을 먹으면 좋다고 한다.

특히 암탉으로 끓인 닭고기국은 감기와 기관지염을 예방하기도 한다. 그러므로 닭고기국은 겨울철과 봄철에 먹는 것이 좋다.

오리고기를 맛있게 요리하는 방법

오리고기는 손질만 잘 하면 비린내도 나지 않고 느끼하지 않게 먹을 수 있다. 오리고기를 손질할 때는 반드시 항문 부분을 가르고 양쪽에 붙어 있는 땅콩알만한 기름샘을 떼어내고, 뼈마디에 있는 피를 깨끗이 씻어내야 한다.

오리고기의 비린내를 없애려면 파, 마늘, 방아풀 등의 향신료와 술을 섞어 양념장을 만들어 여기에 손질한 오리고기를 넣고 30분 정도 재워두거나 오리고기를 초벌구이 한 다음 요리를 한다.

오리고기를 느끼하지 않게 먹으려면 요리할 때 기름을 될수록 많이 걷어내야 한다. 그렇지 않으면 고기가 텁텁하고 국물이 달지도 않다. 기름을 걷어내야 볶음 요리를 할 때 고기가 줄지도 않고 연해지며 맛이 더 좋다.

■ 생선 요리

생선 요리에서 알아야 할 것들

▸ 생선을 손질할 때 소금을 약간 치면 생선이 미끄럽지 않게 된다. 그리고 생선을 속뜨물에 담갔다가 씻으면 깨끗해질 뿐 아니라 쉽게 익는다.

▸ 생선을 기름에 튀길 때 생선 토막에 식초나 술을 몇 방울 떨어뜨린 후 3~5분 동안 두었다가 튀기면 향기롭고 먹기도 좋다. 그리고 생선을 소금물에 10~15분 동안 담갔다가 튀기면 생선 살이 잘 부서지지 않는다.

▸ 밀가루나 옥수수가루 등 마른 가루를 생선 토막에 살짝 묻혀 부치면 생선살이 부서지지 않는다.

▸ 생선을 지질 때 냄비가 달아오른 후 생강으로 한 번 문지른 다음 기름을 부어 지지면 생선이 냄비 바닥에 달라붙지 않고 노랗게 익는다.

▸ 생선을 구울 때 팬이나 석쇠에 식초를 바르고 구우면 달라붙

지 않고 쉽게 타지도 않는다. 또 생선을 구울 때 바닷물고기는 엎어놓고 속살을 굽고, 민물고기는 뒤집어놓고 겉면을 굽는 것이 좋다.

‣ 생선을 끓일 때 맥주를 조금 넣으면 맛이 아주 좋아진다.

‣ 생선을 끓일 때 먼저 간을 맞춘 국물에서 끓여야 간이 생선살에 배어들면서 살이 단단해지고 국물의 영양가도 높아진다. 너무 오래 끓이면 맛이 없어진다.

‣ 생선은 반드시 변질되지 않았는지 먼저 살펴보아야 한다. 신선한 생선은 비늘이 떨어지지 않고 광택이 있으며 점액으로 덮여 있다. 눈알은 도드라져 있고 투명하며 아가미는 밝은 붉은색을 띠고 악취가 없으며 약간 벌어져 있다. 물고기를 손바닥 위에 올려놓았을 때 늘어지지 않고 생선살은 탄력이 있으며 뼈에 단단히 붙어 있다.

신선하지 않은 생선은 비늘이 쉽게 떨어지며 광택이 없고 손가락으로 눌러보면 물렁물렁하다. 눈알은 들어가 있고 아가미는 쉽게 벌어지거나 아주 닫혀 있으며, 색은 벌그레한 재색 또는 누런색을 띠고 불쾌한 냄새가 난다. 생선을 손바닥 위에 올려놓으면 축 늘어지며, 특히 꼬리 부위가 잘 늘어진다. 배는 팽팽해 있고 남색을 띠며 생선살은 연약하고 탄력이 적으며 뼈에서 쉽게 떨어진다.

변질된 생선은 비늘이 몹시 유연하고 풀색 점액으로 덮여 있으며 악취가 난다. 눈알은 파열되었거나 몹시 들어가 있으며, 아가미에서는 악취가 나고 몸뚱이는 연약하며 손가락으로 누르면 물렁물렁하다.

냉장 또는 염장한 생선은 물에 녹인 후 씻어서 불에 달군 칼로 고기를 지졌을 때 불쾌한 냄새가 나면 부패, 변질된 것이다. 또 말린 고기는 살에 곰팡이가 있거나 색이 이상하며 불쾌한 냄새가 나면 변질된 것이다.

▸ 소금에 절인 생선을 조리하려면 먼저 맹물에 넣어 소금기를 제거하는 것보다 농도가 1.5% 정도인 소금물에 넣는 것이 좋다. 소금물에 생선을 넣으면 생선의 겉뿐만 아니라 속살에 밴 소금기까지도 잘 우러나온다.

▸ 말린 생선은 쌀뜨물에 담갔다가 요리하면 좋다. 그러면 생선의 맛과 영양이 잘 보존되고, 특히 지방이 산화된 말린 생선의 쓴맛이 제거된다.

▸ 야외에서 생선을 구워 먹으려면 종이를 두세 겹 물에 적신 다음 깨끗이 씻은 생선을 돌돌 말아 두껍게 싸서 불 속에 넣어 구우면 된다.

▸ 껍질이 벗겨지지 않게 생선을 졸이려면 냄비 바닥에 양배추 한 잎을 깔고 졸이면 된다.

▸ 살아 있는 민물고기는 요리하기 전에 식초를 탄 물에 얼마 동안 담가두면 물고기가 식초를 마셔 자기 몸 안에 있는 비린 것을 모두 토해낼 뿐만 아니라 피부에 있는 지방이 중화되어 비린내가 완전히 없어진다.

▸ 기름에 절은 생선을 짠 소금물에 담가두면 표면에 앉았던 기름층이 풀어진다. 소금물에 담갔던 생선을 초벌 씻은 쌀뜨물

이나 호박잎으로 문대면서 씻으면 미끈미끈한 기름이 잘 씻어진다.

▸마른 새우나 게살의 맛을 살리려면 물에 살짝 헹구어 물에 불려 연하게 한 후 그 물과 함께 냄비에 붓고 미지근한 물을 더 부어 약한 불에서 서서히 끓여 국물을 낸다. 맛이 잘 우러난 국물은 달콤하면서도 고기 맛이 난다.
이는 단백질은 높은 열을 받으면 굳어지면서 맛있는 성분이 더 이상 녹아 나오지 않으므로 끓는 물에 마른 새우나 게살을 넣고 세게 끓이면 제맛이 나지 않기 때문이다.

▸생선을 손질하고 난 도마나 칼에서 비린내가 나는 경우 문질러 씻거나 더운물이나 비누로 씻어서는 안 된다. 이는 생선의 단백질이 굳어 붙은 것으로 비린내가 저절로 씻겨나가게 해야 한다. 도마를 깨끗이 씻은 다음 식초를 약간 뿌려 햇빛에 말렸다가 다시 물에 씻어 쓰면 비린내가 나지 않는다.

▸생선을 손질한 후 손에서 나는 비린내를 없애려면 생강즙이나 술을 손에 먼저 바르고 비누로 씻으면 비린내가 말끔히 없어진다. 또 손에서 생선 비린내나 파 냄새가 날 때 소금물에 손을 씻으면 냄새가 바로 없어진다.

냉동 생선을 영양 손실이 적게 해동하는 방법
냉동 생선은 살이 얼 때 잃었던 수분을 거의 그대로 흡수할 수 있도록 해동해야 맛도 좋고 영양 성분도 적게 손실된다. 해동하는 방법으로는 그대로 해동하는 것과 물에 넣어 해동하는 두 가지 방법이 있다. 냉동 생선은 온도가 15~20℃, 상대습도가 90~95%인 곳에서 해동하여 생선 몸통의 온도가 0℃에 이르면 요리할 수 있다.

가정에서는 보통 물에 넣어 해동하는데, 이때 물에 오래 담가두면 생선 속에 있던 얼음이 껍질 쪽으로 녹아 나와 물의 온도가 낮아지면서 해동하는 시간이 오래 걸려 영양 손실이 커지게 된다. 그러므로 물을 자주 갈아주거나 흐르는 물에 해동하는 것이 좋다.

냉동 생선을 해동할 때는 미네랄염이 8%, 맛과 향을 내는 유기물질이 1~2% 정도 빠져나간다. 이것을 막기 위해 물 1L에 소금 7g(바닷물고기의 경우 물 1L에 소금 13g)을 넣은 연한 소금물에 담가 생선을 해동해야 한다. 이렇게 연한 소금물에 녹여야 빨리 녹을 뿐 아니라 요리를 해도 맛이 좋아진다.

냉동식품은 해동한 후 바로 요리해야 하며, 요리할 때 식품의 종류와 양을 고려해야 한다. 일반적으로 처음에는 센 불에서 볶거나 끓인 후 나중에 약한 불에서 익힌다. 그리고 요리할 때 물을 적게 쓰는 것이 좋다. 물이 많으면 가용성 비타민이 다량 손실될 수 있다.

생선의 비린내를 없애는 방법
▸생선의 비린내를 없애려면 손질을 잘 해야 한다. 생선의 비늘, 굳은 피, 지저분한 것들을 깨끗이 씻어내고 내장을 말끔히 제거해야 하며, 토막을 낸 다음에는 물에 담그지 말아야 한다.
▸생선을 끓일 때는 맹물이 아닌 반드시 간을 한 국물에 넣어야

한다. 이는 물속의 공기 중에 생선의 비린내를 나게 하는 효소가 들어 있기 때문이다.

▸생선 요리를 할 때 쑥갓, 미나리 등을 넣으면 비린내와 잡맛이 없어진다.

▸산나물이나 산열매를 넣고 함께 요리해도 비린내를 없앨 수 있다.

▸생선을 조릴 때 먼저 간장으로 간을 맞추고 4~5분 정도 조린 다음 생강을 썰어 넣으면 비린내가 나지 않는다. 생선 조림이 끓을 때 식초나 술을 조금 넣어도 비린내가 나지 않는다.

▸잉어는 등에 흰 힘줄이 두 개 있는데, 여기에서 비린내가 나는 것이다. 그러므로 잉어를 끓이기 전에 이 힘줄을 제거하면 비린내가 나지 않는다.

▸생선 튀김을 할 때는 식초를 조금 넣은 물에 약 20분 정도 담갔다가 튀기면 비린내가 나지 않는다. 붕어나 잉어 같은 민물고기도 식초를 넣은 물에 담가두었다가 요리하면 비린내가 완전히 없어진다.

▸비린내 나는 생선은 소금물에 10분 정도 담갔다가 요리해도 비린내가 나지 않는다. 그리고 생선이 끓은 다음 생강을 넣어도 비린내가 나지 않으며, 생선이 끓을 때 콩을 몇 알 넣어 함께 끓여도 비린내가 나지 않는다.

민물고기의 흙내를 없애는 방법

▸살아 있는 민물고기를 소금물(소금 250g과 물 2.5L의 비율)에 넣으

면 소금물이 아가미를 통해 피 속으로 흘러들면서 1시간이 지나면 흙내가 없어진다. 죽은 민물고기는 소금물에 2시간 정도 담가두면 흙내가 모두 없어진다.

▸미꾸라지는 고추 우린 물(두세 개의 풋고추를 잘게 썰어 우린 물)에 담가 해감을 시켜 깨끗이 손질한 후 요리한다.

▸민물고기는 먼저 차가운 소금물에 씻은 다음 깨끗한 물에 씻어 끓이면 흙내가 나지 않는다.

■ 그 밖의 요리

멸치 손질하기

멸치를 손질할 때 대가리를 떼는 경우가 많은데 그럴 필요가 없다. 멸치의 쓴맛이나 이상한 냄새는 내장에서 나는 것이므로 내장만 제거하면 된다. 내장을 제거한 멸치를 물에 충분히 담갔다가 약한 불에서 끓이면 비린내가 나지 않는다.

멸치는 누렇게 된 것은 피하고 등이 검고 배가 희며 윤기가 나는 것을 선택해야 맛이 좋다.

조개 손질하기

조개를 요리하기 전에 1~2시간 정도 연한 소금물에 담가 해감을 한다. 이때 칼 같은 쇠붙이를 넣으면 흙이나 모래를 말끔히 뱉어놓는다.

조개를 씻을 때 조개껍데기째로 이용할 때는 조개끼리 비벼서 껍질의 더러운 것들을 제거해야 제맛이 난다. 껍데기를 간 조개를 씻을 때는 눈이 가는 그물에 넣어 연한 소금물에서 흔들어 씻어야 조개의 참맛이 살아난다.

또 마른 조갯살의 경우는 씻어서 미지근한 물에 하루 동안 담가두면 생것과 같이 불어난다. 이때 물의 양은 조개 1kg에 2L 정도가 적당하다. 물을 많이 부었을 때는 그 물을 버리지 말고 국수의 육수로 사용하면 좋다. 불린 조갯살은 제 국물에 살짝 삶은 다음 국물을 조금 남겨 소금과 간장으로 간을 맞추어 졸이거나 볶는다.

조개를 통째로 구울 때 조개껍데기에 붙어 있는 두 개의 유문수幽門垂를 제거하면 벌어지지 않고 구울 수 있다.

튀김 요리를 할 때 알아야 할 것들

가장 좋은 기름

먹는 기름은 동물성 기름과 식물성 기름으로 나뉘는데, 이 두 가지 기름을 비교해보면 식물성 기름이 훨씬 더 좋다. 이는 주로 그 속에 유익한 불포화지방산이 많이 함유되어 있기 때문이다. 이 물질은 인체 조직의 필수 성분으로서 혈관 벽의 콜레스테롤을 제거하는 작용을 하기 때문에 동맥경화나 관상동맥 질환에 걸릴 확률을 줄일 수 있다.

옥수수기름, 겨기름, 참기름 등은 식물성 기름 중에서도 고급 기름으로 알려져 있다. 다음과 같은 방법으로 튀김을 하면 발암성 물질이 생기는 것을 방지할 수 있다.

▸ 기름의 온도를 잘 조절(150℃ 정도가 좋다)하고, 생선이나 고기는 높은 온도에서 계속 튀기지 말고 불을 조절하면서 튀거야 한다. 만일 기름 온도가 180℃를 넘으면 튀김 시간을 2분 안으로 줄여야 한다.

▸ 튀김 재료인 고기와 생선에 튀김옷을 입혀야 한다.

▸ 튀김을 하고 난 기름은 가능한 먹지 않는 것이 좋다. 만일 계속 튀김을 할 경우에는 새 기름으로 바꿔주어야 한다. 식물성 기름에 동물성 기름을 1대 0.5~1의 비율로 배합하여 먹으면 더욱 좋다.

튀김의 온도와 기름

튀김을 할 때 기름의 온도는 160~180℃ 정도가 적당하다. 끓는 기름에 소금을 넣었을 때 빠지직 소리가 나면 알맞은 온도이다. 또 튀김을 할 때는 용기를 잘 선택해야 한다. 튀김의 양이 적을 때는 바닥이 넓은 그릇보다 가운데가 움푹 들어간 용기를 쓰는 것이 더 경제적이다.

그리고 한 번 쓴 기름은 뜨거울 때 바로 다른 그릇에 담아두면 오래 쓸 수 있다. 쓰던 기름과 새 기름을 섞어서 쓰면 튀김이 잘 되지 않으며, 오히려 기름이 낭비되므로 따로 쓰는 것이 좋다.

또한 튀김을 할 때 기름이 튀는 경우가 있는데, 이때 기름 용기에 먼저 소금을 약간 넣으면 기름이 밖으로 덜 튀거나 넘치지 않고 가라앉는다.

발암성 물질이 없는 튀김 요리를 하려면

튀김은 흔히 즐겨 먹는 음식 중 하나이다. 튀김 요리를 할 때 기름 온도가 200℃를 넘게 되면 많은 양의 헤테로고리아민heterocyclic amine과 다환식 방향족 탄화수소(PAHs) 등 발암성 물질이 발생하게 된다. 기름에 튀긴 음식은 가능한 빨리 먹어야 하는데, 이는 오래 둘수록 식품에 과산화지방질이 많이 생기기 때문이다.

또한 기름을 오래 졸이면 위를 자극하는 물질이 발생하게 된다. 그러므로 오래 졸인 기름을 먹으면 위염, 위궤양, 심하면 위암에 걸릴 수도 있으므로 기름을 너무 오래 졸이지 말아야 한다.

남은 기름에서 비린내가 나면

생선을 튀긴 남은 기름에서는 비린내가 나기 마련이다. 그런데 이 기름을 다시 다른 요리에 사용하면 비린내가 음식에 옮겨져 음식의 맛을 떨어뜨린다. 이런 현상을 막기 위해서 기름에 양파나 감자를 몇 개 넣어 튀기면 비린내가 없어진다.

03

부식 요리

■ 요리할 때 주의해야 할 것들

음식에 어울리는 기름을 선택해야 한다

고기를 요리할 때는 콩기름이나 땅콩기름을 쓰는 것이 좋다. 이는 콩기름이나 땅콩기름의 향기로운 냄새가 고기의 비린내를 없애기 때문이다. 이를 테면 생선찜을 만들 때 다 익은 생선 위에 졸인 땅콩기름을 뿌리면 비린내가 없어지고 맛도 좋아진다.

독이 있는 채소는 먹지 말아야 한다

화학 비료로 키운 콩나물

화학 비료로 키운 콩나물에는 나이트로소아민이 들어 있으므로 이런 콩나물은 절대로 먹지 말아야 한다. 이는 화학 비료에 들어 있는 아미노기류 화합물이 생체에서 나이트로소아민으로 전환되기 때문이다.

나이트로소아민은 위암이나 식도암, 간암을 유발한다. 그러므로 콩나물에 화학 비료를 사용하지 말아야 한다.

오래된 호박

호박에는 당분이 많이 들어 있다. 그러므로 호박을 잘못 보관하면 당분이 발효되면서 변질되기 쉽다. 호박이 변질되면 술 냄새가 난다. 이것을 먹으면 머리가 어지럽고 온몸이 나른해지는데, 심하면 구토와 설사를 하는 등 중독 증상이 나타난다.

껍질을 벗기지 않은 감자

감자 껍질에는 독성이 있는 알칼로이드 배당체가 들어 있다. 만일 감자를 그대로 삶거나 구운 다음 껍질을 벗기게 되면 껍질 속의 10%에 달하는 알칼로이드 배당체가 감자 속에 스며들게 된다. 이런 감자를 사람이 먹으면 몸에 해롭거나, 알칼로이드 배당체에 중독될 수 있다. 그러므로 감자는 껍질을 벗긴 다음 삶아 먹어야 한다.

검은 반점이 생긴 고구마

껍질이 밤색을 띠거나 껍질에 검은 반점이 생긴 고구마는 흑반병 병균에 오염된 고구마이다. 흑반병 병균이 배설한 독소에는

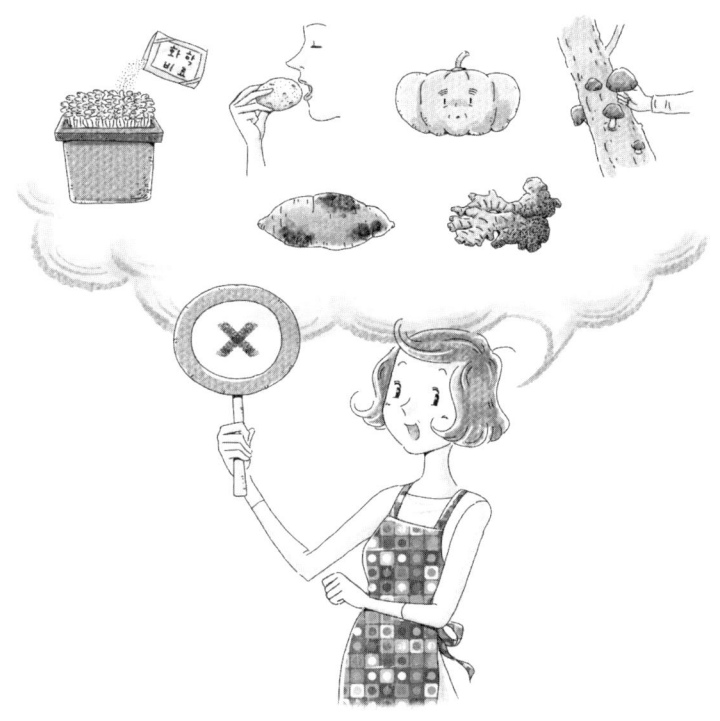

고구마케톤이 들어 있는데, 이 물질은 쓴맛이 날 뿐 아니라 몸에 해롭다. 고구마를 삶거나 불에 구워도 이 독소는 쉽게 파괴되지 않는다.

고구마를 먹은 후 보통 24시간 안에 메스껍고 구토, 설사하는 등 위장관에서 비정상적인 증상이 나타나며, 심하면 열이 몹시 나고 머리가 아프며 숨이 차고 혼미해지는 등의 증상이 나타난다. 그러므로 검은 반점이 생긴 고구마는 먹지 말아야 할 뿐 아니라 짐승에게도 먹이지 말아야 한다.

썩은 생강

생강은 썩으면 사프롤이라는 독성이 강한 유기 물질을 생성한
다. 사프롤은 간암을 쉽게 일으키기 때문에 썩은 생강은 절대로
먹지 말아야 한다.

갓 뜯은 버섯

버섯에는 포르피린류에 속하는 감광 물질이 들어 있다. 빛에
특히 민감한 이런 물질이 체내에 흡수되면 사람은 일광성 피부염
에 걸리게 된다. 그러므로 생버섯은 먹지 말고 말려 먹어야 하며,
마른 버섯으로 채를 쳐서 볶을 때에도 맑은 물에 불린 다음 씻어
서 써야 한다. 그래야 중독 현상을 막을 수 있다.

음식의 맛은 간이 좌우한다

온도에 따라 달라지는 맛

같은 음식이라도 온도 변화에 따라 그 맛이 달라질 수 있다. 음
식은 37℃에서 가장 달고, 신 음식은 10~40℃에서 맛이 변하지 않
으며, 쓴 음식은 온도가 높아짐에 따라 덜 쓰다.

끓인 물은 15~17℃일 때 제맛이 나며, 사이다는 4℃일 때, 과일
주스는 8~10℃일 때 맛이 가장 좋다. 맥주는 여름에는 6~8℃일
때, 겨울에는 10~12℃일 때 맛이 가장 좋다.

다섯 가지 음식 맛의 조화

혀로 느끼는 음식의 맛에는 짠맛, 신맛, 단맛, 쓴맛, 매운맛의 다섯 가지 기본 맛이 있다. 이 밖에도 매운맛, 떫은맛, 감칠맛, 아린맛, 금속맛, 교질미 등이 있다. 짠맛은 신맛이나 단맛이 섞일 때 약하게 느껴진다. 그러므로 음식이 너무 짜면 식초를 더 넣어야 짠맛이 약해진다. 짜게 담근 김장 김치를 봄철에 먹으면 짠맛이 덜해지는 이유는 김치에서 신맛을 내는 초산이 생기기 때문이다.

신맛은 단맛이 강할 때 약하게 느껴진다. 그러므로 음식이 너무 신 경우에는 설탕으로 신맛을 조절해야 한다. 또한 단맛이 나지 않는 채소에는 식초를 넣지 않는 것이 좋다.

단맛은 짠맛이 약간 섞일 때 더 강하게 느껴진다. 그러므로 땅콩이나 팥을 삶아 떡고물을 만들거나, 빵의 소를 비롯해 단맛이 나는 음식이나 반찬을 만들 때 설탕만 넣지 말고 소금을 조금 넣어야 단맛이 더 잘 나게 된다.

감칠맛은 짠맛이 섞일 때 더 강하게 느껴지지만 신맛이 섞일 때는 약하게 느껴진다. 그러므로 감칠맛을 내는 양념을 채소국이나 매운탕에 넣으면 다른 음식에 같은 양을 넣는 것보다 그 맛이 더 강하게 느껴진다. 그러나 식초를 넣은 생나물에 감칠맛이 나는 양념을 함께 쓰면 맛이 상호 상쇄되어 양념의 효과가 없어진다.

음식의 맛은 채소로도 느낄 수 있는데, 그 대표적인 맛이 고소한 맛이다. 고소한 맛은 짠맛이 섞일 때 더 강하게 느껴진다. 그러므로 볶은 참깨나 들깨에 소금을 조금 넣고 찧어서 음식에 넣으면 고소한 맛이 한결 좋아진다.

기름을 먼저 넣고 끓이다가 재료를 넣은 후 음식을 만들 때도 끓는 기름에 소금을 조금 넣고 끓이면 고소한 맛이 강하게 느껴져 음식 맛이 더욱 좋아진다.

음식의 간은 언제 맞춰야 좋은가

사람들은 일반적으로 요리를 하면서 간장이나 소금으로 간을 하여 맛을 본다. 간은 한두 번 보는 것이 적당한데, 여러 번 반복해서 간을 보게 되면 혀의 미각이 둔해져 간을 제대로 맞출 수가 없다. 그리고 간을 맞출 때는 간장으로만 맞추는 것보다 소금과 함께 맞추는 것이 훨씬 산뜻한 맛을 낼 수 있다.

그렇다면 간은 언제 맞추는 것이 좋을까? 간은 언제, 어떻게 맞추는가에 따라 음식의 맛과 영양가가 달라진다. 고기에는 소금에 녹는 단백질이 생선보다 많이 들어 있다. 고기를 끓일 때 소금을 먼저 넣으면 소금에 녹는 단백질이 녹아 나와 거품이 많이 생기고 살이 굳어진다. 그러므로 고깃국을 끓일 때는 고기가 거의 익었을 때 소금으로 간을 맞춘 다음 간장으로 색을 내야 한다. 그래야 국물이 맑고 구수하며 단맛이 난다.

생선은 먼저 간을 한 끓는 국물에서 끓여야 간이 배어들면서 살이 단단해지고 국물의 영양가도 높아진다. 처음부터 찬물에서 끓이게 되면 국물이 뽀얗게 되고 살이 부스러진다.

채소는 먼저 약간의 소금과 간장 혹은 된장으로 간을 맞춘 다음 끓이다가 마지막에 간장이나 된장을 더 넣어 맛을 내야 한다.

양념을 넣는 순서와 방법

반찬이나 국을 만들 때 기름, 간장, 소금, 식초 등 양념을 아무렇게나 넣어서는 맛을 제대로 낼 수 없다. 일반적으로 먼저 설탕이나 술을 넣은 다음 소금, 식초를 넣고 마지막으로 간장을 넣는 순으로 넣어야 한다.

간장에 졸이거나 센 불에서 볶는 경우를 제외하고는 요리할 때 양념을 넣는 순서가 음식 맛을 크게 좌우한다.

약한 불에 오랜 시간 조리하거나 생채를 만드는 경우에는 당분, 소금, 식초, 간장, 된장 순서로 양념을 넣어야 한다. 소금이 먼

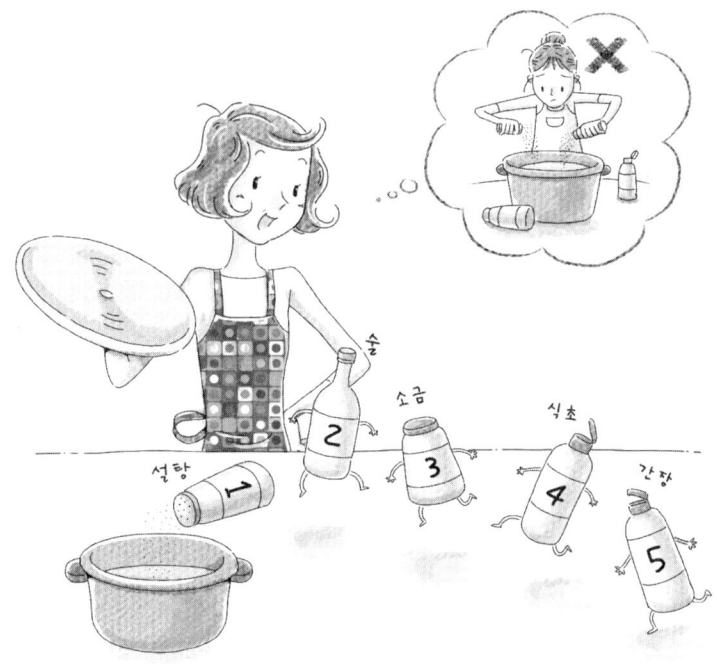

저 들어가면 그 후에 당분을 넣어도 단맛이 잘 나지 않는다. 그리고 장류는 지나치게 오래 끓이면 고유한 맛이 없어진다. 그러므로 된장은 마지막에 넣고 끓어오르면 곧 불을 꺼야 한다.

음식에 고춧가루를 넣으려면

음식에 고춧가루를 적당히 넣어야 한다. 음식에 고춧가루가 0.05% 정도 들어 있으면 입맛을 돋우고 위와 장에도 좋으며 건강에도 좋다. 물론 고추는 종류에 따라 매운맛의 정도가 다르지만 보통 성인은 하루에 1g 정도까지 먹을 수 있으며, 그 이상 먹으면 몸에 좋지 않다. 매운 풋고추는 하루에 최고 6g, 덜 매운 풋고추는 10g까지 먹을 수 있다. 그러므로 음식을 만들 때나 음식을 먹을 때 너무 맵지 않게 만들어 먹어야 한다.

고추의 매운 성분은 요리방법에 따라 달라진다. 고추의 매운맛은 기름에 볶을 때는 40%, 젓갈류에 넣었을 때는 30%, 김치에 넣었을 때는 50% 정도 감소된다.

고추씨를 음식에 이용하려면

고추씨에는 영양분이 많이 들어 있다. 국이나 요리를 만들 때 고추씨를 넣고 끓이면 고추장이나 기름 등을 따로 넣지 않아도 구수하고 부드러우며 얼얼한 맛이 난다.

또 쌈장에 넣으면 훨씬 감칠맛이 나게 되며, 김치를 담글 때 고추씨를 천주머니에 넣어서 김치통 바닥의 무 밑에 깔아두면 무김치의 색이 더 고와지고 맛도 한결 좋아진다.

고추씨를 볶아 가루 내어 먹을 수도 있다. 국이나 요리에 넣으면 매운 듯하면서도 고소한 맛이 별미이다.

식초에서 향기로운 맛이 나게 하려면

식초 1컵에 독한 술 3~4방울이나 보통 술을 적당히 넣은 후 소금을 조금 넣어 잘 휘젓는다. 이때 술을 많이 넣으면 술 냄새가 나므로 주의해야 한다. 이렇게 조리한 식초는 신맛이 그대로 살아 있으면서 향기로우며 시간이 지나도 변하지 않는다.

파의 자극적인 냄새를 줄이려면

김장철 등에 많은 파를 썰게 되면 눈이 아려 고통스럽다. 이럴 때 파를 더운 물(70℃ 정도)에 잠시 담가두었다가 썰면 자극적인 냄새가 훨씬 약해진다. 파의 자극적인 냄새를 많이 맡아 눈이 아리고 눈물이 나는 경우 냉장고 안에 머리를 잠시 넣으면 곧 아린 기운이 없어진다.

또 파와 고추를 썰 때 칼날에 찬물을 자주 묻혀서 썰거나 칼도마 위에 물 한 사발을 떠놓으면 자극적인 냄새를 없앨 수 있으며, 눈물이 나는 것을 막을 수 있다.

고추 때문에 매운 눈을 진정시키려면

고추를 볶을 때 고추 즙이 눈에 튀어 들어가거나 매운 손으로 눈을 만져 매운 성분이 눈을 자극하는 경우 그 고통은 매우 심하다.

이때에는 눈을 닦거나 깜박이지 말고 혓바닥에 소금을 조금 올려놓고 한참 동안 눈을 감고 있으면 얼얼한 감이 감쪽같이 사라진다.

양파를 요리에 쓰려면

양파는 날것으로 먹기도 하고 음식에 넣어 먹기도 한다. 날것으로 먹을 때는 썰어서 찬물에 10분 정도 담갔다가 먹으면 매운맛도 약해지고 냄새도 감소된다.

육류와 함께 꼬치구이를 만들 때는 양파를 뜨거운 물에 살짝 데쳐 큼직하게 썰어서 사용하면 꿰기에도 좋고, 다른 재료와 함께 짧은 시간에 알맞게 구울 수 있다.

맥주와 귤껍질을 양념으로 쓰려면

맥주는 영양가 높은 알코올성 음료일 뿐만 아니라 양념으로도 이용할 수 있다. 고기를 볶을 때 맥주에 녹말을 섞어서 썰어놓은 고기와 버무린 다음 볶으면 맥주에 있는 효소작용으로 단백질이 분해되면서 고기가 연해지는데, 특히 쇠고기를 이렇게 볶으면 향기로운 냄새가 난다. 양고기나 생선을 요리할 때도 먼저 맥주를 조금 넣으면 노린내나 비린내가 없어지고 느끼하지도 않다.

밀가루로 찐빵을 만들 때 물과 맥주를 절반씩 섞어서 반죽을 하면 빵이 부드럽고 탄성이 강하며, 고기와 비슷한 구수한 냄새가 난다.

귤껍질은 가루 내었다가 볶음 반찬을 만들 때 조금씩 넣으면 반찬 색깔이 산뜻해질 뿐만 아니라 반찬 맛이 한결 더 향기로워진다. 또한 돼지고기로 국을 끓일 때 귤껍질을 몇 조각 넣으면 국이 느끼하지 않고 잡냄새가 없어지며, 국 맛이 한결 좋아진다.

냉동된 식품과 과일은 자연해동해야 한다

냉동식품을 해동하는 데는 여러 가지 방법이 있다. 먼저 냉동식품은 냉장실에서 자연해동하는 것이 가장 바람직하지만, 온도가 15℃ 정도 되는 곳에서 자연해동할 수 있다. 또한 같은 온도에서 수돗물을 뿜거나 10℃ 정도의 흐르는 물에서 해동할 수 있다.

그러나 정지 상태의 수돗물에서는 냉동식품을 해동하지 말아야 하며, 따뜻한 물에서도 해동하지 말아야 한다. 만약 냉동된 고기를 35~40℃의 물에서 해동한다면 고기 표면의 온도는 25℃ 정도 되지만, 고기 내부의 온도는 -1~-2℃밖에 되지 않는다. 그렇게 되면 세균이 쉽게 번식하게 되고 고기의 영양과 색깔, 맛이 훨씬 떨어진다.

냉동 과일은 부피가 큰 그릇에 찬물을 붓고 소금 두 줌을 넣어 소금이 완전히 녹았을 때 냉동 과일을 넣는다. 이렇게 해동된 과일은 본래의 신선한 상태를 회복하며 맛도 제맛을 낸다.

염장식품의 소금기를 제거하는 방법

짠 김치나 짠 무, 소금에 짜게 절인 생선 등에서 소금기를 제거하려면 연한 소금물에 담가야 한다. 맹물에 담그면 시간이 오래 걸린다.

소금물에 담그면 식품의 염분과 연한 소금물의 염분 사이에 삼투압 현상이 일어나므로 짠물이 빠지게 된다. 절인 생선은 180mL 의 물에 소금을 큰 스푼으로 하나 정도 넣고 그 물에 3~4시간 담가두면 짠맛이 잘 빠진다.

■ 채소를 이용한 음식

채소를 이용해 다양한 음식을 만들기 위해서는 가장 먼저 채소 손질을 잘 해야 한다. 채소 손질에서 기본적으로 알아야 할 것들은 다음과 같다.

▸벌레가 있는 채소는 소금물에 담갔다가 꺼내거나, 농약이 묻어 있는 채소는 깨끗이 씻어야 한다. 환경이 오염되고 농약을 사용하여 일부 채소에는 농약이 많이 묻어 있다. 그 중에서도 질산염은 물에 잘 녹는데, 짠물이나 비타민 C가 용해되어 있는 물(1%의 농도)은 질산염을 제거하는 좋은 방법이다.

질산염은 주로 과일 껍질과 꼭지, 배추의 바깥 잎과 뿌리, 감자 껍질, 당근 속, 오이의 양 끝에 많이 묻어 있다. 그러나 토마토에는 이런 유해 물질이 잘 생기지 않는다.

배추의 바깥 잎과 뿌리를 제거한 후 물에 담그거나 물에 끓이면 채소 속 질산염을 제거하거나 줄일 수 있다. 감자는 껍질째 삶으면 40%의 질산염을 제거할 수 있지만, 감자의 껍질을 벗기고 잘게 썰어서 물에 끓이면 70~80%의 질산염을 제거할 수 있다. 또한 방금 끓인 차와 비타민 C는 체내에 섭취된 질산염을 몸 밖으로 배출하는 작용을 하기도 한다.

▸ 채소는 잘 데쳐야 한다. 배추를 데칠 때는 물을 조금 넣은 냄비에 뚜껑을 덮고 데쳐야 한다. 그리고 데친 배추는 건져 그대로 식혀야 맛이 좋다.

▸ 시금치는 물이 끓을 때 소금을 조금 넣고 밑부분부터 넣어서 데쳐야 한다. 그래야 싱싱한 맛이 그대로 살아난다.

▸ 냉동 채소는 해동하지 않고 직접 데치거나 요리해야 한다. 냉동식품은 종류에 따라 해동하는 방법이 다르다. 채소류는 대체로 해동하지 않고 직접 데치거나 뜨거운 물에 넣어 요리를 해야 제맛을 잃지 않는다.

▸ 채소는 쪄서 요리하는 것이 좋다. 채소를 날것 그대로 볶는 것도 좋지만 익혀서 무쳐 먹는 것도 좋은 방법이다. 이때 대부분 손쉽게 끓는 물에 삶거나 데쳐서 요리한다. 그러나 찜기의 뜨거운 김으로 찌는 것이 훨씬 더 맛이 좋다. 특히 양배추와 같이 잎이 연한 채소는 찌는 것이 삶거나 끓는 물에 데치는 것보다 훨씬 맛이 좋다.

▸ 채소에 들어 있는 비타민이 손실되지 않도록 요리해야 한다. 비타민 D는 물에 쉽게 녹고 열을 받으면 바로 산화되면서 손실된다. 그러므로 채소는 먼저 깨끗이 씻은 후 썰어야 하는데, 잘린 면에서 나온 즙이 물에 녹지 않게 하기 위해서이다. 또한 채소를 썬 다음에 시간을 끌면 비타민 D가 손실되므로 재빨리 볶아야 한다. 채소를 삶을 때는 뚜껑을 덮어야 비타민이 손실되지 않는다.

▸ 채소는 잘 썰어야 한다. 채소를 어떻게 써는가에 따라 그 맛이

달라지기도 한다. 당분과 단맛 성분은 채소를 썰 때 세포가 파괴되면서 물에 녹는 성질이 있기 때문에 겉절이를 할 때는 될 수록 단맛 성분이 빠져나오지 않도록 썰어야 한다.

▸무를 삶을 때 속뜨물을 조금 넣고 삶으면 이상한 냄새도 나지 않고 맛도 구수하다.

김치를 맛있게 담그려면

우선 김치 재료를 잘 골라야 한다. 김치 재료는 잘 익고 당분이 많은 신선한 채소를 선택해야 한다. 또 좋은 소금을 사용하고, 초벌절임도 잘 해야 한다. 소금은 간수가 적은 것을 써야 하는데, 간수가 많은 소금으로 김치를 담그면 김치 맛이 쓰고 맛도 없다. 김치는 종류에 따라 초벌절임을 할 때 소금의 농도와 절이는 시간을 잘 가늠해야 한다.

또 김치는 적당한 온도에서 익혀 보관을 잘 해야 한다. 보통 김치는 14~16℃에서 익히는 것이 좋으며, 0~2℃에서 보관하는 것이 좋다.

김치 색깔은 빨갛게 해야 한다

김치를 담글 때 식성에 따라 매운 것이 좋을 때는 고춧가루를 많이 넣을 수 있지만, 빛깔을 빨갛게 하기 위해 고춧가루를 많이 넣으면 김치는 김치대로 매워지고 고춧가루는 고춧가루대로 낭비하게 된다.

빛깔을 빨갛게 하려면 김치 담그기 하루 전에 고춧가루를 따듯

한 물에 개어서 불려두었다가 쓰면 색깔도 고와지고 고춧가루도
절약된다.

우거지를 잘 덮어야 한다

김치의 맛을 오랫동안 보존하려면 김치 위에 우거지를 잘 덮어
야 한다. 우거지는 두텁게 그리고 빈틈없이 골고루 덮어야 한다.
보통 우거지는 배춧잎을 쓰는데, 이보다는 무청(무의 잎과 줄기)이
오랫동안 물크러지지 않아 더 좋다.

김치는 매 식사 때마다 바로 꺼내 먹어야 한다

김치는 매 식사 때마다 바로 꺼내 먹어야 맛도 있고 비타민 C의
손실도 적어진다. 김치를 통에서 꺼내면 비타민 C가 3시간 후에
는 33%, 12시간 후에는 50%, 24시간 후에는 70%가 감소된다.

또 김치는 꺼낼 때마다 손질을 잘 해야 마지막까지 맛있는 김
치를 먹을 수 있다. 김치통 안에 수분과 공기가 조금이라도 들어
가지 않도록 주의해야 한다. 잘못하여 김치통 안에 수분과 공기
가 들어가면 그때부터 김치 맛을 나쁘게 하는 미생물이 왕성하게
자라기 시작한다.

김치통 뚜껑을 열었다 닫았다 하면서 제대로 손질하지 않으면
김치 맛도 없어지고, 비타민 C가 20~40%나 감소한다. 그러므로
김치를 꺼낼 때 손에 물기가 없어야 하며, 김치를 꺼낸 다음에는
김치 포기가 국물에 잠기도록 꼭꼭 눌러놓아야 한다. 김치 포기
가 국물 위에 떠 있게 되면 공기 속 미생물의 작용으로 김치 맛이

씁쓸해지고 미끈미끈해지며 군내가 나게 된다. 그리고 김치를 꺼낸 다음에는 공기가 들어가지 않도록 뚜껑을 잘 닫아야 한다.

김치찌개를 맛있게 끓이려면

김치찌개에는 배춧잎이 많은 김치가 좋다. 김치는 국물을 가볍게 짠 다음 그대로 썰어야 제맛이 난다. 신 배추김치는 물에 한두 번 헹군 다음 찌개를 끓여야 한다.

김치찌개는 단백질, 칼슘, 지방이 많이 들어 있는 재료와 함께 끓이는 것이 좋다. 특히 김치찌개에 명태가 잘 어울리는데, 명태는 뼈째 토막내어 김치와 함께 찌개를 끓이면 뼈까지 먹을 수 있다. 이는 김치 국물이 산성을 띠기 때문에 명태의 칼슘 성분이 열을 받으면서 많이 녹아 나오고, 김치 자체도 연해지기 때문이다.

김치찌개에 돼지고기를 넣으면 느끼한 맛이 없어지고 소화, 흡수도 잘 된다. 보통 실내 온도에서 고체 상태인 지방이 산에 의해 소화되기 쉬운 지방으로 분해되기 때문이다.

양배추를 영양 손실 없이 맛있게 먹으려면

양배추를 한꺼번에 다 먹지 않고 보관할 경우 겉잎을 2~3장 떼어 남은 부분을 감싸서 냉장고에 보관한다. 이렇게 하면 양배추가 변색되거나 마르지 않으며, 오랫동안 신선하게 보관할 수 있다.

양배추가 시들었을 때는 잘린 뿌리 부분을 좀더 잘라낸 다음 반쯤 잠길 정도의 물에 양배추를 담가 하룻밤 재우면 물을 충분히 흡수하여 다시 생생하게 살아난다.

양배추의 잎을 한 잎씩 벗기려면 시간도 오래 걸리고 잎이 찢어져 쌈을 싸먹거나 기타 요리를 할 때 불편할 수 있다. 그러므로 먼저 속에 박혀 있는 고갱이를 제거하여 큰 그릇에 뒤집어놓은 다음 고갱이를 제거한 구멍에 뜨거운 물을 조금씩 부어 양배추를 흠뻑 적신다. 그런 다음 뚜껑을 덮고 잠시 놓아두었다가 꺼내어 벗기면 단번에 모두 벗겨진다.

또 단단한 양배추의 속 뿌리를 잘게 채를 쳐 잎과 함께 볶거나 국을 끓이면 전혀 단단하지 않게 된다. 속 뿌리를 소금물에 데쳐 초간장에 무쳐 먹어도 맛이 좋다.

■ 콩을 이용한 음식

두부 만들기

콩을 깨끗이 씻어 여름에는 7~8시간, 겨울에는 24시간 물에 담가 불린 후 곱게 간다. 이것을 콩비지라고 한다. 곱게 간 콩을 솥에서 끓이는데, 이 과정에서 콩의 비린내가 없어진다. 가열한 후 뜨거울 때 콩비지를 베주머니에 넣고 꼭 짜면 콩물과 비지가 나오는데, 콩물이 알맞게 식어 70℃ 정도 되면 응고제를 넣는다.

응고제는 전통적인 방법에서는 바닷물로 소금을 만들 때 부산물로 나오는 간수를 사용했으나, 지금은 바닷물의 오염 등으로 사용이 법적으로 금지되었다. 최근에는 간수에서 불순물을 정제한 염화마그네슘을 사용하고 있다. 이외에도 황산칼슘, 황산마그네슘, 염화칼슘 등의 가루 응고제를 사용하기도 한다. 응고제를 넣은 후 콩물의 단백질이 응고되도록 잠시 놓아둔다. 그런 후 맑은 윗물은 떠서 버리고, 밑에 가라앉은 응고물을 구멍이 뚫린 상자에 천을 깔고 부어 뚜껑을 닫고 눌러 물기를 뺀다. 두부가 충분히 굳으면 물에 잠시 담가둔다. 이렇게 하면 여분의 응고제가 모두 빠져나가 두부의 맛이 좋아진다.

또 비지가 나오지 않게 두부를 만드는 방법도 있다. 콩을 깨끗이 씻은 후 2~3.5배 되게 불린다. 여름에는 10시간, 겨울에는 20시간 정도 불리면 된다. 다 불린 콩을 껍질을 벗겨 갈아 100℃까지 가열하여 3~4분 후 불을 끄고 천천히 식혀 70~80℃가 되게 한다. 그런 다음 콩 질량의 2~5% 되는 황산칼슘을 넣고 응고시키면 된다.

이렇게 만든 두부는 비지가 생기지 않고 연하고 부드러울 뿐 아니라 전통적인 방법으로 만들 때보다 10~30% 두부를 더 많이 만들 수 있다.

두부탕과 두부찌개를 맛있게 끓이려면

두부는 수분이 많으므로 센 불에서 급하게 끓이거나 오랫동안 끓이면 두부 속 수분이 끓으면서 구멍이 생기고 두부 맛이 없어진다. 그러므로 두부탕과 찌개는 약한 불에서 뭉근히 끓여야 한다.

또 모두부를 덥힐 때는 두부 밑에 다시마를 깔아주는 것이 좋다. 그러면 열이 두부에 직접 닿지 않게 된다. 또한 물에 소금을 조금 넣으면 두부가 굳지 않는다.

두붓국을 끓일 때는 녹말가루를 조금 넣으면 열전도도 잘 되고, 국이 잘 식지 않아 끝까지 따뜻하게 먹을 수 있다.

콩나물을 맛있게 먹으려면

먼저 콩나물을 잘 데쳐야 한다. 콩나물을 잘못 데치면 비린내가 나고, 콩나물을 오래 데치면 비타민 C가 파괴된다.

콩나물을 처음부터 찬물에서 데치면 비타민 C가 거의 다 파괴된다. 그러므로 콩나물을 데칠 때는 물에 소금을 조금 넣은 다음 뚜껑을 열어놓고 데쳐야 한다. 이렇게 하면 소금이 비타민 C의 안정제 역할을 하므로 반드시 소금을 넣고 데친다.

또 콩나물은 비린내가 나지 않게 요리해야 한다. 콩나물을 볶을 때 식초를 조금 넣으면 비린내가 나지 않는다.

■ 이상적인 영양식품 달걀

달걀의 오해

사람들은 달걀에 콜레스테롤, 특히 노른자위에 혈액 속 지방을 증가시키는 성분이 들어 있다고 생각한다. 그러나 이것은 잘못된 생각이다. 달걀 속 콜레스테롤은 단백질과 혼합되면 지방단백질을 형성한다. 이 지방단백질은 과립(알갱이)의 크기에 따라 초저밀도 지방단백질, 저밀도 지방단백질, 고밀도 지방단백질로 나눌 수 있다. 초저밀도 지방단백질과 저밀도 지방단백질은 혈관 벽에 침착되는 반면, 고밀도 지방단백질은 혈관 벽의 콜레스테롤을 제거하는 역할을 한다.

또 달걀 노른자위에는 레시틴이 많이 들어 있다. 이 레시틴은 강한 유화제로 지방과 콜레스테롤 과립을 부드럽게 하며, 이것들이 순조롭게 혈관 벽을 통과하게 하고 혈액 속 콜레스테롤을 저하시킨다.

달걀에서 콜레스테롤 가루를 추출해 동맥경화 환자를 치료하여 매우 좋은 효과를 보았다고 한다. 한 연구 결과에 의하면 아세틸콜린의 결핍은 노인성 치매의 주된 원인이 된다고 한다. 사람들이 음식물에서 섭취한 레시틴은 뇌 속에서 아세틸콜린으로 전환된다.

이와 같이 달걀은 여러 가지 영양 성분을 함유하고 있을 뿐만 아니라, 인체에 쉽게 흡수되므로 건강한 사람이나 환자, 어린이들의 이상적인 영양식품이다.

달걀은 어떻게 먹어야 할까

달걀은 어떻게 먹는 것이 인체에 가장 이로운가? 인체에 흡수하는 능력과 소화율을 보면 삶아서 먹는 것이 100%, 튀겨서 먹는 것이 98.5%, 볶아서 먹는 것이 87.5%, 더운물 또는 우유에 풀어서 먹는 것이 92.5%, 날것으로 먹는 것이 40%이다. 그러므로 달걀은 삶아서 먹는 것이 가장 좋고, 날것으로 먹는 것이 가장 나쁘다.

달걀은 삶아 먹되 완전히 익혀야 한다. 달걀 흰자위에는 라이소자임lysozyme이라는 항균단백질과 항트립신antitrypsin이라는 두 가지 물질이 들어 있다. 이 물질은 단백질에 대한 소화 계통 흡수에 직접적인 영향을 준다. 그런데 달걀을 잘 삶으면 이런 물질이 분해되어 원래의 작용을 잃게 되므로 단백질이 쉽게 소화, 흡수된다. 그러나 반숙에는 이런 물질이 얼마간 남아 있으므로 단백질이 흡수되는 데 부정적 영향을 미친다. 또한 반숙에는 살모넬라균이 잠복해 있을 수 있기 때문에 반숙을 먹게 되면 살모넬라균에 의한 식중독 원인이 될 수 있다고 한다. 그러므로 달걀은 삶아서 완전히 익혀 먹는 것이 좋다.

달걀은 너무 오래 삶지 말아야 한다. 달걀을 오래 삶으면 노른자위의 겉면이 약간 푸른색을 띠게 된다. 이것은 노른자위에 있는 철분과 흰자위에 있는 유황이 결합되어 물에 잘 풀리지 않는 유화철이 되기 때문이다. 유화철은 인체에 흡수되지 않기 때문에 달걀을 오래 삶지 말아야 한다. 보통 물이 끓기 시작한 후 5분 정도가 적당하다.

달걀은 먹기는 좋아도 소화는 잘 되지 않는다. 그러므로 급성 귀밑샘염, 급성 담낭염, 급성 장염 환자들은 달걀을 먹지 말아야 한다. 이외에도 간이 나쁜 사람은 달걀을 삼가는 것이 좋다. 이는 이런 환자들이 달걀을 먹으면 혈압이 높아져 병이 더 악화될 수 있기 때문이다.

오래 삶은 달걀은 소화가 더 잘 되지 않는데, 달걀을 오래 삶으면 단백질 구조가 긴밀해지면서 단백질과 소화액의 접촉면이 작아지기 때문이다. 일반적으로 오래 삶은 달걀은 위에서 3시간 15분 정도 지나야 소화가 된다. 그러므로 소화력이 약한 노인이나 어린이는 달걀국, 달걀찜 등을 먹는 것이 좋다.

그리고 달걀은 아침에 먹는 것이 좋다. 아침 식사 때 달걀 한 개를 먹으면 오전에 정신이 날 뿐만 아니라 하루 종일 체력을 유지할 수 있다고 한다. 또한 영양학자들은 성인이 달걀을 하루 세 개 이상 먹지 말아야 한다고 주장한다. 실험에 의하면 성인은 하루 한두 개 먹는 것이 적당하다.

달걀 삶는 법

달걀은 70~80℃의 물에서 8~10분 정도 삶는 것이 좋다. 만일 100℃의 물에서 오래 삶으면 달걀 노른자위와 흰자위 사이에 검푸른 선이 생겨 마치 상한 달걀처럼 보인다. 또 달걀을 끓는 물에 넣으면 껍질이 터져 볼품이 없어지는데, 이것은 달걀을 삶기 전에 찬물에 씻어서 넣으면 터지지 않는다.

대부분의 사람들은 달걀을 삶은 후 바로 찬물에 담그는데, 그렇게 하면 껍질은 잘 벗겨지지만 쉽게 변질될 수 있다. 이는 달걀이 영양가가 높으므로 미생물과 세균의 좋은 영양분이 되기 때문이다. 신선하고 깨끗한 달걀 표면에는 교질막이 한 층 있는데, 이 막은 세균이나 미생물의 침입을 방어하고, 달걀 속 수분이 증발하는 것을 막는다. 그런데 달걀을 삶으면 이 막이 없어지므로 미생물과 세균이 침입하여 달걀이 쉽게 변질된다. 또 딴딴한 달걀 껍데기와 껍데기 안 내막에는 작은 기공이 가득 퍼져 있다. 특히 달걀의 머리 부위에 기공이 더 많이 존재한다. 이 기공을 통해 세균과 미생물이 침입하므로 달걀이 쉽게 변질된다.

달걀의 머리 부위에는 두 층의 내막이 있고, 내막 사이에는 기실이 한 개 있다. 달걀을 삶을 때 온도가 높아짐에 따라 기실 안 기압이 높아지면 기실 안의 공기가 기공을 통해 밖으로 나가게 된다. 물이 다 끓어 온도가 더 높아지지 않으면 기실 압력과 외부 압력이 점차 같아진다. 달걀을 삶아 찬물에 담그면 온도가 갑자기 낮아지므로 기실 안의 압력도 함께 낮아진다. 이때 찬물이 기공을 통해 달걀의 내막으로 들어가게 된다. 그러므로 달걀 껍데기의 내막과 응고된 단백질 사이에 한 층의 물이 생긴다. 세균이 있는 찬물이 달걀 속으로 들어감으로써 달걀이 쉽게 변질되게 된다.

그러나 깨끗하게 씻은 달걀을 소금물에 삶아 그대로 식혔다가 꺼내면 달걀 속으로 소금물이 들어가므로 세균과 미생물의 침입을 막을 수 있다. 이렇게 삶은 달걀을 물기 없이 말리면 껍데기가 잘 벗겨지지 않아도 오래 보관할 수 있다.

달걀 삶는 것이 쉬운 것 같지만 터져서 흰자위가 삐져나오거나, 노른자위가 한쪽으로 치우치는 경우가 많다. 달걀을 삶을 때 이리저리 굴리면서 삶으면 노른자위가 옆으로 치우치지 않고 잘 삶아진다. 또 터지지 않게 삶으려면 달걀의 둥근 쪽에 바늘로 구멍을 뚫어 공기를 뽑아야 한다. 그리고 냉장고 안에 보관했던 달걀을 그대로 냄비에 넣으면 온도 차가 심해 터지기 쉬우므로 미리 꺼내어 미지근한 물에 담갔다가 삶아야 한다.

달걀을 삶은 후 껍질을 쉽게 벗기기 위해 찬물에 담그는데, 이렇게 하면 달걀이 식어버리므로 맛이 없어진다. 삶은 달걀을 소금 속에 잠깐 넣었다가 꺼내어 껍질을 벗기면 곱게 잘 벗겨진다. 또 달걀이나 오리 알을 삶은 후 바로 소금물에 3분 동안 담갔다가 꺼내도 껍질이 잘 벗겨진다.

금이 간 달걀은 막 끓기 시작한 진한 소금물에 삶으면 흰자위와 노른자위가 삐져나오지 않는다. 또 물에 차 찌꺼기를 넣고 달걀을 삶으면 한결 더 향기롭다.

달걀 요리에서 알아야 할 몇 가지

▸ 달걀 프라이를 할 때 먼저 뜨겁게 달군 프라이팬의 기름에 밀
가루를 조금 뿌리고 달걀을 깨뜨리면 기름이 튀지 않고 노른
자위 색깔이 선명하고 보기에도 좋다. 달걀 프라이를 할 때 흔
히 흰자위가 먼저 익고 노른자위는 날것 그대로 남아 있게 된
다. 이때 흰자위가 약간 굳어지면 뜨거운 물을 조금 뿌리고 뚜
껑을 덮은 후 불을 약하게 줄여주면 눌어붙지도 않고 달걀을
보기 좋게 부칠 수 있다.

▸ 달걀찜을 만들 경우 거품이 생기지 않게 달걀을 풀어야 한다.
달걀을 깨뜨려서 그릇에 담고 고루 저을 때 거품이 생기지 않
게 하기 위해서는 젓가락을 그릇 바닥에서 떼지 않고 한쪽 방
향으로 돌리면서 고루 푼다.

달걀찜이나 달걀볶음, 달걀말이 등을 만들 때 부드러운 맛을
내기 위해서는 풀어놓은 달걀에 육수 또는 물을 섞으면 좋다.
보통 달걀 한 개에 물 1스푼 정도(15g) 넣으면 된다. 또 달걀말
이나 달걀볶음을 조금 부풀어 오르게 하려면 달걀을 풀 때 거
품기를 이용하거나 젓가락 대여섯 개를 손가락 사이에 끼우고
풀면 된다.

▸ 달걀을 볶을 때 술을 약간 넣으면 볶아낸 달걀이 부드러울 뿐
만 아니라 색깔도 산뜻해진다.

■ 감자와 고구마

감자

감자에는 단백질이 2%밖에 들어 있지 않으나, 생물학적으로 고단백질로 체내에 흡수가 잘 된다. 지방은 감자 줄기에 조금 들어 있는데, 감자 100g당 293kcal밖에 되지 않는다. 이것은 한 끼에 감자 250g을 먹으면 732kcal를 섭취하는 것을 의미한다. 감자볶음이나 감자튀김은 열량이 더 높다.

감자에는 체내에서 산과 알칼리의 균형을 이루고, 탈수작용을 하는 칼륨이 들어 있으며 칼슘, 마그네슘, 철도 들어 있다. 또한 비타민 C(100g당 17mg)도 들어 있어 감자를 250g 먹으면 하루 필요량의 절반을 섭취하게 된다. 이외에도 비타민 B₁, B₂, B₆도 들어 있다.

감자 껍질을 깎을 때 감자를 먼저 끓는 물에 살짝 데쳐내어 겉면이 부드러워진 다음 껍질을 벗기면 껍질을 얇게 벗길 수 있다. 그러나 방금 캔 풋감자는 워낙 껍질이 얇기 때문에 나일론 천이나 수세미 같은 것으로 문질러도 쉽게 벗겨진다. 또 풋감자를 차가운 소금물에 15~20분 동안 담가두면 껍질이 잘 벗겨진다. 또한 감자는 녹이 슬지 않은 칼로 썰어야 하며, 깎아서 썰어놓은 감자는 물에 오래 담가두지 말아야 한다. 그래야 영양 성분이 손실되지 않는다.

감자를 삶을 때 가끔 거멓게 되는 경우가 있는데, 여기에는 몇 가지 원인이 있다. 첫째, 감자를 보관할 때 온도의 높고 낮음과 산소 부족, 탄산가스 과잉, 그리고 수확하고 수송할 때 입은 상처에 의한 것이다.

둘째, 토양 속에 칼륨이 부족하기 때문이다. 감자는 자랄 때 질소나 인보다 칼륨을 더 많이 필요로 한다. 그러나 일부 토양에는 칼륨이 감자 성장에 필요한 양보다 적게 들어 있다. 이러한 현상을 바로잡기 위해서는 토양에 칼륨 비료를 시비施肥해야 한다.

감자를 삶을 때 한두 개의 녹나무 잎을 넣으면 감자가 거멓게 되는 것을 방지할 수 있을 뿐 아니라 맛도 좋아진다. 이외에도 감자를 삶을 때 식초를 조금 넣으면 감자가 잘 익고 맛도 좋으며 색깔이 하얗게 된다. 또 감자를 삶는 물에 마늘을 조금 넣어도 맛이 좋아진다.

올감자에는 보통 감자보다 솔라닌이라는 유독성 물질이 10배 정도 더 많이 들어 있다. 이런 유독성 물질은 주로 감자의 눈과 껍질 부분에 많이 들어 있으므로 올감자는 껍질을 두껍게 깎아 요리해야 한다. 그리고 감자가 햇빛을 보게 되면 독성 물질이 더 많아지므로 올감자는 될수록 그늘진 곳에 보관해야 한다.

고구마

고구마에는 수분, 당질, 단백질 등이 들어 있으며, 주성분은 녹말이다. 고구마에는 이 녹말을 당으로 분해하는 소화효소인 아밀라아제가 들어 있다. 이 효소는 40~60℃에서 녹말에 가장 활발히 작용하여 많은 당이 생기게 하는데, 작용하는 시간이 길수록 그 양은 더 많아진다.

그러나 80℃ 이상에서는 아밀라아제의 기능이 억제된다. 그러므로 고구마를 구울 때는 약한 불에서 서서히 굽다가 온도를 높여 구워야 하며, 삶을 때도 약한 불에서 점차 온도를 높여야 한다. 이런 방법으로 익힌 고구마는 처음부터 높은 열에서 익힌 고구마보다 훨씬 더 달고 맛있다.

고구마는 감자에 비해 당질과 비타민 C가 더 많고 칼로리가 낮다. 삶거나 굽는 것 이외에 튀김이나 죽으로도 사용한다.

■ 산나물과 바다나물

몸에 좋은 달래

봄이 오면 산과 들에 각종 봄나물이 돋는데, 그 중 하나가 맵싸하면서도 향기가 강한 달래이다. 달래에는 마늘의 매운맛을 내는 알리인과 알리신이 들어 있어 달래를 소산小蒜, 즉 작은 마늘이라고도 한다. 달래는 마늘이나 파와 같은 종류이며, 영양이나 효능도 비슷하다. 그런데 파와 마늘은 산성식품이지만 달래는 알칼리성식품이다.

영양학적으로 보면 식용이 가능한 부분 100g당 단백질 3.3%, 당질 4.3%, 섬유소 1.3%, 칼슘 124mg, 인 66mg, 철 1.8mg 등 여러 가지 미네랄이 들어 있다. 그리고 비타민 B_1이 0.09mg, 비타민 B_2는 0.14mg, 비타민 C는 33mg이 들어 있다.

달래의 유효 성분 중에서 가장 주목할 만한 것은 바로 비타민 C이다. 비타민 C에는 여러 가지 효능이 있지만 특히 여성의 피부 미용과 월경불순, 빈혈을 치료하는 데 효과가 있으며, 불면증에도 좋다. 또한 칼슘도 많이 들어 있는데, 이것은 스트레스를 완화시키는 작용이 뛰어나 예민해진 신경을 안정시키는 데 효과적이다.

이외에도 달래는 빈혈 예방과 감기의 면역력을 높여주고, 암예방과 기침, 감기, 백일해, 기관지염 등에 쓰이며, 가래를 없애는 데도 쓰인다. 그리고 목이 부어 아플 때, 신경통, 독벌레에 물렸을 때도 쓰인다.

달래는 어떻게 먹느냐에 따라 그 효과를 최대한으로 높일 수 있다. 달래는 된장무침, 달래나물, 달래김치 등 여러 가지로 요리할 수 있지만 연한 것은 그대로 고춧가루, 간장, 깨소금, 참기름을 넣어 무치고, 굵고 매운맛이 강한 것은 된장찌개에 넣어 먹으면 좋다. 둥글고 하얀 뿌리는 된장에 찍어 먹기도 한다. 또 달래를 조리할 때 식초를 곁들이면 비타민 C의 파괴를 어느 정도 막을 수 있다. 이외에도 고기를 지나치게 태웠을 때 생성되는 발암 물질을 제거하기 위해 달래를 함께 먹으면 좋다.

달래를 다듬을 때는 둥근 뿌리 부분을 감싸고 있는 겉껍질을 벗겨내고 칼 등으로 두들겨 매운맛을 제거한다.

건강식품인 버섯

버섯은 예로부터 건강에 좋은 식품으로 널리 사용되어왔다. 자연 상태에서 자라던 버섯을 인공적으로 재배하여 식생활에 이용하게 된 것은 몇백 년 전부터였다. 버섯은 우리나라를 비롯해 중국, 일본 등 아시아에서뿐만 아니라 다른 여러 지역에서도 인기 있는 식품으로 자리잡고 있으며, 대량 생산되고 있다.

버섯은 단백질 함량이 높고 수분이 80~90%(건조한 것은 10%)나

되며, 비타민 D와 B$_2$, 그리고 여러 가지 효소가 많이 들어 있는 건강식품이다. 특히 버섯에 들어 있는 다당류는 암을 예방하고 혈압이 높거나 낮은 것을 안정시키며, 감기나 콩팥 질병 등에도 효과가 있고 뼈를 든든하게 한다. 또 표고버섯에 많이 들어 있는 구아닐산은 혈액 속 콜레스테롤을 저하시키는 작용을 하므로 고혈압 환자나 심장병 환자에게 좋은 식품이다.

버섯 중에는 건강에 매우 좋은 희귀한 버섯들도 있다. 송이버섯은 옛날부터 임금에게 진상하던 것으로 유명하며, 보약으로도 사용되었다고 한다. 특히 칠보산 송이버섯은 그 독특한 향기와 맛이 일품으로 이웃 나라에까지 널리 알려졌다.

달걀버섯은 제왕帝王버섯이라고도 하며, 식용이 가능하다. 맛이 좋고 아름답기로 유명하다. 동충하초는 불로장수의 으뜸가는 최고급 강장제로 불리는 희귀한 버섯으로, 겨울에는 곤충 속에서 기생하다가 여름에 곤충이 죽으면 그 자리에서 자라는 버섯이다. 동충하초는 약재로도 사용되는데, 병을 알고 난 후의 허약증, 성신경쇠약, 폐결핵의 토혈, 노인성 만성 기침, 빈혈증 등의 치료에 약효가 있으며, 특히 항암 및 면역 효과가 뛰어난 것으로 알려져 있다.

신비로운 약재로 알려진 영지버섯은 산삼에 맞먹는 불로초라고도 한다. 이러한 영지버섯이 문헌상 처음으로 나타난 것은 2000여 년 전으로 고서에서는 영지버섯을 "몸이 가벼워지고 늙지 않아 신선이 되는 영약"이라고 했다. 또 영지버섯의 신비로운 효능을 증명하는 연구 결과들이 발표되었는데, 지금까지 밝혀낸 영지버섯의 효능은 '만병통치'라고 할 만큼 무궁무진하다.

세계 여러 나라 학자들의 연구 결과에 의해 영지버섯이 간암, 유방암, 위암, 직장암을 비롯한 각종 암을 예방하고 치료하는 데 효과가 뛰어나다는 것이 밝혀졌다. 항암작용뿐만 아니라 간 기능 개선, 콜레스테롤 억제작용, 혈전 억제, 성인병 예방, 면역 증강, 노화 방지, 에이즈 억제에 관한 효능도 여러 경로를 통해 입증되었다. 특히 현대인의 3대 성인병으로 꼽히는 고혈압, 동맥경화증, 당뇨병을 예방하는 효과가 뛰어나다고 한다. 또한 영지버섯은 우주비행사들에게도 효험이 있다.

버섯의 손질과 요리방법

버섯에는 3대 영양소와 체내 음식물을 분해하는 30여 종의 효소가 들어 있다. 그러나 맛 좋고 영양가 높은 버섯이라고 해도 손질을 잘 해야 맛과 영양을 보존할 수 있다.

버섯의 표면에는 점액이 있어 모래나 흙이 묻으면 잘 씻어지지 않는다. 그렇다고 버섯을 손으로 마구 주물러 씻으면 모래나 흙이 버섯 속으로 들어가게 된다. 버섯을 쉽게 손질하려면 물에 깨끗한 소금을 조금 넣고 버섯을 잠시 동안 담가두었다가 씻으면 버섯에 묻은 모래나 흙 등을 깨끗이 씻을 수 있다.

또한 소금을 조금 넣은 우유에 말린 버섯을 몇 시간 동안 담가두면 생생한 버섯처럼 된다. 생버섯은 다듬어서 2~3%의 소금물에 하룻밤 담가 신맛과 쓴맛을 우려낸 다음 요리한다. 팔팔 끓는 소금물에 살짝 데쳐내어 찬물에 서너 번 정도 헹군 다음 요리하기도 한다.

그러나 송이버섯은 쓴맛이 없고 향이 있기 때문에 데치거나 우리지 않고 생것 그대로 찢어서 고추장에 찍어 먹거나, 소금을 약간 뿌려놓았다가 수분을 가볍게 짠 다음 볶음, 찌개, 잡채, 국 등을 만들어 먹는다. 송이버섯을 씻을 때는 표면에 있는 검은빛이 나는 껍질을 벗기지 말아야 한다. 그 껍질에 향기와 맛을 내는 성분이 들어 있으므로 물에 담가 씻을 때 살랑살랑 가볍게 씻어서 요리해야 한다.

　말린 버섯은 찬물에 살짝 씻어서 30~40℃ 정도 되는 따듯한 물에 불린 다음 여러 가지 음식을 만들어 먹는다. 절인 버섯은 버섯 밑동을 자르고 가늘게 찢어서 찬물에 우려 소금물이 빠진 다음 꼭 짜서 이용한다.

우리지 않고 먹을 수 있는 향기로운 산나물

　산나물에는 몸에 좋은 영양 성분이 많이 들어 있지만 그대로 먹으면 쓴맛, 떫은맛, 아린 맛과 같은 여러 가지 잡맛이 난다. 이러한 잡맛을 없애려면 산나물을 우려야 하는데, 이때 나쁜 성분과 함께 영양 성분 및 향이 적지 않게 빠져나간다.

　말린 산나물을 손질할 때 주의할 점은 5~6월에 뜯어서 말린 산나물은 비교적 연하기 때문에 삶을 때 물이 끓기 전에 넣어야 하며, 오래 삶으면 물크러진다. 그러므로 물이 끓기 시작한 후 산나물을 넣고 뒤적거리면서 살살 삶아야 한다. 삶은 후에는 쓴맛을 없애기 위해 속뜨물에 담가두었다가 쓴맛이 우러난 다음 요리해야 한다.

7월경에 뜯어서 말린 산나물은 삶기 전에 속뜨물에 잠깐 담가 불린 후 냄비에 물을 붓고 잘 뒤집으면서 1시간쯤 삶으면 된다. 이때 삶아진 나물은 찬물에 담갔다가 쓴맛이 빠진 후 요리를 해야 한다.

그러므로 우리지 않고 먹을 수 있는 나물은 그대로 요리해 먹는 것이 좋다. 이러한 산나물로는 참나물, 더덕, 나리, 돌나물, 곰취, 만삼, 두릅, 순채, 삽주 등을 들 수 있다. 이 나물들은 그대로 요리해도 잡맛이 거의 나지 않으며, 자체의 고유한 향과 영양 성분이 많이 보존되므로 우려서 요리하는 것보다 더 맛있고 영양가가 높다.

다시마

다시마는 표면에 붙어 있는 모래를 비롯한 여러 가지 이물질을 제거한 후 물에 불린다. 불리는 시간이 길면 유효 성분의 손실이 커지므로 찬물에는 60분, 더운 물에는 40분 정도 불리는 것이 좋다.

불린 다시마를 깨끗한 물에 잘 씻어 표면의 물기를 마른 천으로 닦아낸 다음 0.5%로 희석한 식초 용액에 30분 동안 재워둔다. 그런 후 깨끗한 물에 두세 번 정도 행구어 식초 성분을 제거하여 찜 솥에 넣고 40~50분 동안 찐다. 이와 같이 연하게 연화시킨 다시마는 직접 요리에 사용할 수도 있고, 냉동고에 보관하거나 말렸다가 필요할 때 사용한다.

다시마는 오래 끓일수록 굳어지므로 다시마를 끓이는 냄비에 식초를 몇 방울 떨어뜨리면 곧바로 연해진다. 미역이나 마른 채소는 속뜨물에 담갔다가 씻어 삶으면 바로 익는다.

연해진 다시마는 이미 열가공한 것이므로 무침, 회, 잡채, 냉국 같은 차가운 요리에 사용하거나 국, 튀각, 볶음 나물, 찜 등 여러 가지 요리에 사용하면 좋다.

■ 국을 맛있게 끓이려면

재료에 맞게 끓여야 한다

▶고깃국을 끓일 때는 먼저 고기나 뼈를 찬물에 넣고 센 불에서 끓이다가 점차 불을 줄여 서서히 끓이는 것이 좋다. 그래야 고기 속 영양분이 국물에 우러나와 국물 맛이 좋아진다. 너무 급하게 끓이면 제맛을 낼 수 없다.

▶국을 끓일 때 소금이나 간장을 너무 빨리 넣지 말아야 한다. 특히 고깃국이나 뼈를 끓일 때는 국물이 끓은 다음 소금이나 간장을 넣어야 고기가 졸아들거나 신선한 맛이 없어지는 것을 막을 수 있다.

▶생선으로 국을 끓일 때는 국물에 우유를 몇 방울 떨어뜨리면 생선살이 하얗게 될 뿐 아니라 국물 맛도 좋아진다. 또 냉동 생선으로 국을 끓일 때도 국물에 우유를 조금 넣으면 그 맛이 싱싱한 생선으로 끓일 때와 비슷해진다.

▶약간 비린내 나는 생선으로 국을 끓일 때는 된장이나 고추장을 알맞게 풀어 넣고 국을 끓여야 비린내가 나지 않고 구수한 맛이 난다.

▸ 채소로 국을 끓일 때는 물이 끓기 시작한 후 채소를 넣으면 채소의 색깔이 고와지고 국 맛이 산뜻해질 뿐 아니라 영양가도 감소하지 않는다.

▸ 국을 끓일 때 전분을 적당히 넣으면 비타민의 손실이 감소된다.

▸ 국물이 짜지만 물을 더 넣어서는 안 되는 경우 감자나 두부, 토마토를 국에 넣는다. 또 쌀이나 밀가루를 천에 싸서 국에 넣어도 된다.

▸ 체내의 독소를 제거해주는 음식 중 하나인 된장국은 잘 끓여야 한다. 된장 성분은 지방과 창자에 남은 균을 제거해주는 역할을 한다. 된장 속에 들어 있는 사포닌과 레시틴은 체내에 있는 여분의 지방을 녹여주고, 콩의 섬유질은 창자를 청소해주는 역할을 한다. 된장 속에 들어 있는 비타민 B는 니코틴의 독성 성분을 제거한다.

▸ 된장국은 오래 끓여야 제맛이 난다. 된장국을 얼큰하고 구수하게 끓이려면 고추장을 조금 넣는 것이 좋다. 고추장 대신 고춧가루를 넣으려면 국이 거의 다 끓었을 때 넣어야 한다.

된장은 주로 채소나 산나물, 일부 생선 등으로 국을 끓일 때 넣는다. 먼저 소금으로 간을 맞추고 된장을 약간 푼 후 한소끔 끓인 다음 바로 먹어야 한다. 그래야 된장의 구수한 맛과 재료의 맛이 잘 어우러져 맛이 좋아진다. 국에 된장만 걸쭉하게 풀어 넣으면 재료의 고유한 맛이 살아나지 않는다.

채소나 산나물로 끓인 국 한 그릇에는 된장을 10g 정도(어린이 스푼으로 절반 정도) 넣는 것이 좋다. 생선의 비린내를 없애고 고유한 맛을 살리려면 소금으로 기본 간을 한 후 된장은 조금만 넣어야 한다. 생선국 한 그릇에는 된장을 5g 정도(어린이 스푼으로 4분의 1) 넣는 것이 좋다.

▸ 무나 콩나물을 이용해 국을 끓일 때는 물을 붓고 불에 올려놓은 후 다 끓기 전에는 뚜껑을 열지 말아야 한다. 뚜껑을 열어놓고 끓이거나 설익었을 때 뚜껑을 열면 무국은 쓴맛이 나고, 콩나물국은 비린내가 난다.

▸ 저장했던 무로 국을 끓일 때는 먼저 누린내를 없애야 한다. 무를 채치거나 납작하게 썬 다음 끓는 물에 넣었다가 건져내면 누린내가 없어지고 비타민 C의 손실도 없다. 이는 채소 성분이 열을 받아 물에 녹지 않을 뿐 아니라 무 자체에 들어 있는 비타민 C 산화효소의 활성이 억제되기 때문이다.

채친 무를 깨끗한 속뜨물에 담갔다가 국을 끓여도 좋다. 무국이나 감잣국에 간장만 넣으면 국물이 시커멓게 되고 단맛이 나지 않지만, 소금으로 간을 맞추면 국이 맑아지고 맛도 더 좋아진다.

너무 오래 끓이지 말아야 한다

▸ 고깃국은 처음 30분 동안 센 불에서 끓이다가 온도를 점차 낮추면서 30~40분 동안 더 끓인다. 이때 고기에서 맛을 내는 단백질이 국물에 용해되고 지방이 녹아 나와 국 맛이 좋아진다. 그러나 지나치게 오래 끓이면 단백질이 굳어져 소화 흡수율이 떨어지고 지방이 분해되어 맛과 냄새가 나빠진다.

▸생선국은 끓는 장물에 생선을 넣어 20~30분 동안 끓여야 한다. 이는 생선 단백질이 고기 단백질보다 빨리 익으며 쉽게 풀어지기 때문이다.

▸채소국이나 산나물국을 오래 끓이면 누린내가 나며, 비타민 C가 거의 파괴된다. 그러므로 채소국은 끓기 시작해 15분 이상을 넘기지 말아야 한다. 채소국을 30분 동안 끓이면 40% 이상의 비타민 C가 파괴된다. 또 재료를 찬물에 넣고 30분 동안 끓이면 비타민 C가 60% 이상 파괴된다.

국 재료에 맞게 간을 바로 맞추어야 한다

국의 맛을 좋게 하려면 무엇보다도 재료에 맞게 간을 바로 맞추어야 한다.

▸고깃국은 소금으로 간을 맞추고 간장을 조금 넣어야 국물이 맑고 국 맛이 구수하다.

▸싱싱한 생선국은 소금과 간장으로 간을 맞춘다.

▸채소나 산나물 국에는 간장으로 간을 맞추는 것보다 된장, 고추장, 소금, 젓국 등 여러 가지 양념을 쓰는 것이 좋다.

▸풋배추, 호박, 시래기, 시금치 등을 이용한 국에는 소금과 간장을 조금씩 넣고 된장을 기본으로 하여 간을 맞추어야 구수한 맛이 난다.

▸미역, 다시마를 비롯한 바다나물로 국을 끓일 때는 약간의 소금과 간장으로 간을 맞추어야 감칠맛이 난다.

국 맛을 좋게 하려면 양념을 바로 해야 한다

▸파를 채소국에 넣을 때는 먼저 절반을 기름, 소금과 함께 볶아서 파의 향기가 퍼지게 한 다음 재료를 넣는다. 그런 다음 국이 다 끓었을 때 남은 파를 넣어야 보기에도 좋아 식욕을 돋우고 파 향기가 국 맛에 잘 어우러진다.

▸마늘은 채소, 생선, 고기를 이용한 국에 넣어야 국의 맛을 돋운다. 그러나 미역이나 다시마를 비롯한 바다나물을 이용한 국에는 잘 어울리지 않는다. 마늘은 국이 다 끓은 다음 마지막에 넣어야 고유한 향이 국 맛에 풍기게 된다.

▸고춧가루는 주로 비린내와 누린내가 나는 고깃국이나 생선국에 넣는다. 살이 희고 단맛이 나는 고깃국(닭고기 등)에는 고춧가루를 넣지 않는다. 고춧가루를 국에 넣을 때는 국을 푸기 전에 넣어야 한다.

채소는 살짝 데쳐야 한다

▸채소는 100℃의 끓는 물에서 살짝 데쳐야 비타민 C가 파괴되지 않는다. 그러나 물이 끓기 전부터 넣거나 적은 양의 물에 많은 채소를 넣어 데치면 열로 인해 비타민 C가 파괴되고 색깔도 누렇게 변한다. 또 끓는 물에 채소를 데칠 때 소금을 약간 넣어주면 녹색 채소의 경우 더욱 선명한 녹색을 유지할 수 있다. 데친 다음에는 찬물에 바로 헹구어야 하며, 오래 담가두지 말아야 한다.

채소국은 끓여서 바로 먹어야 한다

끓인 국은 1시간 안에 먹어야 영양 성분을 많이 섭취할 수 있다. 끓인 국을 오래 두면 비타민 C가 파괴되므로 국을 많이 끓여 놓고 먹지 말아야 한다.

식품의 선택과 보관

01

신선한 식품을 구별하는 방법

신선한 달걀과 상한 달걀을 구별하는 방법

더운 날씨에 달걀을 오랫동안 보관하면 상하기 쉽다. 신선한 달걀과 상한 달걀을 구별하는 방법이 있다.

▸달걀을 햇빛에 비쳐보아서 속이 투명하게 보이면 신선한 것이고, 검게 보이면 상한 것이다.

▸달걀을 물에 넣었을 때 반듯이 가라앉는 것은 신선한 것이고, 물속에서 한쪽이 약간 기울어지면 며칠 된 것이며, 곧추 서면 10일 정도 된 것이다.

▸달걀을 물에 넣었을 때 물에 떠오르면 오래된 것이거나 변질되어 먹을 수 없는 것이다.

- 달걀 껍데기가 약간 터실터실하며 잔구멍(눈으로 보이지 않는다)이 많은 것은 갓 낳은 달걀이고, 껍데기가 매끈하고 반들반들한 것은 오래된 달걀이다.
- 달걀을 접시에 깨뜨렸을 때 흰자위가 그리 넓게 퍼지지 않으며 노른자위가 동그랗고 약간 도드라져 보이면 싱싱한 달걀이다. 반면, 노른자위가 중심에 있지 않고 흰자위가 흐트러지며 투명해 보이거나, 노른자위의 배아가 선명하게 보이고 노른자위가 쉽게 흩어지는 달걀은 오래된 것이다.
- 노른자위가 껍데기에 붙어 있는 것은 꽤 오래된 달걀이다.
- 노른자위와 흰자위가 뒤섞여 분간할 수 없는 달걀은 심하게 변질된 것이므로 먹어서는 안 된다.
- 미생물에 의해서 달걀이 변질되면 달걀 속이 거멓게 되며 황화수소 냄새가 난다.

삶은 달걀과 날달걀을 구별하는 방법

- 돌려본다. 두 손으로 달걀을 상 위에 세워놓고 한쪽 끝이 평면에 닿게 한 다음 달걀을 돌려본다. 곧바로 선 채로 잘 돌아가면 삶은 달걀이고, 아무리 돌려보아도 돌아가지 않고 한쪽으로 기울어지면 날달걀이다.
- 젓가락으로 집어본다. 달걀을 그릇에 놓고 평상시 음식을 집듯이 젓가락으로 집는다. 잘 집어지면 삶은 달걀이고, 잘 집어지지 않으면 날달걀이다.

우유가 상했는지 구별하는 방법

우유가 상했는지 쉽게 구별하는 방법이 있다. 우유를 찬물에 떨어뜨렸을 때 그대로 가라앉으면 신선한 것이고, 물에 퍼져서 물 전체가 뿌옇게 흐려지면 상한 것이다.

신선한 우유는 누르께한 흰색으로 투명하지 않다. 그리고 약간 단맛이 난다. 만일 우유에 붉은색이 섞여 있으면 피가 섞인 것이고, 푸른색이 섞여 있으면 우유에서 지방을 제거한 것이다. 우유 속에 젖산이 많아지면 신맛이 나고, 단백질이 엉키는 것을 볼 수 있다. 이런 우유는 다시 가공해서 먹어야 한다.

여러 가지 미생물에 오염된 우유는 적색, 청색, 자색 등으로 변한다. 변질된 우유는 쓴맛이 나는데, 이것은 먹어서는 안 된다.

좋은 기름을 구별하는 방법

▸냄새를 맡아본다. 콩기름은 비교적 짙은 콩비린내가 나고, 채소씨 기름은 싱그러운 채소씨 향을 풍긴다. 기름은 45~50℃까지 끓이면 그 냄새를 더 확실히 구분할 수 있다.

퀴퀴한 냄새가 나는 기름은 변질된 기름이므로 이런 기름은 먹지 말아야 한다. 또 기름을 손가락에 묻혀 혀에 대보아도 그 맛을 쉽게 알 수 있다.

일반적으로 다른 맛이 없어야 하는데, 시거나 쓰거나 맵거나 아린 맛이 나는 기름은 변질된 것이다. 그을음내가 나는 기름도 변한 것이다.

▸색을 보고 구별한다. 질이 좋은 기름은 연한 누른색이나 종려

색을 띠며 완전히 투명하다. 만일 기름에 전분 성분이 들어 있으면 그 기름은 파란색을 띤다.

▸가열하여 구별한다. 적당한 양의 기름을 달군 냄비에 부었을 때 거품이 생기는 기름은 수분이 많은 기름이다. 또 수분이 많은 기름은 150~180℃까지 가열하면 칙 소리가 난다. 기름 연기에서 쓰고 매운 냄새가 나면 기름 속 단백질이 변질된 것을 뜻한다. 질이 좋은 기름은 거품이 얼마 생기지 않을 뿐만 아니라 바로 사라진다.

맛있는 사과를 고르는 방법

맛있는 사과를 살 때 대부분 껍질이 매끈하고 연한 것을 고르는데 사실 그런 사과는 좋지 않다. 사과는 색깔이 진하고 껍질이 투박하며 껍질에 새하얀 얇은 막이 있으면서 광택이 나는 것을 골라야 한다.

왜냐하면 이런 사과는 나무의 윗부분이나 가장자리에 열린 것으로서 충분한 햇빛, 비, 이슬 등을 공급받아 달고 아삭하며 맛있기 때문이다.

잘 익은 수박을 고르는 방법

수박은 잘 익은 것은 가볍고 익지 않은 것은 무겁다. 물에 넣었을 때 뜨는 것은 익은 것이고, 가라앉는 것은 익지 않은 것이다. 손가락으로 튕겨보아 딱딱 소리가 나면 익지 않은 것이고, 펑펑 소리가 나면 익은 것이다. 어떤 것은 '픽픽' 소리가 나는데 이것은 물크러진 것이다. 표면이 매끈하고 문양이 뚜렷한 것은 잘 익은 것이고, 표면에 솜털이 그냥 남아 있고 문양이 선명하지 않은 것은 익지 않은 것이다.

바람 든 무를 구별하는 방법

무에 바람이 들면 맛이 없어지고 비타민 함유량이 감소하게 된다. 하지만 겉으로 보아서는 구별하기 어렵다.

바람이 든 무를 구별하려면 무 잎의 줄기를 하나 따서 잘라본다. 잎줄기에 바람이 들었으면 뿌리도 바람이 든 것이라고 할 수 있다.

누렇게 변한 설탕 먹을 수 있는지 구별하는 방법

설탕의 주요 원료는 사탕수수와 사탕무이다. 사탕수수와 사탕무에 있는 엽록소, 카로틴 등 유색 물질들이 깨끗이 제거되지 않고 설탕에 남아 있을 수 있다. 그러므로 설탕을 너무 오래 보관하거나 온도가 높고 습기가 많은 곳에 보관하면 습기를 흡수하고 빨리 용해되며 누렇게 변한다. 설탕이 누렇게 되었어도 이상한 냄새가 나지 않으면 먹어도 해롭지 않다.

진짜 꿀인지 구별하는 방법

▶투명 정도를 살펴본다. 가짜 꿀을 섞은 것은 일반적으로 덜 투명하며 흐리터분하다. 잡꿀을 섞은 것은 진한 색을 띠고, 설탕을 섞은 것은 흰색을 띤다.

▸알코올을 떨어뜨려본다. 꿀을 조금 떠서 끓인 식힌 물로 4배 정도 희석한 후 알코올을 떨어뜨린다. 자색 물질이 생기면 물엿을 탄 것이고, 침전물이 생기면 다른 이물질이 섞인 것이다. 아무 반응이 없는 것은 순수한 꿀이다.

▸요오드팅크를 넣어본다. 약간의 꿀에 같은 양의 증류수를 섞은 다음 요오드팅크 2~3방울을 떨어뜨린다. 남색이나 붉은색, 자주색을 띠면 전분이나 쌀가루 등을 섞은 것이고, 변함없이 누런 밤색을 유지하면 진짜 꿀이다.

▸녹찻물을 떨어뜨려본다. 꿀을 조금 떠서 녹찻물을 서서히 붓는다. 검은색 염류가 생기면 중금속이 섞여 있는 것이다. 이런 꿀은 인체에 해로우므로 먹지 말아야 한다.

▸빨갛게 달아오른 철사로 지져본다. 순수한 꿀이면 철사로 지질 때 거품이 생기며 잡냄새가 나지 않는다. 가짜 꿀을 섞은 꿀은 연기가 나며 잡냄새가 난다.

▸젓가락으로 찍어본다. 순수한 꿀, 특히 질 좋은 꿀은 젓가락으로 찍었을 때 실처럼 길게 늘어나며 끊어져도 제자리로 돌아간다. 가짜 꿀을 섞은 꿀은 실처럼 늘어나지 않는다.
젓가락 끝으로 꿀을 찍어 들어보았을 때 명주실 모양으로 내리흐르고 흘러내린 꿀이 빙빙 타래를 지어 쌓이며 맛이 향긋하고 달콤하며 시지 않으면 질이 좋은 순수한 꿀이다.

▸꿀을 찍어 창호지에 몇 방울 떨어뜨리면 창호지가 바로 넓게 젖어 퍼져나가는 것은 순수한 꿀이 아닌 설탕을 섞은 것이다.

독버섯을 구별하는 방법

독버섯은 특히 색깔이 화려하고 모양이 곱고 선명하며 혀를 대 보면 쓴맛이 난다. 또한 잘 찢어지지 않고 부스러지며 불쾌한 냄새가 나는 것은 거의 틀림없는 독버섯이다. 독버섯은 땅에서 캐내면 바로 색이 변한다.

좋은 김을 구별하는 방법

김은 그 빛이나 감촉만으로도 좋은 것인지 나쁜 것인지 구별할 수 있다. 김을 잘게 썰어서 물에 담가보아 끈적끈적하게 풀리는 것은 좋은 것이고, 그렇지 않은 것은 나쁜 것이다. 또 그 김을 건져냈을 때 연한 빛을 띠는 김은 좋은 것이고, 진한 빛을 띠는 김은 나쁜 것이다.

02

식품을 보관하는 방법

▥ 여름철 쌀을 보관하는 방법

쌀이나 밀가루 등 양곡을 보관하기에 좋은 온도는 3~15℃이다. 그러나 습하고 무더운 여름철에는 쌀에서 흔히 벌레가 생기게 된다. 쌀에 곰팡이가 끼고 벌레가 생기는 것을 예방할 수 있는 몇 가지 손쉬운 방법이 있다.

▸분지를 넣고 끓인 물(적당량의 물과 분지나무 열매 20알 정도)을 식힌 후 쌀자루를 5분 동안 담갔다가 말린다. 마른 쌀자루에 쌀을 넣어 보관한다. 그리고 가제로 분지나무 열매를 싸서 쌀자루 밑바닥과 중간, 윗부분에 나누어 넣고 쌀자루 입구를 봉한 다음 어둡고 서늘한 곳에 놓아둔다.

▸용기에 흰쌀을 보관할 때는 먼저 용기 밑바닥에 3cm 정도 두께로 나무재를 펴고 흰 종이나 가제로 덮은 다음 건조한 쌀을 용기에 넣고 봉하여 습기가 없는 어둡고 서늘한 곳에 보관한다.

▸마른 미역은 습기를 흡수하는 능력이 우수하며, 곰팡이 균을 억제하고 구충작용을 한다. 구체적으로는 마른 미역과 쌀을 1대 100의 비율로 섞어서 보관하는데, 일주일 간격으로 습기를 흡수한 미역을 꺼내 말린 다음 다시 쌀독에 넣는다. 이렇게 하면 쌀에 곰팡이가 끼지 않고 벌레도 생기지 않는다. 그러므로 쌀 속에 미역을 묻어두면 쌀이 쉽게 변질되지 않는다.

▸쌀 속에 묵은 마늘 몇 쪽을 넣어두면 벌레가 생기는 것을 방지할 수 있다. 또 쌀은 독 속에 보관하기보다 통풍이 잘 되는 곳에 보관하는 것이 좋으며, 그 위에 소금 자루를 덮어두면 더 좋다.

▸25~50kg의 조피열매를 5~6등분하여 얇은 가제로 만든 주머니에 넣어 쌀독 중간과 네 귀퉁이에 놓아두면 좀벌레가 생기지 않는다.

▸깨끗한 독에 흰쌀을 넣은 다음 술 50~100g을 술병에 담아 쌀 중간에 박아놓는다. 이때 병의 입구는 막지 않고 병의 입구가 쌀 위에 조금 올라와야 하며, 독은 바람이 통하지 않게 밀폐해야 한다.

▸25~50g의 마른 고추를 4~6등분하여 가제에 나누어 싸서 쌀독 중간이나 네 귀퉁이에 놓아두면 쌀벌레가 생기지 않는다.

■ 고기와 생선을 보관하는 방법

겉면에 알코올을 발라 보관하는 방법

고기나 생선의 겉면에 설탕물을 바른 다음 술을 빚을 때 사용하는 효모를 뿌려 보관하면 좋다. 알코올이 생선과 고기 내부로 천천히 스며들기 때문에 여러 가지 잡균의 번식이 억제된다. 이 방법으로 손질한 생선과 고기는 실내 온도에서 2개월 동안 보관해도 변질되지 않는다.

요리를 할 때에는 고기와 생선의 겉면을 살짝 씻기만 하면 되는데, 맛 자체에는 조금도 영향이 없다. 이 방법은 간단하고 쉬우며 원가도 낮고 여러 가지 영양 성분을 손상시키지 않을 뿐만 아니라 기름의 산화를 막을 수 있다.

효모는 술을 빚는 데 사용하는 것 이외에도 알코올로 발효시킬 수 있는 모든 효모를 쓸 수 있는데, 그 보관 효과는 같다.

찻물에 담갔다가 냉동하는 방법

농도가 5%인 찻물을 만들어 고기를 담갔다가 냉동시키면 신선도를 유지하는 데 효과가 좋을 뿐만 아니라, 부패되거나 변질되지도 않는다.

종이와 소금물에 적신 천으로 싸서 보관하는 방법

고기를 두꺼운 종이로 싼 다음 다시 진한 소금물에 적신 천으로 싸서 보관하면 오래 보관할 수 있다.

맛이 좋아지게 고기를 보관하는 방법

신선한 고기라고 해서 결코 좋은 것은 아니다. 신선한 고기를 3일 동안만 잘 보관하면 고기가 한결 연해지고 맛도 좋아지며 향기로워진다. 물론 고기는 냉동고에 보관해야 하지만 얼리지 말아야 한다. 냉동된 고기는 맛과 영양가가 떨어진다.

냉동실의 온도를 −1~−2℃로 유지하면 3일째 되는 날부터 고기맛이 서서히 좋아지기 시작해 일주일 정도 되면 완전히 좋아진다.

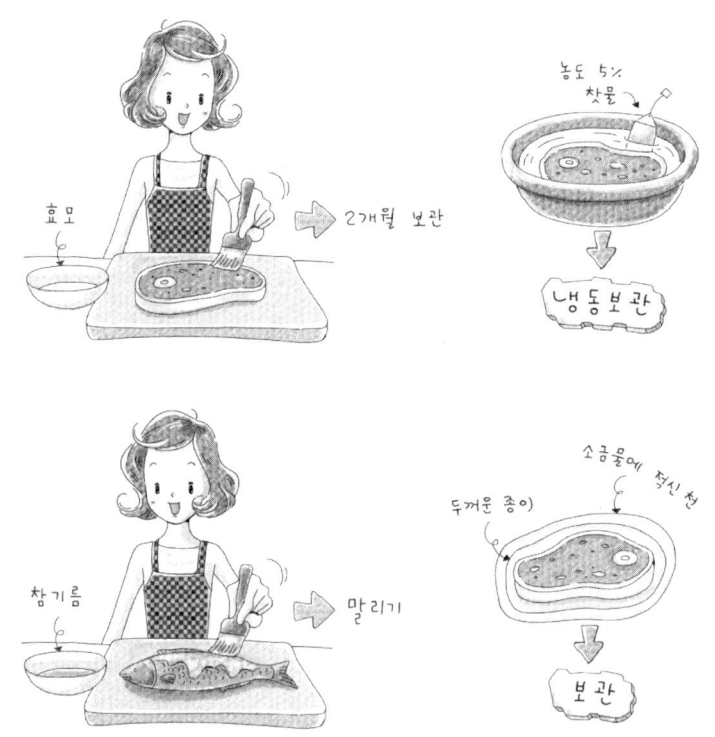

10일 이상이 되면 고기가 손상되므로 오래 두지 말아야 한다.

생선을 말리는 방법

여름철 생선을 햇볕에 말리기 위해 밖에 놓아두면 파리 때문에 제대로 말리지 못한다. 이런 경우에는 생선에 참기름을 조금 발라 말리면 파리가 접근하지 못한다.

파리는 원래 기름을 매우 싫어하기 때문에 생선에서 기름내가 나면 주위에 얼씬도 하지 않는다. 파리는 발에 기름이 묻으면 몸을 마음대로 움직일 수 없기 때문에 기름이 있는 곳에는 잘 가지 않는다고 한다.

■ 과일의 저장과 보관 방법

저장고에 과일을 저장하는 방법

11월에 과일을 제대로 저장하면 1년 내내 신선한 과일을 먹을 수 있다. 사과나 배와 같은 과일은 저장하기 비교적 쉽지만, 그렇다고 너무 일찍 수확하면 과일 껍질에 보호막이 제대로 형성되지 못할 뿐 아니라 과일의 호흡작용이 왕성하게 진행되므로 저장성이 약해진다. 이외에도 병충해의 피해를 입었거나, 기계적 손상을 입은 과일도 저장성이 약하다.

신선한 과일을 오랫동안 보관하려면 과일의 호흡작용이 가장 약하게 진행되게 함으로써 과일의 저장 수명을 연장해야 한다. 사과나 배를 저장하는 가장 알맞은 온도는 0~1℃이다. 그러므로 저장 기간에 맞는 온도를 적당히 유지하면 과일의 호흡작용이 억제되고, 영양분 소모가 적어지며 미생물의 활동이 약해지므로 저장 기간을 늘릴 수 있다.

사과나 배는 온도가 −2℃로 내려가면 얼기 시작한다. 공기의 상대습도가 높으면 과일 속 수분 증발량이 감소하므로 과일의 신선한 상태를 유지하는 데 유리하다. 그러나 상대습도가 95% 이상이 되면 병균이 활발히 번식하므로 과일이 기계적 손상을 조금만 입어도 바로 썩기 시작한다. 만일 상대습도가 너무 낮으면 과일 속 수분 증발량이 많아지고 과일의 호흡작용이 왕성하게 진행되므로 영양분 소모가 많아져 과일이 쭈글쭈글해진다. 그러므로 습도 조절에 주의를 기울여야 한다.

저장고 안의 공기 성분 중 이산화탄소와 산소는 과일의 호흡작용에 매우 큰 영향을 미친다. 산소의 함유량이 많으면 호흡작용이 왕성하게 진행되고, 산소의 함유량이 적으면 호흡작용이 약하게 진행되므로 영양분을 적게 소모한다. 만일 이산화탄소와 질소의 함유량이 많으면 과일의 호흡작용이 억제되어 썩게 된다.

이때 생기는 에틸렌 가스가 과일을 더 빨리 썩게 하므로 썩은 과일은 바로 선별해내야 하며, 썩기 시작한 과일도 수시로 골라 버려야 한다. 과일을 수확한 후에는 저장고에 넣기 전에 먼저 일정 기간 예비 냉각시켜 과일의 호흡 세기를 낮추어야 과일을 신선하게 보관할 수 있다. 과일을 저장고 안에 넣기 3~4일 전에는 저장고 안을 소독해야 한다.

저장고 안의 온도 관리는 대체로 세 단계로 나누어 진행한다.

첫번째 단계는 저장하기 시작하면서부터 초겨울까지이고, 두번째 단계는 저장고 안의 온도가 표준 온도에 도달한 시기부터 겨울 동안이며, 세번째 단계는 봄에 기온이 높아질 때이다. 저장고 안의 온도는 기온과 저장고 안의 온도 변화에 따라 조절해야 한다.

또 저장고 안의 상대습도는 90% 정도를 유지해야 한다. 습도가 높으면 환기를 하여 저장고 안의 습기를 적당히 제거해야 한다. 만일 습도가 낮으면 저장고 안 바닥에 물을 뿌리거나 젖은 톱밥, 벼의 겨를 펴놓는 방법으로 습도를 조절한다.

사과를 보관하는 방법

사과는 다른 과일과 따로 보관해야 한다. 이는 사과에서 나오는 식물 호르몬의 일종인 에틸렌 가스 때문이다. 사과를 보관하기에 알맞은 온도는 0~2℃이며, 상자째 보관할 경우에는 그늘지고 공기가 잘 통하는 곳에 보관해야 한다. 가정에서 사과를 폴리에틸렌 필름에 밀봉하여 보관하면 수분 손실이 거의 없어 1~2개월 정도 신선한 맛을 유지할 수 있다.

이외에도 사과를 오랫동안 보관하려면 상자에 모래를 담아 상자 속에 사과를 넣어두면 좋다. 향기로운 사과나 배를 거꾸로 놓아두면 얼마 되지 않아 노화된 흔적이 나타나면서 맛과 향이 감소하게 된다. 그러나 과일의 꼭지를 위로 향하게 보관하면 싱싱하고 향긋한 향을 그대로 보존할 수 있다. 그러므로 며칠 동안 보관했다가 바로 먹을 과일이라도 꼭지가 위로 향하게 보관하는 것이 좋다.

포도를 저장, 보관하는 방법

포도는 품종에 따라 저장 기간이 다르다. 오래 저장할 포도는 수확하기 6~7일 전부터 물을 주지 않고 될수록 늦게 수확해야 한다. 늦게 수확하는 포도는 수분이 줄어든 반면, 당분이 증가하고 열매 껍질이 두꺼워져 오래 저장할 수 있다. 또한 포도를 수확할 때는 날씨가 맑고 기온이 낮은 이른 아침이나 저녁이 좋다.

포도를 저장하려면 실내에 2층으로 시렁을 매어 포도를 송이째 시렁 위에 30~40cm 두께로 쌓는다. 그런 다음 그 위에 종이를 덮어놓았다가 수분이 일정하게 빠지고 껍질이 두꺼워진 다음에 저장해야 오래 보관할 수 있다.

포도를 보관하기에 알맞은 온도는 0~2℃이다. 또 오래 보관하기 좋은 포도는 송이 크기가 중간 정도로, 단단한 포도가 좋다. 폴리에틸렌 봉지에 담아 냉장고에 넣어두면 신선함을 좀더 오래 유지할 수 있다.

■ 채소의 저장과 보관 방법

저장하는 채소에 따라 알맞은 온도를 유지해야 한다

저장 환경의 온도, 습도, 기류 조건(산소, 이산화탄소, 에틸렌 등)은 채소 저장의 품질, 신선도, 수명에 영향을 미친다. 그 중에서도 가장 중요한 것이 저장 온도이다.

채소는 저온에 잘 견디는 것과 저온에 민감한 것 두 가지로 나눌 수 있다. 배추, 양배추, 무, 파, 마늘, 미나리, 시금치, 양파 등은 저온에 잘 견디는 채소로, 알맞은 저장 온도는 0~2℃이다.

또한 토마토, 풋고추, 가지, 오이, 참외, 수박, 생강 등은 저온에 민감한 채소로, 알맞은 저장 온도는 9~12℃ 또는 그 이상이다. 이런 채소는 오래 저장하지 말고 그대로 먹어야 하며, 또 바로 먹을 것은 8℃ 이하에서 저장해야 한다. 오래 저장하면 변질될 수 있다. .

수분을 유지해야 한다

채소 저장에서 중요한 또 다른 하나는 수분을 유지하는 것이다. 일반적으로 깨끗한 비닐로 포장하되 입구를 좀 헤쳐놓거나 비닐봉지에 구멍을 적당히 뚫어놓아야 한다. 그래야 안에서 생기는 열로 인해 채소가 상하는 것을 막을 수 있다.

다른 종류의 채소는 각각 포장해서 저장해야 한다

서로 다른 종류의 채소는 따로따로 포장하여 방출되는 가스에 의한 영향을 서로 받지 않게 해야 한다. 그리고 저장하기 전에 상하지 않았는지 확인한 후 저장해야 하며, 만약 상한 부분이 있으면 제거해야 한다.

채소는 세워서 보관해야 한다

옛날부터 쑥갓을 보관할 때는 반드시 세워서 보관했다. 이것은 쑥갓을 눕혀놓으면 위로 일어서려는 힘에 의해 줄기가 구부러지기 때문이다.

식물에게는 땅 위에서 꼿꼿이 서려는 배지성이라는 성질이 있어 어떤 식물이든지 수평으로 눕혀놓으면 스스로 꼿꼿이 일어선다. 밭에서 갓 수확한 쑥갓의 줄기는 아직 살아 있으므로 눕혀놓으면 배지성에 의해 위로 일어서게 된다. 줄기가 구부러진 쑥갓은 보기에도 좋지 않지만 영양 성분도 변한다.

금방 수확한 시금치를 세워서 보관한 것과 눕혀서 보관한 것의 영양 성분을 이틀 후에 비교해보았다. 결과는 잎의 푸른색을 나타내는 엽록소의 함유량과 감미 성분인 당분 함유량이 세워서 보관한 시금치가 10% 이상 높았다. 또한 화학조미료 성분인 글루타민산의 함유량도 눕혀서 보관한 것은 세워서 보관한 것의 4분의 1밖에 되지 않았다. 그러므로 신선하고 맛있는 채소를 먹으려면 종이에 싸서 반드시 세워서 보관해야 한다.

채소에 따라 각기 다른 방법으로 보관해야 한다

▸시금치를 싱싱하게 보관하려면 비닐봉지에 공기를 불어넣고 입구를 꼭 매어 보관한다.

▸양파를 비닐봉지에 넣어두면 썩거나 싹이 트게 된다. 그러나 그물 자루 같은 곳에 넣어 바람이 잘 통하는 곳에 매달아놓으면 오랫동안 싱싱하게 보관할 수 있다.

양파를 반쪽만 잘라 쓰면 잘린 부분이 누르스름하게 변하게 된다. 그러므로 양파를 통째로 사용하지 않을 때는 칼로 쪼개지 말고 한 껍질씩 벗겨 먹어야 한다. 그래야 끝까지 신선하게 먹을 수 있다.

▸생강은 단지 안에 눅눅한 모래를 담고 파묻으면 오랫동안 먹

을 수 있다. 그러나 모래를 구하기 힘든 곳에서는 비닐봉지에 구멍을 한두 군데 뚫고 생강을 넣어 냉동실에 보관하면 오랫동안 먹을 수 있다.

▸당근은 얼려서 보관할 수 있다. 당근을 깨끗이 씻어 껍질을 벗기고 잘게 썬 다음 새 폴리에틸렌 주머니에 넣고 밀봉하여 냉동실에 보관한다. 냉동된 당근은 해동하지 말고 국이나 채소 요리, 생채에 직접 사용한다. 이렇게 당근을 보관하면 싱싱함을 그대로 보존할 수 있다.

또 당근은 말려서 보관할 수도 있다. 당근을 둥글게 얇게 썰어 건조기에 적당한 양씩 넣어 말린다. 건조기가 없는 경우에는 당근을 5분 동안 데쳐 식힌 다음 둥글게 썰어 판 위에 펴놓고 햇빛에 말린다. 또 껍질을 벗긴 당근을 둥글게 얇게 썰어 찬물에 넣었다가 끓는 물에 2~3분 동안 넣어 꺼내어 빵 굽는 통에 넣고 55~60℃의 온도에서 말린다. 말린 당근은 어두운 색깔의 유리병 속에 넣고 밀봉하여 건조한 곳에 보관한다. 이렇게 보관한 당근은 먹기 전에 반드시 물에 넣어 약 1시간 동안 불려야 한다.

▸오이를 실내에서 저장할 경우에는 오이를 담은 그릇을 비닐 등으로 잘 덮어 선선하고 바람이 잘 통하는 곳에 15일 동안 놓아둔다.

또한 독에 넣어 저장할 경우에는 독을 깨끗이 씻어서 말린 다음 선선한 곳에 놓아둔다. 독에 찬물을 10~20cm 붓고 수면과 8~10cm 떨어진 곳에 수수대로 엮은 발을 펴놓는다. 그 위에 오이를 한 층 한 층 쌓는다.

오이를 쌓는 방법은 두 가지가 있는데, 하나는 오이를 가로세로로 엇갈리게 쌓는 법과 다른 하나는 오이 꼭지를 독 벽에 닿게 빙 둘러놓으면서 가운데에 공간이 생기게 쌓아 올리는 방법이다. 그런 다음 독 입구를 포장 종이로 봉하면 된다.

이 밖에 소금물에 보관하는 방법이 있다. 이 방법으로는 오이를 20일 정도 보관할 수 있다. 오이를 연한 소금물에 넣으면 기포가 많이 생기는데 오이는 이 기포에 의해 공기를 흡수하

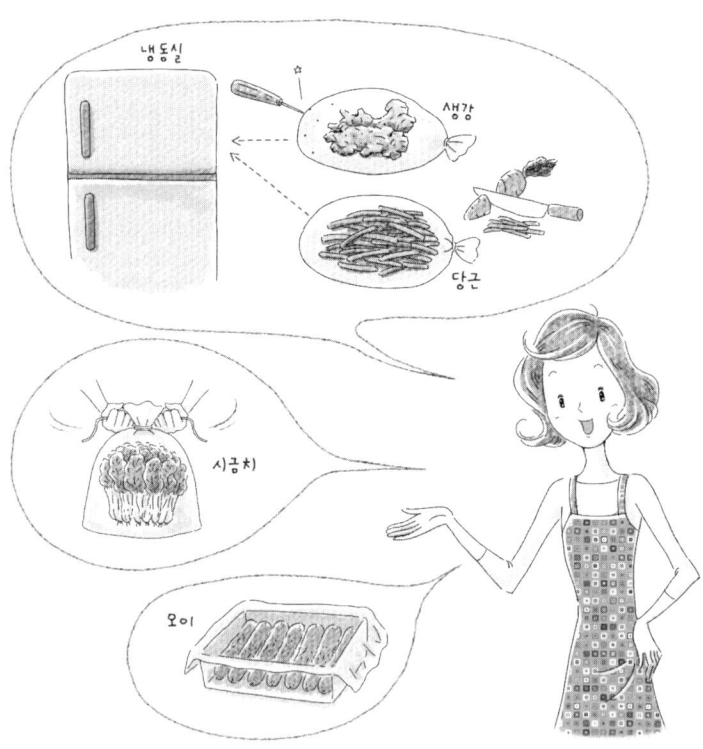

게 된다. 동시에 소금물은 오이를 시들지 않게 하고, 미생물의 번식과 오이의 부패 현상을 막을 수 있다. 이런 방법으로 오이를 18~25℃의 상온에서 보관하면 20일 정도 신선도를 유지할 수 있다.

▌ 감자를 신선하게 보관하는 방법

감자는 가능한 어두운 곳에서 보관해야 한다. 감자가 오랫동안 햇빛을 보게 되면 녹색이나 자주색으로 변하게 되는데, 이런 감자에는 유독성 물질이 들어 있어 건강에 해롭다. 또 감자를 습기가 많은 곳에 보관하지 말아야 한다. 만약 이런 곳에 보관하면 습기 때문에 쉽게 썩고 전분 함유량이 크게 감소되어 식용 가치를 잃는다. 그러므로 감자는 건조한 곳에서 보관해야 한다.

감자를 오래 두면 싹이 나고 시들면서 껍질이 주글주글해진다. 그러나 싹이 나기 시작했을 때 싹을 바로 도려내면 시들지 않고 오랫동안 싱싱하게 보관할 수 있다.

또 수확한 감자에는 푸른 사과 4알을 상자에 넣어두는데, 상자 크기에 따라 사과를 더 넣을 수도 있고 적게 넣을 수도 있다. 푸른 사과는 감자가 신선한 상태를 유지할 수 있는 에틸렌 가스를 방출한다.

일반 가정에서 보관하기 가장 좋은 감자는 중생종 감자이다. 2월경 감자를 세 겹으로 된 자루에 넣고 감자 1kg당 1g의 비율로 마른 박하 잎을 넣어 보관하면 4월에도 감자 싹이 나지 않는다.

감자 종자를 보관할 때는 상처 입은 것, 벌레 먹은 것, 병이 든 것을 골라내어 저장하되 한곳에 모아놓지 않는 것이 좋다. 즉 얇게 펴놓는데, 두께는 30cm 정도를 넘지 말아야 한다.

각기 다른 품종의 감자는 수분 함유량이 다르고 보관하기 위해 모아놓는 두께도 다르며 상품 가치도 다르다. 그러므로 감자는 품종별로 저장해야 한다. 특히 종자 감자는 다른 감자들과 섞이지 않게 보관해야 하며, 관리 또한 잘 해야 한다.

■ 토마토를 보관하는 방법

토마토 철에 채 익지 않은 토마토를 큼직한 비닐봉지에 3~4kg 정도 넣고 단단히 봉하여 어둡고 서늘한 곳에 놓아둔다. 그리고 하루 건너 한 번씩 봉지 안 토마토의 물기를 닦은 후 5분 정도 지나서 다시 봉하여 서늘한 곳에 놓아둔다. 그런 다음 빨갛게 익은 것만 골라서 먹는다. 이렇게 토마토가 모두 빨갛게 익을 때까지 1개월 정도 보관할 수 있다.

가을철에 끝물 토마토를 구입해 이와 같은 방법으로 보관하면 겨우내 신선한 토마토를 먹을 수 있다. 환기는 3~7일에 한 번씩 해준다.

■ 간장과 된장을 보관하는 방법

간장과 된장을 잘못 보관하면 곰팡이를 비롯한 여러 가지 미생물에 의해 변질될 수 있다. 먼저 간장을 오래 보관하려면 용기를 깨끗이 씻어 잘 소독해야 한다. 그리고 간장은 가능한 상대습도 80% 미만, 온도 20℃ 미만인 곳에서 보관해야 한다. 또한 간장 용기에 기타 물방울이 들어가지 않게 항상 덮개를 꼭 덮어두어야 한다.

간장을 다시 끓여서 보관하면 보관하기는 좋지만 간장 맛이 떨어지므로 끓이지 않고 보관하는 것이 좋다. 간장을 이용해 음식을 만들 때 나는 산뜻한 맛은 간장에 들어 있는 알코올, 페놀, 에스테르의 맛과 간장의 아미노산과 소금이 작용하여 생긴 아미노산염(조미료의 주요 성분) 유도체의 맛이다. 간장을 끓이면 간장에 들어 있는 아미노산이 단백질로 응고되어 표면에 동동 뜨면서 간장의 맛을 떨어뜨린다. 그리고 알코올이나 페놀 또는 에스테르의 향기로운 맛을 내는 성분도 끓이는 과정에서 쉽게 휘발되므로 원래의 간장 맛이 약해진다. 그러므로 간장은 끓이지 않고 보관해야 한다.

또 간장에 곰팡이가 생기지 않게 보관하기 위해서는 간장 병에 기름을 조금 넣어둔다. 기름은 간장 위에 뜨면서 공기와 간장을 차단하므로 곰팡이가 생기지 않는다.

가제로 작은 주머니를 만들어 겨자를 조금 담아서 간장 병(통)에 넣어두면 오래도록 간장에 곰팡이가 생기지 않는다. 간장 병 안에 파의 흰 부분이나 마늘 몇 쪽을 넣어두거나 술을 조금 넣어도 간장에 곰팡이가 생기지 않는다.

된장을 잘 보관하려면 된장을 그릇에 담을 때 공간이 생기지 않도록 잘 다져 넣어야 한다. 이것은 된장 표면뿐만 아니라 잘 다지지 않아 생긴 공간에서도 곰팡이가 생기기 때문이다.

된장 표면에 곰팡이가 생기지 않게 하려면 된장을 잘 다져 넣은 다음 소금을 볶아서 식기 전에 1~1.5cm 두께로 덮어두는 것이 좋다. 그리고 눈이나 비, 기타 물방울이 들어가지 않게 해야 하며, 곤충들의 피해를 막기 위해 뚜껑을 잘 덮어두어야 한다.

▌기름을 보관하는 방법

기름을 제대로 보관하지 못하면 향기로운 냄새를 잃게 된다. 이것은 기름이 변질되고 있다는 것을 뜻한다. 변질된 기름을 먹으면 건강에 해롭다.

기름이 변질되는 데는 두 가지 원인이 있다. 하나는 기름이 기름 분해효소에 의해 분해되면서 정상적인 화학 구조가 파괴되기 때문이다. 또 다른 하나는 기름이 공기 중의 산소와 반응하여 분해되는 과정에서 해로운 물질을 생성하기 때문이다. 그러나 기름의 변질은 환경 조건과 관계가 있으므로 좋은 환경을 조성하면 오랫동안 보관할 수 있다. 기름을 오랫동안 보관하는 방법은 다음과 같다.

▸오랫동안 보관할 기름은 품질이 좋아야 한다. 무색투명한 병에 70%쯤 되게 기름을 넣고 흔들어본다. 좋은 기름은 거품이 생기지 않거나 약간의 거품이 생겼다가 바로 사라진다. 반대로 거품이 많이 생기고, 사라지는 시간도 오래 걸리면 기름의

품질이 나쁜 것이다.

또한 기름을 병에 넣어 이틀 동안 놓아두어 침전물이 생기지 않으면 좋은 것이고, 흐려지거나 앙금이 가라앉으면 나쁜 것이다. 나쁜 기름은 오래 보관할 수 없다. 이런 기름은 10여 일 동안 놓아두면 두 개의 층으로 분리되는데, 위의 맑은 기름은 덜어내어 보관할 수 있다.

▸기름을 더운 곳에 두지 말아야 한다. 기름을 오래 보관하려면 어둡고 서늘한 곳에 두어야 한다. 이것은 기름의 화학반응이 온도와 관계되기 때문이다. 온도가 높을수록 반응 속도가 빨라지므로 더운 곳에 오래 두면 변질되기 쉽다.

▸공기와의 접촉을 피해야 한다. 기름은 공기와의 접촉면이 클수록 산화될 가능성이 높다. 그러므로 뚜껑을 잘 덮어두어야 한다. 그리고 오래 보관할 기름과 평상시 먹는 기름은 구별해야 한다.

▸적당한 용기를 선택해야 한다. 기름을 오래 보관하려면 기름과 물리적·화학적 반응을 일으키지 않는 용기에 담아두는 것이 좋다. 기름을 보관하기 알맞은 용기로는 입구가 작고 색깔이 짙은 도자기, 법랑, 유리그릇 등이 좋다.

녹이 쓰는 철이나 구리로 만든 그릇에는 기름을 담아두지 말아야 한다. 또 수지 그릇도 나쁘다. 수지에는 대부분 기름에 용해되는 물질이 들어 있으며, 어떤 수지 제품의 가소제에는 독성이 있으므로 인체에 해롭다. 짧은 시간 담아두는 경우는 괜찮지만 오래 담아두는 것은 좋지 못하다.

유리병은 기름과 물리적·화학적 반응을 일으키지 않지만 일
정한 양의 자외선을 통과시키므로 기름의 산화반응을 촉진시
킨다. 그리므로 투명한 유리병보다 검은 병에 보관하는 것이
더 좋다.

▸그릇을 깨끗이 씻고 물기를 잘 닦아야 하며, 기름을 담았던 그
릇은 기름때를 깨끗이 씻어야 한다. 그리고 볶은 기름과 생기
름을 한데 두지 말아야 한다.

▸그릇에 기름을 가득 채운 후 입구를 봉하여 그늘진 곳에 두어
야 한다.

▸기름을 오래 보관할 때에는 기름 0.5kg에 비타민 E 한 알의 비
율로 비타민 E를 넣어두면 변질되지 않는다. 또 기름에 소금
을 조금 넣고 달이면 오래 보관해도 쉽게 변질되지 않는다.

■ 소금을 보관하는 방법

무더운 여름철에는 소금이 저절로 녹는다. 소금을 단지 안에
넣고 입구를 밀봉해놓으면 6개월 동안 보관할 수 있다. 또한 소금
에 습기가 차는 것을 막으려면 소금 속에 옥수수가루를 조금 넣
어두면 소금이 건조한 상태를 유지하게 된다.

■ 설탕을 보관하는 방법

설탕을 오래 두면 덩어리가 생기고 색깔과 맛이 변하거나 진드

기에 오염될 수 있다. 사람이 이런 설탕을 먹으면 진드기가 요도에 침입하여 소변이 잦아지고 통증이 생기는 등 요도 자극 증상이 나타나게 되며, 매스껍고 구토와 설사를 하는 등 병적 증상도 나타나 건강에 해롭다. 그러므로 설탕을 오래 보관하지 말아야한다.

여름철이 되면 설탕이 눅눅해진다. 이때 설탕을 단지 같은 곳에 넣어 누른 다음 공기가 새지 않게 뚜껑을 꽉 닫아놓으면 6개월 동안은 설탕에 습기가 차지 않는다.

또 설탕을 오래 두면 덩어리가 진다. 이때 설탕을 담은 그릇에 배나 사과 한 조각을 넣어 뚜껑을 덮은 다음 하룻밤 지나면 설탕이 모래알처럼 모두 흩어진다. 봉지에 넣은 설탕이 굳어졌을 때는 설탕을 봉지째 알루미늄 솥이나 알루미늄 그릇에 담아놓았다가 2~3일 지난 후에 꺼내면 다시 가루 상태가 된다.

■ 꿀을 보관하는 방법

▸꿀은 4~6℃에서 보관하는 것이 가장 좋은데, 이 온도에서는 4~5개월 동안 보관할 수 있다.

▸꿀은 유리나 도자기 그릇에 넣어 보관해야 한다. 꿀에는 유기산과 탄수화물이 0.2~0.4% 들어 있는데, 이 두 가지 물질은 효소작용에 의해 초산으로 변한다.

꿀을 금속 용기에 오래 보관하면 초산작용으로 금속 용기가 부식되면서 꿀 속에 알루미늄과 아연 등 중금속 함량이 높아지게 된다. 이렇게 되면 꿀이 변질될 뿐 아니라 영양 성분이 파괴되며, 사람이 먹으면 메스껍거나 구토를 하는 등 중독 현상까지 나타나게 된다.

▸꿀은 습기가 들어가지 않게 뚜껑을 단단히 막아 보관해야 한다. 꿀은 수분을 흡수하는 성질이 강하므로 보관할 때 주의하지 않으면 공기 속 수분을 흡수하여 바로 발효되면서 쉽게 변질된다. 그러므로 꿀에 습기가 들어가지 않도록 각별히 주의해야 한다.

▸꿀은 적당한 온도에서 보관해야 한다. 꿀은 5~10℃의 온도에서 바람이 잘 통하는 곳에 보관하는 것이 좋다.

▸냄새가 나는 물건 가까이에 보관하지 말아야 한다. 일반적으로 꿀은 잘 밀봉하여 보관하면 3년, 심지어 20년이 지나도 변질되지 않는다고 한다.

■ 두부를 보관하는 방법

날씨가 더운 여름 두부를 실내에서 어떻게 보관해야 할까? 일반적으로 두부 5모에 소금 50g의 비율로 물에 소금을 넣고 끓여서 식힌 후 두부를 담가놓으면 3일 동안 보관할 수 있다. 더 오래 보관하려면 소금을 조금 더 넣으면 된다.

이 밖에 두부를 몇 등분으로 잘라서 끓는 물에 2분 동안 담갔다가 그 물을 버리고 찬물을 부어 보관하면 이틀 동안 보관할 수 있다.

■ 달걀을 보관하는 방법

▸달걀을 보관하려면 수분 손실을 줄여야 한다. 달걀은 살아 있
는 하나의 큰 세포로, 껍데기의 구멍으로 숨을 쉰다. 달걀 난
백에는 공기 속의 수분보다 더 많은 수분이 들어 있다. 달걀을
놓아두면 신진대사가 진행되면서 달걀의 수분이 증발되어 난
백 속 수분이 점차 감소하게 된다. 이렇게 수분이 감소한 달걀
을 삶으면 단백질과 노른자위가 응고되면서 한쪽이 오목하게
들어간다.

달걀은 보관 기간이 길수록 난백 속 수분 감소량이 증가하는
데, 이런 달걀을 삶으면 오목하게 들어가는 현상이 더 심하게
나타난다. 그러므로 달걀은 될수록 오래 보관하지 말아야 하
며, 불가피하게 보관해야 할 경우에는 온도가 낮고 습도가 높
은 곳에서 보관하여 수분 손실을 줄여야 한다.

▸신선한 달걀을 깨끗하게 씻은 다음 끓는 물에 30초 동안 데친
다. 그런 다음 서늘한 곳에서 말려 밀폐 용기에 저장한다. 이
렇게 하면 달걀 표면층 단백질이 열을 받아 응고되면서 보호
막을 형성한다. 이와 같은 방법으로 달걀을 몇 개월 동안 저장
할 수 있다.

▸그릇에 콩을 한 켜 깔고 그 위에 달걀을 한층 놓는다. 같은 방법
으로 콩과 달걀을 번갈아 여러 번 쌓아서 저장한다. 이와 같은
방법으로 달걀을 보관하면 몇 개월이 지나도 변하지 않는다.

▸달걀에 오물이 묻어 있어 물로 씻으면 달걀이 호흡 곤란을 겪

으면서 쉽게 상할 수 있다. 이는 달걀이 살아 있기 때문이다. 또한 더운 여름이나 높은 온도에서 달걀을 보관할 때는 뾰족한 쪽이 밑으로 가고 둥근 쪽이 위로 올라가게 놓는 것이 좋다.

▸달걀에 돼지기름이나 기름을 발라서 보관해도 15일 동안 변질되지 않게 보관할 수 있다.

▸난알 속에 묻어 보관해도 좋다. 그릇에 난알(흰쌀, 좁쌀, 콩, 녹두를 쓸 수 있는데, 이 중에서 녹두가 가장 좋다)을 골고루 퍼서 깔고 그 위에 달걀의 뾰족한 부분을 아래로 향하게 하나하나 세워놓는다. 그런 다음 난알을 다시 골고루 펴놓는다. 이렇게 같은 방법으로 용기가 찰 때까지 반복하는데 마지막에는 난알을 좀 두껍게 펴야 한다. 이 방법으로는 보통 3~4개월 동안 변질되지 않게 보관할 수 있다.

▌주류를 보관하는 방법

소주

소주는 도수가 낮으므로 공기와 접촉하면 해로운 미생물에 오염되어 변하게 된다. 소주는 너무 높은 온도에서 보관하거나 직사광선을 쬐는 것은 좋지 않다. 장기간 보관해도 괜찮은데, 뚜껑을 개봉한 경우에는 알코올이 날아가 맛을 유지하기 힘들기 때문에 밀봉해서 냉장 보관한다.

맥주

맥주는 알코올 함량이 매우 낮고 이산화탄소가 많으며 고체 물질도 적지 않으므로 온도와 상관없이 공기와 접촉하면 혼탁해지면서 침전되고 변질된다. 맥주는 4~10℃ 정도의 온도에서 보관하고, 온도를 일정하게 유지해야 한다. 맥주는 살짝만 얼어도 김빠진 맥주가 되기 쉬우므로 영하 이하로 내려가지 않도록 주의해야 한다. 또 37℃ 이상의 온도에서는 맥주의 독특한 향이 감소하므로 그늘지고 서늘한 곳에서 보관해야 한다.

제조 후 6개월이 지나면 맥주 속 단백질 성분이 응고되어 뿌옇게 될 수 있으므로 오랫동안 보관하지 않는 것이 좋다.

와인과 과일주

와인과 과일주는 당분과 산도가 높기 때문에 온도차에 따라 혼탁되거나 침전될 수 있다. 침전이 약간 생긴 경우에는 이상이 없으므로 계속 마실 수 있다.

와인을 보관할 때의 가장 이상적인 온도는 12~14℃로, 온도를 항상 일정하게 유지해야 한다. 직사광선이나 밝은 전구의 빛에 약하므로 빛이 없는 어두운 곳에서 눕힌 상태로 보관해야 한다.

샴페인

샴페인은 다른 와인에 비해 온도와 빛에 더욱 민감하다. 샴페인을 보관하기에 가장 알맞은 온도는 10~12℃이며, 햇빛이 들지 않고 통풍이 잘 되는 어두운 곳에 보관하는 것이 좋다.

또 샴페인을 냉장고에 보관하는 것도 좋은데, 음식 냄새가 배지 않도록 해야 한다. 이외에도 냄새가 나는 물질이나 휘발성 물질과 함께 보관하지 말아야 한다.

■ 우유와 초콜릿을 보관하는 방법

우유를 신선하게 보관하는 가장 좋은 온도는 4℃이다. 신선한 우유에 소금을 조금 넣으면 높은 온도에서도 며칠 동안은 색깔과 맛이 변하지 않는다.

초콜릿은 카카오, 설탕, 우유 등이 주원료인 고지방, 고단백 식품이다. 초콜릿의 주원료인 카카오의 녹는점은 24℃이므로 25℃ 정도 되는 곳에 초콜릿을 놓아두면 물러진다. 그러므로 초콜릿은 온도가 22℃ 미만, 습도가 60℃ 되는 환경에서 만든다.

일반적으로 냉동실의 온도는 0℃ 미만이다. 그런데 여름철에는 실내 온도가 대체로 20℃ 이상이므로 초콜릿을 냉동실에 넣었다가 꺼내면 그 온도차가 20℃ 이상 나게 된다. 이런 온도차에서는 초콜릿 표면에 서리가 끼게 되는데, 그 서리가 녹으면 초콜릿이 쉽게 변질될 수 있다. 그러므로 초콜릿은 냉동실에 넣어두지 말고 어둡고 바람이 잘 통하는 서늘한 곳에서 보관해야 한다.

여름철은 대부분 기온이 30℃ 이상 오르는데 이런 환경에서는 초콜릿에 들어 있는 카카오 기름이 녹아서 다른 성분들과 분리되어 초콜릿 표면으로 흘러나왔다가 기온이 내려가면 굳어져 흰색이나 회백색 반점으로 나타난다. 이런 초콜릿은 변질된 것이 아니므로 보기에는 좋지 않아도 먹는 데는 이상이 없다.

■ 인삼을 보관하는 방법

어떤 사람들은 백삼이나 홍삼 또는 서양삼 등을 냉동실에 보관하는데, 이와 같은 보관방법은 좋지 못하다.

인삼의 주요 성분은 배당체, 휘발성 기름, 비타민 B_1과 B_2, 당분, 효소 등이다. 마른 인삼을 냉동실에서 꺼내면 처음에는 인삼 자체가 뻣뻣하지만 공기와 접촉하면 점차 공기 속 수분을 흡수하여 인삼이 눅눅해지고 발효되어 열이 나고 벌레가 쉽게 끼며 곰팡이도 생긴다. 백삼과 홍삼은 당분 함량이 줄어들기도 한다. 또 비닐봉지는 일정한 삼투성이 있기 때문에 아무리 비닐봉지에 넣어 밀봉해도 시간이 오래 지나면 좋지 않다.

인삼류의 약재는 비닐봉지에 넣거나 종이에 꼭 싸서 석회를 넣은 상자나 독에 넣고 뚜껑을 꼭 닫는다. 또 60% 이상의 술을 분무기 등으로 뿌려 뚜껑을 꼭 닫는 것이 좋다. 이렇게 보관한 인삼은 가루를 내기 쉬울 뿐 아니라 약효도 감소하지 않는다.

■ 찻잎과 커피의 향을 보존하는 방법

찻잎의 향을 보존하려면

신선한 찻잎에서는 짙은 향기가 난다. 이것은 찻잎에 방향족 알코올과 에틸류 물질이 많이 들어 있기 때문이다. 찻잎의 향기와 맛에 가장 큰 영향을 미치는 요인은 온도, 산소, 습도, 빛이다. 차를 색깔이나 맛이 변하지 않게 신선하게 보관하려면 −20℃의 온도에서 보관하는 것이 가장 좋다. 이 온도에서는 7~8개월 동안 신선하게 보관할 수 있다.

찻잎의 불포화지방산은 산소의 작용 아래 자동적으로 산화되어 불쾌한 냄새가 난다. 이 중에서 녹차에 들어 있는 카로틴도 이와 유사한 반응을 일으킨다. 묵은 잎으로 만든 차는 더 쉽게 변질된다.

찻잎은 습기를 흡수하면 고약한 냄새가 난다. 이때 찻잎을 무쇠 가마에 넣고 센 불에서 한참 볶으면 본래의 향기를 회복할 수 있다. 습기를 많이 흡수하면 찻잎에서 나쁜 냄새가 나고 밤색을 띠게 되는데, 이것은 마시지 못한다. 그러므로 장마철에 특히 주의해야 한다. 빛도 찻잎의 향기에 큰 영향을 미친다. 그러므로 찻잎은 투명하지 않은 용기에 넣어 밀폐해 보관해야 한다. 그리고 찻잎은 될수록 용기에 가득 채워 산화되지 않게 해야 한다.

묵은 찻잎은 대체로 향이 약한데, 이런 찻잎을 기름기가 묻지 않은 밑굽이 평평한 가마에 넣고 볶으면 다시 향이 짙어진다.

커피의 향을 좋게 하려면

커피는 원두를 볶는 정도에 따라 커피의 맛과 향이 달라진다. 커피의 맛과 향을 좋게 하려면 습기가 없는 곳에 보관해야 한다. 또 커피 물의 온도는 90℃가 적당하다.

커피를 타기 전에 소금 몇 알을 커피에 넣으면 커피의 향이 더 진해진다.

■ 함께 보관하지 말아야 할 식품

달걀을 생강, 파 등과 함께 보관하지 말아야 한다

달걀 껍데기에는 작은 구멍이 있는데, 이 구멍을 통해 생강이나 파의 자극적인 냄새가 흡수될 수 있다. 이곳으로 자극적인 냄새가 흡수되면 달걀이 변질되거나 불쾌한 냄새가 난다.

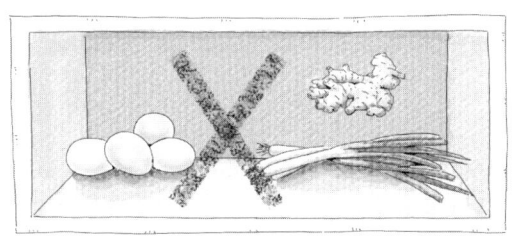

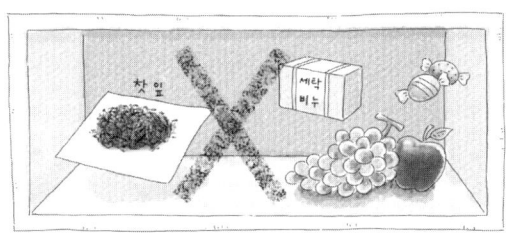

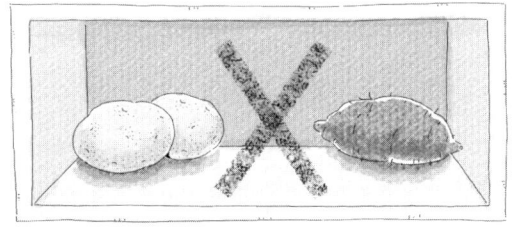

찻잎은 세탁비누, 사탕, 과일과 함께 보관하지 말아야 한다

찻잎은 주위 환경의 냄새를 흡수하는 특성을 가지고 있기 때문에 함께 보관하면 찻잎에서 세탁비누 냄새가 날 수 있다. 그리고 사탕이나 과일과 함께 보관하면 찻잎이 수분을 흡수하여 변질될 수 있다.

감자와 고구마를 함께 보관하지 말아야 한다

감자와 고구마는 저장 조건의 생리적 요구가 서로 다르다. 그러므로 감자와 고구마를 함께 보관하지 말아야 한다.

고구마를 겨울 동안 저장하기에 가장 적합한 온도는 12~13℃이며, 15℃가 넘으면 열이 나고 썩기 시작한다. 9℃ 미만으로 내려가면 얼어서 먹을 수 없게 된다.

감자를 겨울 동안 보관하기 적합한 온도는 2~4℃이며, 5℃ 이상이 되면 싹이 나고 껍질이 퍼렇게 된다. 그러므로 감자와 고구마를 함께 보관하면 둘 중 하나를 못 쓰게 된다.

약이 되는 음식

5
장

01

약이 되는 영양식

약죽

약죽은 약재와 녹말이 많은 곡류(찹쌀, 흰쌀, 좁쌀, 밀, 보리 등)와 그 밖의 여러 가지 음식 재료를 함께 넣어 걸쭉해질 때까지 끓인 음식이다.

만드는 방법은 약재와 곡류의 종류에 따라 다르나 일반적으로 먼저 약재를 적당량의 물에 달여 찌꺼기를 버린 다음 나머지 재료들을 넣고 죽을 쑨다. 대추, 밤, 호두 등과 같이 그대로 죽을 쑤어 먹을 수 있는 약재는 곡류와 함께 넣고 죽을 쑨다.

먹는 양은 하루 음식량에 따라 적당히 조절할 수 있다. 치료 효과를 높일 목적으로 양을 늘리고자 할 때는 한 번에 먹는 양보다 하루 동안 먹는 횟수를 늘리는 것이 좋다.

약국

약국은 약재와 고기, 달걀, 생선 등을 이용하여 끓인 음식이다. 약국은 만들기도 쉽고 먹기도 좋으며, 먹은 다음 흡수가 빠른 것이 특징이기도 하다.

약국을 끓이는 방법은 보통 국을 끓이는 것과 같다. 다만, 약재가 국거리라는 점이 다르다. 국에 넣는 약재가 직접 먹을 수 있는 것이면 국거리와 함께 직접 끓일 수 있지만, 직접 먹을 수 없는 약재인 경우에는 먼저 약재를 달여서 약즙을 얻은 다음 약 찌꺼기를 버리고 약즙에 국거리를 넣어 끓인다.

또한 약재를 가제에 싸서 국거리와 함께 끓인 다음 약재를 건져내고 먹기도 한다.

약탕

약탕은 약재와 음식 재료에 물을 넣고 일정한 시간 달여서 그대로 먹거나 걸러서 찌꺼기를 건져내고 먹는 음식이다.

약탕은 만들기 쉬울 뿐 아니라 다른 요리에 비해 체내에서 흡수가 잘 되기 때문에 효과가 빨리 나타난다. 또한 한의학적 변증과 치료 원칙에 따라 체질과 증상에 맞게 음식 처방을 조절할 수 있는 장점을 가지고 있다.

일반적으로 물을 넣고 달이지만 때로는 술 또는 식초에 달이기도 한다. 약을 달일 때는 우선 약재 성분이 잘 우러나도록 약재를 얇게 또는 잘게 썰어야 하며, 약재와 음식 재료의 양, 물의 양, 달이는 시간 등을 알맞게 정해야 한다.

약재와 음식 재료의 종류에 따라 물의 양과 달이는 시간이 각기 다를 수 있지만, 보통 물은 음식 재료를 푹 잠기게 한 후 3~5cm 정도 더 붓는 것이 좋다. 또 마른 천연 약재나 음식 재료는 미지근한 물에 1~2시간 정도 불렸다가 써야 한다. 물에 너무 오래 불리면 약의 성분이 다 우러나오므로 젖은 천에 싸서 불리는 것이 좋다.

보약은 약한 불에서 달이되 끓기 시작해서 1~2시간, 일반 약재는 좀 센 불에서 끓기 시작해서 30분~1시간, 땀내는 약재는 끓기 시작해서 15~30분 정도 더 끓이는 것이 좋다.

약찜

약찜은 약재를 깨끗이 씻어서 썬 다음 음식 재료와 양념을 한데 섞어서 쪄낸 음식이다. 곰과 다른 점은 음식 재료를 썰거나 자른다는 것과 양념을 넣는다는 것이다. 찜을 만드는 방법은 일반적으로 다음과 같다.

▶가루 찜 : 약재와 음식 재료, 양념을 고루 섞어서 쌀가루(혹은 밀가루)를 묻혀 단지나 사기그릇에 담아 시루 등에 쪄서 익힌다.
▶싸서 찌기 : 약재와 음식 재료, 양념을 고루 섞어서 나뭇잎이나 연잎으로 싸서 사기그릇에 담아 시루 등에 쪄서 익힌다.
▶단지 찜 : 약재와 음식 재료, 양념을 고루 섞은 다음 단지에 넣고 입구를 종이로 봉해 시루 등에 쪄서 익힌다.

약곰

약곰은 약재(주로 보약재)를 닭이나 오리 등과 함께 단지나 냄비에 담아 고아낸 음식이다. 약곰은 오랜 옛날부터 우리 선조들이 건강과 장수의 목적으로 많이 만들어 먹었는데, 지금은 가지 수도 많아지고 만드는 방법도 다양해졌다.

약곰은 보통 닭이나 오리의 배에 인삼이나 황기, 만삼 등의 약재들을 넣고 실로 대충 꿰맨 다음 뚝배기나 냄비에 담아 뚜껑을 잘 덮어서 끓는 물 솥에 넣어 약한 불로 천천히 푹 고아내는 것이다. 약재와 함께 밤, 찹쌀을 넣기도 한다.

이렇게 하면 자체의 수분을 이용하면서도 안전한 온도에서 뼈가 무르도록 충분히 익힐 수 있다. 고기는 먹고 배 안에 넣은 약재는 꺼내어 말렸다가 가루 내어 달여 먹으면 좋다.

약졸임

약졸임은 약재와 음식 재료를 양념과 함께 냄비에 넣은 다음 물을 붓고 물이 다 졸아들 때까지 졸이는 음식이다.

약재와 음식 재료를 그대로 혹은 1차 가공한 것을 냄비에 넣고 양념과 물을 넣은 다음 센 불에서 끓이다가 점차 약한 불에서 국물이 다 졸아들 때까지 천천히 졸인다.

약볶음

약볶음은 달군 냄비에 식물성 기름을 두르고 약재와 음식 재료를 넣어 익힌 것이다. 먼저 약재와 음식 재료를 준비하여 냄비를 달군 다음 식물성 기름을 두르고 준비한 음식 재료를 차례로 넣으면서 타지 않게 고루 저어 볶는다. 졸임과 다른 점은 물을 적게 넣는 것이다.

약튀김

약튀김은 끓는 기름에 약재와 음식 재료를 넣고 튀겨낸 음식이다.

냄비에 많은 양(재료의 배 혹은 몇 배)의 식물성 기름을 넣은 후 기름이 끓기 시작하면 미리 준비해놓은 약재와 음식 재료를 넣고 튀긴다. 이때 타지 않게 불 조절을 잘 해야 한다. 약튀김은 재료에 따라 눅눅하게 되거나 바삭하게 될 수도 있다.

약구이

약구이는 여러 가지 약재들을 짐승의 내장이나 가금류의 뱃속, 물고기의 뱃속에 넣고 직접 또는 간접으로 구워 익힌 음식이다. 또한 약구이는 약재가 될 수 있는 채소나 산나물, 과류를 이용해 만들 수도 있다.

약구이는 맛이 독특하여 먹기에 좋을 뿐만 아니라 건강에도 매우 유익하다.

약엿

약엿은 엿을 만들 때 약재 달인 물을 넣어 만든 것이다. 만드는 방법은 일반 엿과 대부분 같다.

약엿은 찹쌀 또는 녹말이 많이 들어 있는 곡류를 가루 내어 물에 반죽한 다음 증기에 쪄서 곡류 가루의 약 7% 정도 되는 엿기름을 넣고 50~55℃에서 3시간 정도 삭힌다. 발효가 끝나면 물을 더 넣고 80℃에서 약 24시간 놓아둔다. 이것을 천으로 만든 자루에 넣고 거른 다음 약재 달인 물을 넣어 섞어서 물엿 형태가 될 때까지 졸인다. 또는 물엿에 약재 달인 물을 넣고 섞어서 졸이기도 하고, 과일즙(신선한 즙 또는 달인 즙)에 약재 가루와 설탕, 꿀 등을 넣어 달여서 만들기도 한다.

약엿은 보약재로서 그대로 먹거나 끓인 물에 타서 마시기도 한다. 이것은 비교적 먹기도 좋고 맛과 냄새가 좋으며, 흡수가 빠르다.

약즙

약즙은 수분이 많은 과일이나 식물의 줄기, 잎, 뿌리와 같은 약재에서 짜낸 즙을 말한다.

생즙은 보관하기 불편하므로 한 번 먹을 양만큼씩 만들어 먹어야 한다. 오랫동안 보관하려면 용기를 잘 끓여 소독한 다음 즙액을 넣어 밀폐하여 냉장고에 넣어두어야 한다.

생즙은 일반적으로 다른 것을 섞지 않고 그대로 먹지만, 때로는 적당량의 술과 물을 섞어 먹기도 한다. 생즙을 먹는 양과 시간, 횟수는 건강 상태와 증상에 따라 적당히 조절할 수 있다.

약차

약차는 약재를 우리기 쉽게 가공하여 먹을 때마다 뜨거운 물에 타거나 우려서 물처럼 마시는 것을 말한다. 약차는 건강식품으로 약재를 그대로 자르거나 부스러뜨려 만들 수도 있고, 즙을 짜거나 달여서 농축시켜 설탕을 섞어 가루 또는 과립 형태로 만들 수도 있다.

예로부터 우리 선조들은 재질이 무르고 향기가 있는 식물의 열매, 꽃, 껍질, 뿌리를 그대로 혹은 말려서 끓는 물에 우려 건강 약차를 만들어 마셔왔다. 이것이 점차 발전하여 가루로 만들어 끓는 물에 타서 마시거나 끓여 마시게 되었다.

또한 즙액을 짜서 엿처럼 졸인데다 설탕을 넣어 과립으로 만들어서 뜨거운 물에 풀어 마시기도 한다. 특히 가루나 과립은 오랫동안 보관해도 잘 변질되지 않고 휴대하기에도 좋다.

약술

약술은 약재를 술에 담가 그 약 성분을 우려낸 것이다. 술은 물로 우려낼 수 없는 약 성분을 우려나게 해줄 뿐 아니라 치료 효능까지 높여준다.

약술은 맥을 세게 하고 기氣와 비脾를 보하며 피부를 윤택하게 하고 냉기를 없애며 약물의 흡수 효과를 높여준다. 약술은 조성 성분에 따라 술, 감주, 막걸리로 나눈다. 약술에는 주로 약재 성분과 당분(약재 안에 들어 있는 비교적 많은 당분과 술 자체의 당분)이 들어 있으며, 막걸리에는 약재 성분과 당분, 그 밖의 약술을 만드는 과

정에서 생기는 일부 술찌끼가 들어 있다. 감주는 가정에서도 손
쉽게 만들어 약으로 쓸 수 있다.

약술은 약재의 고유한 냄새와 맛이 있으며, 약재의 특성에 따
라 색깔이 다르다. 약술은 술을 마시지 못하거나 간장, 콩팥 질병
이 있는 환자에게는 쓰지 않는다.

02

체질에 맞는 영양식

약이 되는 영양식을 효과적으로 쓰기 위해서는 먼저 체질을 충분히 고려하는 것이 중요하다. 고서에는 체격이 크고 허약하며 상체는 실하고 하체는 약하며 머리가 크고 목이 굵으며 가슴은 넓고 허리와 엉덩이는 작은 사람, 피부에 윤기가 있고 근육이 발달되어 있고 얼굴은 둥글며 얼굴색은 벌겋고 눈의 정기가 있는 사람은 성격이 활달하다고 했다.

이러한 체질은 허리병, 위장병, 다리 질병에 잘 걸린다. 이때에는 오갈피, 모근, 소나무 꽃가루, 앵두, 감, 다래, 메밀, 붕어, 조개류 등을 쓸 수 있다고 했다.

체격이 좀 큰 편이면서 비대하고 상체는 약하며 하체는 실하면서 허리가 굵고 키가 크며 목덜미는 짧은 사람, 피부는 거칠고 세며 땀구멍이 보이고 땀을 많이 흘리며 얼굴색은 좀 검은 편이면서 듬직해 보이는 사람은 동작이 굼뜨고 성격이 느리며 참을성이 있다고 했다.

이러한 체질은 폐의 질병에 잘 걸린다. 이때에는 칡뿌리, 연밥, 녹용, 마, 오미자, 다시마, 미역, 도라지, 도토리, 밀, 의이인, 잣, 자두, 석이버섯, 송이버섯, 고사리, 호박, 콩, 들깨, 배, 밤, 사과, 찹쌀, 잉어, 쇠고기, 게 등을 쓰며, 덥고 매운 음식이 좋고 찬 음식을 싫어한다고 했다.

체격은 보통이고 몸은 약한 편이며 상체는 실하고 하체는 약하며 목이 굵고 가슴이 넓으며 엉덩이는 작은 사람, 땀이 나지 않아 피부가 건조하며 근육은 탄력이 있고 얼굴 모양은 날카로우며 동작이 민활하고 눈의 정기가 있으며 입술은 엷고 턱이 뾰족한 사람은 성격이 급하면서 쾌활하다고 했다.

이러한 체질은 콩팥과 방광의 질병, 음위증, 불임증, 당뇨병 등에 잘 걸린다. 이때에는 숙지황, 구기자, 시호, 강활, 독활, 석고, 지골피, 엿기름, 왕지네, 토사자, 현삼, 산딸기, 배추, 오이, 보리, 밀, 녹두, 해삼, 돼지고기 등을 쓰며, 찬 음식이 좋고 더운 음식과 기름기가 많은 음식은 좋지 않다고 했다.

체격은 좀 작고 상체는 약하고 하체는 실하며 허리는 보통이고 다리가 굵으며 키는 작고 얼굴은 둥글고 얌전해 보이며 얼굴색은 희고 피부는 연하며 살결이 부드럽고 땀은 보통 정도 나는 사람은 성격이 온순하고 조용한 편이라고 했다.

이러한 체질은 소화기 계통의 질병, 양허증陽虛症 등에 잘 걸린다. 이때에는 인삼, 마른 생강, 계피 나뭇가지, 귤껍질, 방아풀, 단삼, 당귀, 두충, 양강, 강황, 목향, 백작약, 은조롱, 향부자, 황기, 꿀, 고추, 파, 마늘, 감자, 미나리, 닭고기, 명태, 대추 등을 쓰며, 덥고 매운 음식이 좋고 찬 음식은 좋지 않다고 했다.

03

약이 되는 영양식의
몇 가지 요인

■ 약이 되는 영양식은 나이에 따라 달라야 한다

약이 되는 음식은 그것을 쓰는 사람의 나이에 따라 적당한 천연 약물과 음식 재료를 선택해 만들어야 한다.

사람은 아동기, 청년기, 장년기, 노년기에 따르는 발육과 생리 변화를 거치게 된다. 따라서 각기 다른 단계에 맞게 건강을 보호하고 병을 예방, 치료하는 것은 건강 증진에 매우 중요하다.

아동기

아동기에는 신체 장기들이 연약하므로 쉽게 약해질 수 있고 또 쉽게 실해질 수도 있다. 특히 비위가 아직 튼튼하지 못하므로 음식 조절을 잘 하지 못하면 소화 기능에 손상을 주어 건강 발육에 장애를 초래할 수 있다. 아동기에는 원칙적으로 비위를 튼튼하게 하면서 소화가 잘 되게 음식을 만들어야 한다.

어린이들은 내장 장기뿐 아니라 정精, 혈血, 진액 등도 불충분하므로 소화가 안 될 때나 감기에 걸렸을 때 열이 나는 것이 특징이다. 그렇다고 열만 생각해서는 안 된다. 소화 기능에 장애를 주지 않으면서 열을 내려야 한다. 어린이를 튼튼하게 키우기 위해서 치료 영양식을 만들어 먹일 때는 반드시 약물과 음식 재료를 성질과 맛이 순한 것으로 골라 써야 한다.

대표적인 것으로 인삼, 마, 꿀, 왕유, 달걀, 붕어, 당근 등을 들 수 있다.

청년기와 장년기

청년기와 장년기에는 신기가 왕성하고 건강하여 정력이 넘치는 시기이다. 청년기에 건강에 대한 상식과 경험이 부족하여 노동과 휴식을 적절하게 하지 않으면 몸이 약해지고, 일반적으로 심心, 비脾 또는 심신장애 증상이 나타나게 된다. 이때에는 심과 신腎을 보해야 한다. 연밥, 마, 은조롱, 구기자, 잣 등을 쓰는 것이 좋다.

신, 정이 몹시 손상되어 어지럼증, 잠을 잘 때 꿈을 많이 꾸고 쉽게 잊어버리며 허리와 다리가 시큰거리는 증상이 나타날 때는 신기를 보하고 심장을 튼튼하게 해야 한다. 영지버섯, 오미자, 측백나무 열매, 구기자, 연꽃 열매, 겨우살이, 오갈피, 삼지구엽초 등을 쓰는 것이 좋다.

과로와 기혈이 소모되었을 때는 기혈을 보해야 하는데 황기, 만삼, 은조롱, 쇠고기 등을 쓸 수 있다.

노년기

노년기에 들어선 사람들은 일반적으로 신기가 점차 쇠퇴하므로 간신부족肝腎不足 증후가 나타나게 된다. 간신이 부족할 때는 머리카락이 빨리 세고 귀에서 소리가 나며 하던 일을 쉽게 잊어버리고 이른 새벽에 깨어 다시 잠들기 힘들다. 또한 밤에 소변을 자주 보고 관절이 모두 저리거나 뻣뻣하고 맥이 없으며 특히 다리맥이 없어지는 등의 증상들이 나타난다.

따라서 노년기에 간신을 보하는 것은 장수에 가장 필요하다. 제 나이에 비해 늙어 보이는 경우는 기혈부터 먼저 보해야 한다. 노인이 특별히 아픈 데는 없고 노화 증후들이 심하게 나타날 때는 신을 보하고 혈을 잘 돌게 하는 인삼, 은조롱, 구기자, 두충, 오갈피, 단삼, 적작약, 영지버섯, 호두, 해삼 등을 쓰는 것이 좋다.

여성의 경우에는 생리적으로 월경이나 임신과 관련이 많다. 산후에는 특히 혈과 밀접한 관계가 있으므로 예로부터 "혈이 기본이다."라는 말이 있듯이 보혈이 기본이다.

14세 미만의 여자 어린이에게는 신기와 정혈을 잘 보해주어야 한다. 숙지황, 당귀, 백작약, 은조롱, 구기자, 달걀, 검은콩나물, 대추 등을 쓸 수 있다. 결혼한 여성에게는 월경, 임신, 산욕기, 모유 시기에 따라 생리적 특성이 있고, 혈이 부족하므로 기와 혈을 보해야 한다. 당귀, 황기, 백작약, 숙지황, 마, 만삼, 대추, 참깨, 달갈, 메추리알, 돼지 간, 양 간, 쇠간, 아교풀 등을 쓰는 것이 좋다.

갱년기 이후부터 노년기의 여성들은 간신을 보하고 기혈을 충실하게 하는 구기자, 두충, 황기, 당귀, 영지, 삼지구엽초, 오갈피, 꿀, 겨우살이 등을 쓸 수 있다.

■ 약이 되는 영양식은 운동과 노동에 따라 달라야 한다

운동과 노동이 부족하고 몸이 비만인 사람

운동과 노동을 잘 하지 않는 사람들과 몸이 비만인 사람들은 조금만 움직여도 숨이 차고 가슴이 두근거리며 뛰고, 식은땀이 나며 가래가 많고 쉽게 피로해지는 증상들이 나타난다. 따라서 이런 사람들은 건강해 보이지만 사실은 기가 허하고 습이 많다.

기가 허하고 습이 많은 체질은 기를 보하면서 습을 없애고 비를 튼튼하게 해야 한다. 만삼, 백출, 백복령, 의이인, 산사자, 단삼, 은조롱, 식초 등을 쓰는 것이 좋다.

몸이 마른 사람

몸이 마른 사람들은 비위가 허약하고 양기가 부족하며 음이 허하므로 기혈을 보해야 한다. 인삼, 만삼, 황기, 마, 돼지의 위, 꿩고기, 우유, 꿀, 남생이고기, 자라고기, 더덕, 둥굴레, 검은콩나물 등을 쓰는 것이 좋다.

육체노동을 하는 사람

사람은 노동의 조건과 강도에 따라 몸이 받는 영향도 서로 다르다. 노동을 하는 사람은 일하면서 땀을 많이 흘릴 수 있으므로 기와 음이 손상될 수 있다. 그러므로 기와 음을 보해야 한다. 황기, 만삼, 더덕, 둥굴레, 오디, 오미자, 붕어 등을 쓰는 것이 좋다.

정신노동을 하는 사람

정신노동을 하는 사람들이 육체노동과 휴식, 운동을 적절히 배합하지 못하면 머리로 통하는 혈액의 흐름량이 많아지면서 동시에 제대로 순환하지 못하게 되므로 머리가 무겁고 띵 하며, 어지럼증, 혈압의 동요, 시력장애 등 심비心脾가 손상된 증후들이 나타날 수 있다. 이때에는 업간체조와 달리기 등을 하면서 부족된 기혈을 보충하고 혈액순환장애를 다스려야 한다. 만삼, 마, 은조롱, 구기자, 영지버섯, 잣, 측백씨, 대추, 양젖(또는 염소젖), 우유 등을 쓰는 것이 좋다.

교사나 강사들인 경우는 오래 서 있고, 정신적으로 긴장되어 있으므로 간신부족 증후가 나타날 수 있다. 따라서 간신을 보해야 한다. 더덕, 꿀, 배, 오디, 구기자, 연밥, 우유, 두부 등을 쓰는 것이 좋다.

■ 약이 되는 영양식은 노동 환경에 따라 달라야 한다

높은 온도와 추운 곳, 몹시 건조한 곳과 습기가 많은 곳에서 일하는 사람의 건강 관리도 역시 달라야 한다.

고열 노동을 하는 사람

고열 노동을 하는 사람들은 땀과 진액 소모가 많기 때문에 쉽게 심장이 상하고 기가 부족하게 되므로 얼굴에 핏기가 없어 보인다.

따라서 이때에는 기와 음을 보해야 한다. 더덕, 둥굴레, 황기, 오미자, 두부, 오리고기, 탄산수 등을 쓰는 것이 좋다.

찬 곳에서 일하는 사람

찬 곳에서 일하는 사람들은 한랭의 작용으로 양기가 소모되므로 심장에서 멀리 떨어져 있는 손가락과 발가락, 귀 등에서 말초순환장애와 비, 위, 신, 방광의 손상을 초래할 수 있다.

따라서 이때에는 양기를 보하면서 말초순환장애를 치료하는 녹용, 짐승의 태반 조직, 양고기, 새우, 부자, 마른 생강, 익모초, 적작약, 단삼 등을 쓰는 것이 좋다.

습기가 많은 곳에서 일하는 사람

습기가 상대적으로 많은 곳에서 일하는 사람들은 비장이나 관절이 손상되어 저리고 붓는 증상이 나타날 수 있다.

따라서 이때에는 습을 없애고 비를 튼튼히 하며 풍을 없애고 경맥을 통하게 해야 한다. 단삼, 백출, 백복령, 의이인, 향부자, 저령, 파뿌리, 식초 등을 쓰는 것이 좋다.

■ 담배와 술을 많이 하는 사람들의 영양식은 달라야 한다

사람들은 담배와 술이 건강에 해롭다는 것을 잘 알면서도 쉽게 끊지 못해 결국 건강에 큰 영향을 받고 있다.

담배를 피우는 사람

담배를 갑자기 너무 많이 피우거나 오랫동안 피우게 되면 기침이나 가래가 심해지고 폐를 손상시킨다. 또한 소화가 잘 되지 않고 머리가 아프며 혈압이 상승하게 된다. 담배를 피우면 수명이 평균 8년이나 감소한다고 한다.

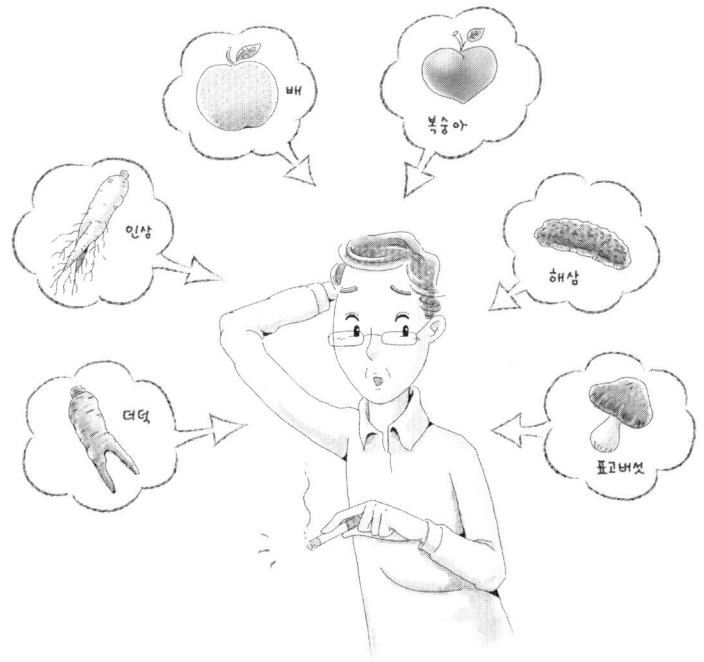

그러므로 담배를 끊는 것이 무엇보다 중요하며, 손상된 음을 자양하면서 기를 보해주고 가래를 삭여야 한다. 더덕, 인삼, 배, 복숭아, 해삼, 표고버섯 등을 쓰는 것이 좋다.

술을 많이 마시는 사람

술을 많이 마시면 칼슘 대사에 영향을 주어 뼈 조직을 형성하는 세포 성장과 그 수량을 억제하거나 감소시킨다.

따라서 술을 많이 마셔 음혈이 손상되었을 때는 인삼, 더덕, 둥굴레, 칡뿌리, 칡꽃, 오리고기, 표고버섯, 여러 가지 회, 식초 등을 쓰는 것이 좋다.

▌약이 되는 영양식은 계절에 따라 달라야 한다

약이 되는 영양식은 계절에 따라 알맞은 약재와 음식 재료를 선택해 만들어야 한다. 사람들의 몸은 기후 변화에도 많은 영향을 받는다. 그러므로 기후 풍토와 외부 환경에 신체가 어떻게 적응하는지는 건강 유지에 매우 중요하다. 사람이 외부 환경에 적응할 때는 건강하지만 그렇지 못하면 여러 질병에 걸리게 된다.

우리나라는 봄, 여름, 가을, 겨울의 사계절이 뚜렷하므로 계절에 맞게 몸을 보하는 음식을 먹거나 약을 쓰는 것에서 이러한 계절적 특성을 충분히 고려하고 있다.

봄

봄에는 흔히 입맛을 돋우고 몸의 저항력을 높이도록 식생활을 조절해야 한다. 추운 겨울이 지나고 봄이 오면 겨울보다 기온이 올라가므로 체내의 기초대사량이 낮아진다.

그러므로 식욕부진과 근육의 긴장이 풀리면서 몸이 노곤해지는 등 몸의 저항력이 약해지고, 기후 변화에 매우 민감하게 되므로 질병이 잘 생기고 나빠질 수 있으며, 자외선 부족에 의한 증상이 나타날 수 있다. 특히 감기를 비롯한 편도염, 기관지염, 폐렴과 같은 호흡기 질병이 잘 생길 수 있다.

따라서 이 시기에는 여러 가지 비타민을 잘 섭취해야 한다. 비타민을 섭취하지 못하면 제일 먼저 간장이 손상된다. 그러므로 봄철에는 간의 기능을 잘 조화시킬 수 있도록 당귀, 삽주, 궁궁이, 두릅, 미나리, 마타리, 더덕, 의이인, 콩나물, 보리차, 상추, 쑥갓, 시금치, 양고기, 민물고기, 식초, 감주 등으로 영양식을 만들어 먹는 것이 좋다.

여름

무더운 여름철에는 기온의 영향을 받아 식욕이 저하되고 몸의 긴장이 더욱 풀어지며 나른해진다. 특히 여름철에는 덥고 습도가 높기 때문에 적혈구, 백혈구, 헤모글로빈 등 혈액 성분들이 감소하게 되며, 땀을 많이 흘려 염분과 영양분이 몸 밖으로 빠져나가게 되므로 입맛이 없고 피로와 무력감이 나타나게 된다. 그러므로 여름철에는 급성 위염, 만성 위염, 급성 소장염과 대장염, 설사증, 식중독, 적리, 일사병 등이 생길 수 있다.

여름철 체내에서 더위로 인한 부담을 가장 많이 받는 장기는 심장이다. 심장에 부담을 주면 체내에 산성 물질이 생겨 혈액이 산성화되므로 전해질 대사에 영향을 미치게 된다. 그 결과 맥박이 빨라지고 가슴이 두근거리며 가쁘고, 숨이 차며 답답하고 혈압에 이상이 오는 등 일련의 심장병 증상들이 나타나게 된다.

그러므로 여름철에는 심장을 튼튼히 보해야 하는데 황기, 인삼, 오미자, 맥문동, 원지, 마, 작약, 당귀, 양고기, 채소 볶음, 생나물, 호박, 수박, 녹두묵, 녹두나물, 콩국, 영계백숙 등과 같은 더위를 풀고 열을 내리는 약재나 날음식, 찬 음식을 쓰는 것이 매우 좋다. 특히 여름철에 오미자로 차를 만들어 자주 마시면 신경 계통, 심장혈관 계통, 근육 계통 등의 기능을 더욱 향상시킬 수 있으며, 혈압도 조절하고 피로도 빨리 풀 수 있다.

가을

가을바람이 불기 시작하면 여름철 잃었던 입맛을 다시 찾게 된다. 가을철에는 체내의 장기와 세포가 다른 계절보다 활발하게 움직이므로 영양가 높은 음식들을 많이 요구하게 된다.

가을은 영양을 섭취하고 힘을 축적하는 좋은 계절이다. 가을은 아침저녁으로는 쌀쌀하고 낮에는 따듯해 아침저녁의 기온 변화가 심하고, 대기 중 습도도 낮아 건조한 시기이므로 호흡기 계통에 영향을 줄 수 있다.

그러므로 가을철에는 호흡기 계통을 튼튼하게 할 수 있는 숙지황, 나리, 마, 오미자, 살구씨, 하눌타리씨, 더덕, 생강, 구기자, 천문동, 원황정(충충갈고리둥굴레), 둥굴레, 참깨, 호박, 당근, 무, 명태, 파, 말린 산나물, 두부, 민물고기 등을 많이 쓰는 것이 좋다.

겨울

겨울철에는 기온이 낮고 한랭의 영향을 받아 질병을 예방하는 힘이 약해지므로 감기를 비롯한 여러 가지 질병에 걸리기 쉽다. 특히 겨울철 추위에 제일 민감한 장기는 콩팥이다.

따라서 겨울철에는 콩팥을 비롯한 비뇨기 계통에 변화가 생기지 않도록 당귀, 숙지황, 산딸기, 두충, 마, 녹용, 구기자, 부자, 오미자, 콩나물, 두부, 마른 버섯, 다시마, 명태, 돼지고기, 우유, 오리고기 등을 많이 쓰는 것이 좋다.

특히 두유를 만들어 직장에서 휴식 시간이나 저녁에 따끈하게 데워 오미자차와 함께 한 컵씩 마시면 더욱 좋다.

04

음식을 먹고 체했을 때

■ 일반 음식에 체했을 때

▶ 엿기름과 산사자 각 3줌을 깨끗이 씻어 짓찧어 냄비에 넣고 물 300mL와 함께 달여서 찌꺼기는 버리고 먹는다.

▶ 산사자 20g과 약누룩 10g을 깨끗이 손질하여 짓찧는다. 이것을 냄비에 넣고 300mL의 물과 함께 달여 찌꺼기는 버리고 하루 두세 번에 나누어 먹는다.

▶ 사철쑥 20g에 물 60mL를 붓고 30mL가 되게 달여서 찌꺼기는 버리고 한 번에 먹는다. 하루 세 번 만들어 먹는다.

▶ 나리 80g과 설탕 100g을 냄비에 넣고 물 500mL와 함께 달여서 찌꺼기는 버리고 하루 세 번에 나누어 식사 30분 전에 먹는다.

▸음식을 먹고 체하여 심한 복통과 구토, 설사할 때는 노근 100g 을 깨끗이 씻어 잘게 썰어 물 두 사발과 함께 달여서 찌꺼기는 버리고 양에 제한 없이 수시로 먹는다.

▸흰쌀밥 덩어리를 달걀(40g)만하게 빚어 불 위에서 완전히 태워 재를 만든다. 이것을 냄비에 넣고 물을 부은 다음 끓여서 한 번에 먹는데, 하루 두세 번 만들어 먹는다.

▸음식을 먹고 체했을 때는 차조기 잎 뒤쪽이 자줏빛이면서 주 름이 있고, 냄새가 향기로운 것은 약으로 쓰지만, 자줏빛이 없 고 향기롭지 않은 돌차조기는 약으로 쓰지 않는다. 잎의 뒤쪽 과 앞쪽이 자줏빛인 것은 더욱 좋다.

음식에 체했을 때는 차조기 마른 잎(신선한 것 80g 정도) 40g에 물을 한 사발 정도 붓고 3분의 2쯤 되게 약한 불에 달여서 찌 꺼기는 버리고 하루 두세 번에 나누어 먹는다. 음식에 체한 지 오래되었을 때는 차조기 잎을 말려 가루 내어 한 번에 2~3g씩 하루 세 번 식사 후 또는 식사 3시간 전에 따듯한 물에 타서 먹 는다. 약 10일 동안 쓰면 효과가 있다.

•음식에 체한 후 온몸에 부종이 생겨 오랫동안 낫지 않을 때는 뽕나무재를 적당량의 물을 붓고 잿물을 받는다. 이 물에 흰 쌀로 죽(혹은 밥)을 쑤어 먹는다.

•음식을 먹고 체했을 때, 헛배가 부를 때, 기침, 가래, 입덧, 임 산부 기침에는 설탕 적당량을 냄비에 넣고 물을 부어 끓이다 가 올방개가루 적당량을 물에 풀어서 넣고 다시 끓여 한 번에 50mL씩 먹는다.

▶음식에 체하여 열이 나면서 가슴이 답답하고 갈증이 심할 때는 배 꼭지를 따고 속을 파낸 후 그 속에 조 이삭 한 개를 부스러뜨려 넣고 배 꼭지를 다시 덮어 종이로 싼 다음 진흙으로 싸서 불에 구워 배가 익은 후 흙을 털어내고 가제로 짜서 그 물을 한 번에 먹는다.

▶찬 음식을 먹고 체했을 때는 질경이 뿌리(신선한 것) 적당량을 깨끗이 씻어 짓찧어 즙을 내어 한 번에 반 스푼 또는 1스푼씩 하루 세 번 식사 전에 먹는다.

▶찬 음식을 먹고 체하여 손발이 차면서 명치끝이 무직하고 아프며 하품할 때는 껍질을 깐 생강을 깨끗이 씻어서 짓찧어 물을 약간 붓고 가제로 짜서 즙을 내어 설탕을 적당히 넣어서 한 번에 1스푼씩 하루 세 번 식사 전에 먹는다. 목 안이 아프고 눈에 피가 졌을 때는 먹지 말아야 한다.

▶찬 음식을 먹고 체했을 때, 구토, 위경련에는 겨자를 냄비에 넣고 약한 불에 볶아서 보드랍게 가루 낸 것을 꿀과 함께 고루 섞어 한 번에 3~4g씩 하루 세 번 식사 후에 먹는다.

▶음식에 체해 내려가지 않고 배가 불어날 때, 토혈, 설사, 특히 어린이 설사에는 약누룩 24g을 말려 보드랍게 가루 내어 한 번에 8g씩 하루 세 번 나누어 먹는다. 1~2세는 한 번에 0.5g씩 먹인다.

▶음식에 체해 소화가 잘 안 되고 헛배가 부르고 아플 때, 만성 위염, 비타민 B$_2$ 결핍증에는 계내금, 엿기름 각 18g을 말려 보드랍게 가루 내어 고루 섞어 한 번에 6g씩 하루 세 번 식사 사

이에 먹는다.

▶ 삽주 뿌리 적당량을 속뜨물에 하룻밤 담갔다가 다시 속뜨물을 갈아 하룻밤 더 담가둔 다음 껍질을 벗겨 말려 가루를 내고, 산사자 적당량은 그늘에서 말려 가루 낸다. 삽주와 산사자 가루를 1대 2의 비율로 섞어서 한 번에 2~3g씩 하루 세 번 식사 30분 전에 먹는다.

▶ 음식에 체해 헛배가 부를 때, 명치끝이 아플 때, 위 및 십이지장 궤양, 위경련에는 목향 9~12g을 깨끗이 씻어 말려 가루 내어 한 번에 3~4g씩 하루 세 번 식사 후에 먹는다.

▶ 음식에 체했을 때, 식중독, 구토에는 참외 꼭지와 팥 각 적당량을 깨끗이 씻어 말려 보드랍게 가루 내어 하루 1~1.5g씩 한 번에 먹는다. 양을 많이 먹으면 좋지 않다.

▶ 음식을 먹고 체해 열이 날 때는 좁쌀과 소금을 3대 1의 비율로 섞어서 1~2일 정도 두었다가 불에 볶아서 가루 내어 한 번에 1스푼씩 하루 세 번 먹는다. 묵은 좁쌀이 더 좋다.

▶ 음식을 먹고 체해 배가 아플 때는 꿀을 냄비에 넣고 끓이면 거품이 생기는데, 그 거품을 거둬버린 후 마늘을 까서 짓찧어 넣고 다시 끓여 식혀서 하루 세 번에 나누어 먹는다.

▶ 땅콩을 볶아서 적당량씩 먹는다.

▶ 적당량의 소금을 볶아서 물에 타서 먹으면 바로 토한다.

▶ 음식을 먹고 체했을 때는 토하는 것이 가장 좋다. 더운 소금물을 마시고 토하면 가슴이 시원한 것은 물론 위통도 멎는다.

■ 쇠고기를 먹고 체했을 때

▶ 배나무 껍질 50~100g을 깨끗이 씻어 냄비에 넣고 물과 함께 달여 찌꺼기는 버리고 한 번에 먹는다.

▶ 흰봉선화 옹근풀 적당량을 깨끗이 씻어 자른 다음 냄비에 넣고 물과 함께 달여 찌꺼기는 버리고 한 번에 30mL씩 하루 세 번 식사 후에 먹는다.

▶ 쇠고기를 먹고 체했을 때는 문어 날것 100g을 깨끗이 손질하여 잘게 썰어 냄비에 넣고 물과 함께 푹 삶아서 국물과 함께 먹는다.

▶ 산사자 500g을 물에 깨끗이 씻은 다음 꼭지와 씨를 제거하고 냄비에 넣은 후 적당량의 물을 붓고 끓이다가 꿀(또는 설탕) 250g을 넣고 걸쭉해지도록 다시 졸여 식혀서 한 번에 1스푼씩 하루 세 번 먹는다. 산사자를 거멓게 태워서 가루 내어 한 번에 3~5g씩 하루 세 번 따듯한 물과 함께 먹기도 한다.

▶ 적당량의 차를 더운 물로 우려서 먹거나, 찬물을 붓고 끓여 마신다.

■ 돼지고기를 먹고 체했을 때

▶ 곶감 서너댓 개를 잘게 썰어 냄비에 물을 적당히 붓고 한 사발이 되도록 천천히 달여 찌꺼기는 버리고 한 번에 먹는다. 하루 세 번 만들어 공복에 먹는데, 달인 곶감을 함께 먹어도 좋다.

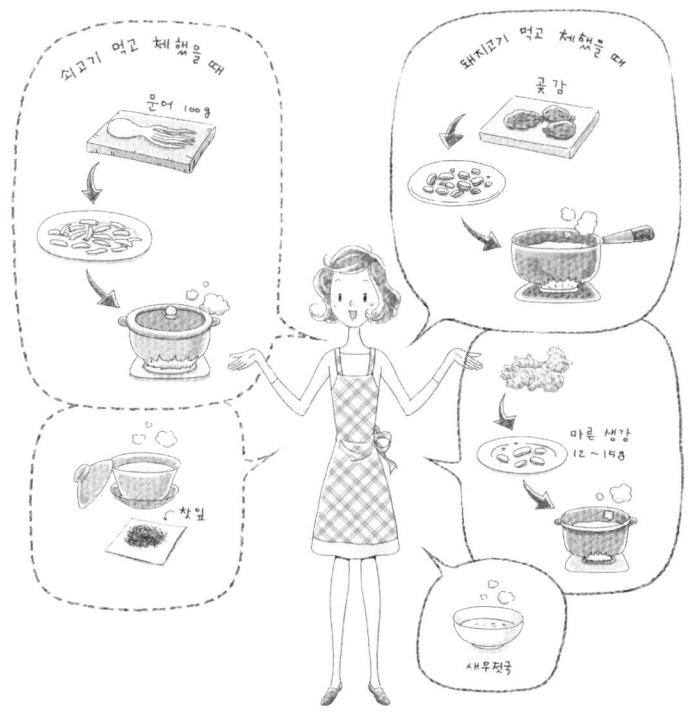

▸생강을 즙을 내어 먹거나, 마른 생강을 한 번에 12~15g 정도 달여 먹는다.

▸새우젓국을 1~2스푼씩 하루 한두 번 먹거나, 새우젓 1스푼을 먹는다.

▌닭고기를 먹고 체했을 때

물오징어를 진하게 달여 먹거나, 복숭아(통조림도 좋다) 서너 개를 먹는다. 또는 마늘을 끓여 마늘은 버리고 그 물에 설탕을 타서 먹는다.

■ 생선을 먹고 체했을 때

▸산사자 80g을 깨끗이 씻어 짓찧은 다음 냄비에 넣고 물과 함께 달여 찌꺼기는 버리고 한 번에 먹는다. 한 번에 효과가 없으면 한 번 더 달여 먹는다.

▸차조기 잎(마른 것 40g) 80g을 물 한 사발과 함께 절반이 되게 달여 찌꺼기는 버리고 하루 두세 번에 나누어 먹는다. 차조기 잎을 가루 내어 한 번에 2~3g씩 먹기도 한다.

▸연근 적당량을 깨끗이 씻어 짓찧어 가제로 짜서 즙을 내어 한 번에 200mL씩 먹는다.

▸무씨 적당량을 가루 내어 2~4g씩 하루 세 번 먹는다.

▸오징어를 먹고 체했을 때는 좁쌀 적당량에 물을 알맞게 붓고 끓인 다음 웃물을 반 사발씩 먹는다.

▸미나리(신선한 것), 쑥갓(신선한 것), 들깻잎 적당량을 깨끗이 씻어 잘게 썰어 생채를 만들어 먹는다.

■ 달걀을 먹고 체했을 때

▸마늘을 깨끗이 씻어 한 번에 적당량씩 씹어 먹는다. 어린이는 마늘 삶은 물을 자주 먹인다.

▸식초를 작은 잔으로 1~2잔 먹는다.

■ 두부를 먹고 체했을 때

▸고사리(마른 것) 50g을 깨끗이 씻어 냄비에 넣고 물과 함께 달여 찌꺼기는 버리고, 한 번에 40g을 깨끗이 씻어 잘게 썬 것을 냄비에 넣고 물 500mL를 부은 다음 하루 두세 번 먹는다.
또는 고사리 뿌리 40g을 냄비에 넣고 물 500mL를 부은 다음 200mL가 되게 달여 찌꺼기는 버리고 하루 세 번에 나누어 먹거나, 가루를 내어 한 번에 45g씩 하루 세 번 따뜻한 물로 먹는다. 또 고사리를 끓는 물에 데쳐 깨끗이 씻어 양념을 하여 반찬으로 먹어도 좋다.
▸곶감 서너 개에 물을 적당히 붓고 달여 한 번에 먹는데(달인 곶감을 같이 먹어도 좋다), 하루 세 번 달여 먹는다.
▸은행씨 4~7알을 까서 물과 함께 갈아 즙을 내어 먹는다. 생으로 먹거나 구워 먹어도 된다.
▸무를 갈아 즙을 내어 한 번에 한 컵씩 하루 두세 번 먹는다.
▸흰쌀을 두세 번 씻은 물을 냄비에 넣고 진하게 달여서 한 번에 50mL씩 하루 세 번 식사 후에 먹는다.

■ 메밀국수를 먹고 체했을 때

신선한 무를 깨끗이 씻어서 갈아 즙을 내어 한 번에 200~300mL

씩 먹는다. 또는 무씨를 짓찧어 달여 먹기도 하는데, 한 번에 5~10g씩 달여 먹는다. 몸이 허약한 경우는 쓰지 말아야 한다.

■ 떡을 먹고 체했을 때

▸ 엿기름 12~30g을 물과 함께 달여서 찌꺼기는 버리고 하루 세 번 식사 후에 먹는다. 또는 엿기름으로 감주를 만들어 먹는다.
▸ 귤껍질과 생강 적당량을 함께 달여 먹는다.
▸ 명아주 잎과 줄기 적당량을 짓찧어 즙을 낸 다음 한 번에 1스 푼씩 하루 세 번 먹는다.

■ 고구마를 먹고 체했을 때

▸ 된장 반 스푼과 물 한 사발을 냄비에 넣고 풀어서 끓여 한 번 에 마신다.
▸ 참배 적당량을 깨끗이 씻어서 갈아 가제로 짜서 즙을 내어 양 에 관계없이 먹는다.

■ 과일을 먹고 체했을 때

▸ 참외 꼭지 1~2g을 누렇게 볶아서 가루 낸 것을 끓인 설탕물 적 당량에 타서 먹는다.
▸ 돼지 뼈 적당량을 불에 태워서 보드랍게 가루 내어 한 번에 1g

씩 하루 세 번 공복에 먹는다.

▶ 감을 먹고 체했을 때는 수수쌀 100g을 깨끗이 씻어 냄비에 넣고 물과 함께 죽을 쑤어 한 번에 먹는데, 하루 세 번 식사 전에 먹는다. 또 소금 20g과 꿀 40~50g을 물 250mL에 타서 하루 두세 번에 나누어 먹는다. 어린이는 소금을 한 번에 5g씩 물 10~15mL에 타서 하루 세 번 먹인다.

▶ 참외를 먹고 체했을 때는 조기(말린 것) 적당량을 불에 구워서 먹으면 낫는다.

■ 술을 마시고 체했을 때

▶ 칡뿌리 12g을 깨끗이 씻어 잘게 썬 다음 냄비에 넣고 물과 함께 달여 찌꺼기는 버리고 먹는다. 또는 칡꽃을 달여 먹는다.

▶ 감나무 잎 적당량을 깨끗이 씻어 물과 함께 달여서 찌꺼기는 버리고 먹는다.

▶ 붉은팥 적당량을 깨끗이 씻어 냄비에 넣고 물과 함께 끓여서 그 물을 한 번에 한 컵씩 마신다. 또는 붉은팥(마른 것) 10~20알을 씹어 먹어도 된다.

▶ 사과와 파 적당량을 알맞게 썰어 냄비에 넣고 끓여 먹는다.

▶ 술을 지나치게 마셔 입이 트고 갈증이 나며 목구멍이 마르고 아플 때는 마름가루 30~50g, 설탕 적당량을 냄비에 넣고 물과 함께 풀처럼 끓여 먹는다.

▶ 오이 덩굴 적당량을 깨끗이 씻어 짓찧어 즙을 내어 먹는다. 또

는 신선한 오이를 자주 먹는다.

■ 버섯을 먹고 체했을 때

▸단단한 박 속을 적당량 파서 말려두었다가 태워서 가루 내어 한 번에 1스푼씩 따뜻한 물에 타서 하루 세 번 식사 전에 먹는다. 쓴 박은 독이 있기 때문에 반드시 태워서 써야 하며, 너무 많은 양을 쓰지 말아야 한다.

■ 미역을 먹고 체했을 때

▸칡뿌리 반 줌을 깨끗이 씻어 잘게 썬 다음 냄비에 넣고 물 한 사발을 부어 반 사발이 되게 서서히 달여서 찌꺼기는 버리고 한 번에 먹는다. 낫지 않으면 다시 반복해서 먹는다.
▸오동나무 잎 두 개를 깨끗이 씻어 잘게 썬 다음 냄비에 넣고 물과 함께 달여 먹는다.

■ 물을 먹고 체했을 때

▸생강차를 마시면 된다.
▸물 반 사발에 백반 적당량(떫은맛이 날 정도로)을 타서 한 번에 마시면 구토와 설사를 하면서 가슴이 시원해지며 곧 낫는다.

■ 젖을 먹고 체했을 때

▸ 은행 1알을 가루 내어 한 번에 먹인다. 낫지 않으면 더 먹인다.

▸ 젖 반 스푼, 파흰밑(뿌리 달린 것) 한 개, 참기름 1스푼, 꿀 1스푼의 비율로 섞어 졸여서 하루에 여러 번 먹이면 곧 낫는다.

▸ 엿기름 볶은 것 한 줌에 물을 적당량 붓고 달여서 하루 네다섯 번 먹인다.

▸ 대추 2알을 들기름에 볶아서 가루 내어 한 번에 먹인다. 낫지 않으면 몇 번 더 먹인다.

약손문고 4

고루 먹고 병 고치기

기획 | 민족의학연구원
책임 편집 | 박민애
편집 | 전호근, 송종서, 송춘남, 이경희, 이정은
그림 | 최영아
디자인 | Studio Bemine
본문 편집 | 회수 Com
제작 | 심준엽
영업 | 김지은, 백봉현, 안명선, 이욱한, 조병범, 최정식
홍보 | 조규성
경영 지원 | 유이분, 전범준, 한선희
인쇄 · 제본 | (주)영신사

1판 1쇄 펴낸 날 | 2010년 4월 15일
펴낸이 | 윤구병
펴낸 곳 | (주) 도서출판 보리
출판등록 | 1991년 8월 6일 제9-279호
주소 | 경기도 파주시 교하읍 문발리 파주출판도시 498-11 우편번호 413-756
전화 | 031-955-3535(영업) 031-955-3673(홍보)
전송 | 031-955-3533
홈페이지 | www.boribook.com
전자우편 | bori@boribook.com

민족의학연구원
주소 | 서울시 마포구 서교동 481-2 태복빌딩 402호
전화 | 02-322-3169
전송 | 02-322-3159
홈페이지 | www.kmif.org
전자우편 | iakson@empal.com

ISBN 978-89-8428-614-6 14510
ISBN 978-89-8428-553-8 (세트)
이 책의 국립중앙도서관 출판시도서목록(CIP)은 e-CIP
홈페이지(http://www.nl.go.kr/ecip)에서 볼 수 있습니다(CIP제어번호 : CIP2010001220).